（1988-2018）

唯变不变

医药人的梦想接力

王海　余江舟◎主编

中国商业出版社

图书在版编目（CIP）数据

唯变不变：医药人的梦想接力：1988-2018 / 王海，余江舟主编． -- 北京：中国商业出版社，2018.6

ISBN 978-7-5208-0442-4

Ⅰ．①唯… Ⅱ．①王… ②余… Ⅲ．①中国医药学一医学史－1988-2018 Ⅳ．① R-092

中国版本图书馆 CIP 数据核字（2018）第 132622 号

责任编辑：孙锦萍

中国商业出版社出版发行

010-63180647 www.c-cbook.com

（100053 北京广安门内报国寺 1 号）

新华书店经销

北京紫瑞利印刷有限公司印制

★

787 毫米 ×1092 毫米　16 开　19.75 印张　331 千字

2018 年 7 月第 1 版　2018 年 7 月第 1 次印刷

定价：88.00 元

★★★★★

（如有印装质量问题可更换）

编委会名单

主　编：王　海　余江舟

编　委

（以姓氏字母为序，排名不分先后）

程雪翔　段继东　冯增辉　关　平　关　心　郭宏宇

何志坚　柯年松　柯小芳　李卫民　刘晓牧　刘　会

刘忠良　孙　杰　邵　清　王同伟　韦绍锋　武　滨

徐清发　辛冬生　杨伟俊　周满意　张志扬　张晓龙

张　勇　张新婷　张　涛　张国山　张　弢　仲崇玉

特别鸣谢

海川会——中国医药大健康公益社团　九州康公益基金会（筹）

特别鸣谢梦想传递单位

仙草堂药业　涛生医药　千里明药业　海川会　医创会　赛柏蓝　陕西四美营销策划有限公司　广东泰德药业　贵州拜特制药　益健药业　和君健康养老研究中心　福建启航医药　大智慧　医药那些事儿　天辰药业　大邦斯通医药　一带一路资源整合平台　振东健康产业集团　神农制药　远大诺康医药　行善堂中医　和君商学院　誉衡制药　和凡医药　健租宝　中钰资本　行者商学　家庭医生在线　药源网　众筹网　养老 BAR　北京和伊管理咨询有限公司　誉尚健康　联众医药网　巧遇和君十届 23 班　良药顾问　思享广告　环球医药网　凤翔传说　河南医药精英俱乐部　信诺在线　九州康公益基金会（筹）　东信医药　西北医药精英联盟 NMEA

海川会专家委员会名单

————————————————◇————————————————

陈　辉：知识产权管理专家、和创知识产权总经理

程雪翔：创新创业导师、湖北凤凰白云山药业有限公司董事长

程增江：新药研发专家、科贝源（北京）生物医药科技有限公司董事长

杜　臣：企业管理与战略专家、北京时代方略企业管理咨询有限公司合伙人、首
　　　　席咨询顾问

段继东：企业战略与政策专家、北京时代方略企业管理咨询有限公司董事长

房志武：医改与药品福利管理专家、北京万户良方科技有限公司董事长

耿鸿武：医药营销与市场准入管理专家、九州通营销总顾问

关　平：三栖药品营销专家、长白山制药股份有限公司副总经理

郭　伟：税务专家、私人涉税顾问

郝献平：医药营销与品牌管理专家、江苏华生基因数据科技股份有限公司副总经理

何志坚：医药财务专家、北京群英企业管理顾问有限公司

康　震：药师职业与药学专家、中国药科大学国家执业药师发展研究中心副主任

李　强：医疗器械临床试验专家、博济医药副总经理

李卫民：网络营销与整合传播专家、思享广告总经理

李志民：企业战略与投资专家

林丽开：循证医学与临床路径专家、武汉大学医院管理研究所常务副所长

刘　谦：处方药营销和互联网医疗专家

刘　煜：医药战略与营销专家、北京中睿信康管理咨询有限公司副董事长

尚祐明：药械研发、临床及法规专家

邵　清：医药电商专家

宋银峰：医疗器械与移动医疗专家、恒瑞投资创始合伙人

————————————————◇————————————————

涂宏钢：移动医疗专家、医库软件董事长

汪　涛：企业与营销管理专家、北京金城肽美生物科技有限公司总经理

王　辉：营销策划与管理专家、海南涛生医药股份有限公司总经理

王锦刚：药品研发政策及固体制剂技术专家、北京科信必成医药科技发展有限公司董事长

王同伟：医院资产管理专家、健康力（北京）医疗科技有限公司董事长

辛冬生：创新医疗投资专家、群英顾问合伙人

杨　杰：儿童药专家、山东达因药业集团总裁

杨伟俊：大健康战略与大数据专家、久谦咨询董事／大健康业务负责人

臧洪瑞：医疗创新专家、北京同仁医院耳鼻咽喉头颈外科主任医师

张思源：人力资源与战略专家、前上海医药战略运营部副总经理

张　弢：销售效能管理专家、群英顾问董事长兼总经理

张晓龙：医药投资并购专家、嘉和资本创始合伙人、广发医药集团董事长

张　勇：数字化与整合营销专家、BizPro贝洛国际咨询公司执行合伙人兼首席咨询师

张志扬：创新医疗专家

张自然：企业并购专家

赵晓梅：产业政策与电商专家、重庆药品交易所发展战略部副部长、医药公信网公司副总、医药公信网大药房董事

仲崇玉：医药销售行为和思维训练专家，思谟医药咨询总经理、顾问

我们一路在变中走来，为了不变的永恒

段继东

应海哥之邀为这本大作作序，实在是忐忑。

翻开这本承载着一代医药人芳华的大作可谓是精彩纷呈，惊奇不断，大咖们的奋斗场面栩栩如生，光看题目就令我迫不及待想读，因为每篇都是难得的佳作，都讲述着自己亲历的人生故事，情节让时光倒流。这仿佛使我们回到10年前、20年前的某个瞬间，几乎与此同时，也使我们雕刻般的影像显影在一幅幅黑白或彩色的画片中。

那时，我们20多岁，或30多岁，在梦想的感召下，在时代的洪流中，在对现实不满的无奈中，在对未来不确定的诱惑中，我们从四面八方，从医院、大专院校、政府等不同单位，一头扎进了我们并不了解的医药行业——下海。因此，我们成了时代弄潮儿，成为长辈眼中、领导眼里不安分的一分子。与此同时，我们亦成为同龄人羡慕嫉妒恨及令许多好心人为我们捏把汗、替我们担心的一群人。然而，当时的我们认为这样做的魅力就在于未来的不确定性，魄力就在于出去闯一闯，跳出体制，希望未来闯出一片新天地。可当时的我们和今天的做药的同仁不一样，今天的人们更加理性，信息交流充分。因此，今天的同仁们分析问题透彻，也知道为什么干、怎样干。

记得那时，我们最早的这群医药经理人基本上都有稳定的工作和令人羡慕的单位，而且在医院里还是比较优秀的，都是医院里培养的精英苗子、单位里的冉冉之星。然而令当时许多人不解的是，我们作为三甲医院的医生说不干就不干了。因此，当时我们的举动可是吓坏了家长、愁坏了领导。

曾经的那一切，我现在想起来两个字就是"胆大"、三个字就是"不甘心"、四个字就是"下去试试"、五个字就是"过把瘾就死"，六个字就是"搏一把、干一场"，七个字就是"自己的路自己走"。

虽然现在的我这样说，但是当时的两件事让我特别难忘。一件是，我下海的时候，我的院长对我说："段继东啊，如果形势不变呢，你就走对了，如果变了呢，你的前途就可惜了。"至今我都非常感激这句话，因为它让我有了一个成败都得接受的心理准备。还有一件，就是我们公司的总工是全国人大代表，开全国人大会议时发言，说公司的医药代表许多都是医院里的医生。对此，有领导一听就急了。他们认为：医生不当去卖药，那国家不是白培养了吗？为此，相关人员要搞个情况调研。于是，北京电视台来公司采访，问为什么你们不当医生来卖药了。我说一是医生是高风险的职业，没有与高风险相对应的高待遇，也没有法律保护医生的权益；二是医院里的职业发展一眼就可以看到头，没什么想象力；三是太拘束人了，想自由点。编导说你说得太好了，一会儿录像就这样说。殊不知，一录像，说法全变了，哪儿敢说啊？于是，录像时我们说的就变成了"改革大潮一浪推过一浪，年轻人有梦"之类的一堆套话。虽然编辑不满意，说没有刚才讲得好，笑死了，但节目还是在《北京您早》栏目播出了。

确实，那时的社会环境与之后还是不一样的。因此，当时所有下海的人还是需要勇气，冒点险的。虽然我们那时的下海者多数也取得了不错的业绩，但是说心里话，我现在对当初做医生的同学们、同事们有的都做了院领导，有的成了专业里的大专家，心里还是很羡慕他们的，因为我心里一直有做好医生的情结。

然而，我对于现在的我及当初我们的抉择也并不感到后悔。因为人生的加减乘除最后都差不多，就看你选择什么样的生活了。

这些年，我经历了行业的时代变迁、行业变化，自己也从医药销售、企业管理者转型成为上市公司董事、管理咨询顾问和医药投资人。因此，我打心里感谢我们赶上了好时代、选择了好行业，进而在不同阶段为我们医药人提供了更好发展的广阔空间和充满无限机遇与挑战的事业舞台。与此同时，我还感恩行业变化让我们的人生经历如此丰富，造就了一批又一批优秀的医药经理人。不仅如此，我认为时代也应该感谢我们，因为我们把最好的人生芳华奉献给了这个时代，或激情四射，或默默无闻，抑或兢兢业业。总之，我亲历了一个个企业成长起来、一个个产品做大做强、一个个品牌应运而生、一批批人才成长起来。

当今的时代可谓是长江后浪推前浪，一代新人换旧人，因为如今迅速发展与万象更新的祖国大地不仅有我们的足迹和身影，而且更有新一代新生力量的不断创新与执着向前。

唯变不变
医药人的梦想接力（1988—2018）

医药行业就有这样的魅力，让我们一生追求，精彩得足以把每篇佳作都拍成一部部故事片。就这样，小说《医药代表》在夜深人静的电台每天连播，撩拨着人们的神经……

因此，我们无愧于这个时代！

我们一路在变中走来，为了不变的永恒。

因为我们见证了"营销模式的变"：从达克宁、肠虫清、脚癣一次净的广告到今天的促销、动销、控销，从没有营销策划到组织化营销体系建设，从专业化学术推广到挂金销售，再到产品为王，从降价、返利、促销的"三板斧"到产品组合策略，营销模式产品化、以产品定策略、以策略定模式、以模式建队伍。

我们见证了"产品的变"：从地标到国标，从化药的多批文到今天的仿制药一致性评价和工艺核查，从中药的丸散膏丹到指纹图谱和单体成分，从生化药品到蛋白药物、单抗，从普通剂型到控缓释、靶向药物、脂微球技术，从单品到产品系列化，系列产品化。

我们见证了生产的变：从起步低、设备条件较差，甚至是作坊式的工厂到今天的现代化工厂，智能生产，高架立体仓库，自动机械手装卸，欧盟、美国双认证，产品国际化，具备了给外企 CMO 的条件，厂房林立，变化翻天覆地，中国制造正在走向世界。

我们见证了企业管理的变：从国有企业、家族企业到今天的公众上市公司和外企不相上下，国际竞争国内化，国内竞争国际化，分配上从工资、奖金、提成到今天的股权、期权、限制性股票、股东经理人、事业合伙人、增量分成计划、激励组合计划。

我们见证了企业核心竞争力的变：从产品竞争力到营销为王，再到产品为王，从产品力、营销力、品牌力三箭齐发，研发营销双轮驱动到"产品驱动、营销驱动、资本驱动、模式驱动"的新四轮驱动。从单个企业做大到价值链合作，双赢多赢，从重视战术、单品做大、细分为王到重视战略、资本助力，系统制胜、战略决胜……

我们见证了研发的变：曾经，研发是个苦活儿、累活儿，没经费，收入低，老板不重视，企业没有研发能力，人才留不住。而今天的研发则炙手可热，成了香饽饽，各路投资、各种资本、各种轮，各位大腕都把研发当成了企业最大的动力，中药、化药不在话下，单抗、PD1\PAL1、基因治疗、细胞治疗、505B2……

中国企业给世界 500 强跨国药企授权技术，收专利费，中国研发正和国际接轨。一大堆新词让你感到再不学习就被淘汰了，要是没有产品储备、没有研发团队，老板都不好意思在行业里发言。

我们见证了发展模式的变：从中药企业、化药企业、生物医药企业等产品类别为主的划分到专业聚焦的划分，肝病药企业、肿瘤药企业、心脑血管企业等各产品类别都有的专业化企业，专业化和规模化、品牌化成为趋势。从制药企业、流通企业到涉猎大健康领域，保健品、医疗器械，从单一领域到多元化经营。从以生产销售为利润来源，到经营性和投资收益并举的多元盈利模式。

我们见证了政策的变：从这些数不清的文件，摸一个脉络就能看到行业的变化，招投标、药价管理、基本药物、两票制、一致性评价、MAH、ICH，两办的 44 号文件深化审评审批政策，从松到严，从严到严谨、科学，从分到合，从合到分，医药行业政策的变，始终左右着、引领着行业发展，也深刻影响着企业命运、医药人的命运。

我们见证了企业发展的变：看到有的企业死掉了，有的企业壮大起来了，专业化基础上的规模化，规模化基础上的专业化，跨越式发展和持续性发展相结合，由高速度发展阶段进入到高质量发展阶段，市场不变的法则永远是变。因为没有永远的企业，只有时代的企业。

我们见证了医药人的变：一批人当了老板，仍然活跃，一批人退出了舞台，销声匿迹；一些人上去了，一些人进去了，一些人转行离开了，一些人成了传说；一些人让你刮目相看，二代企业家接班走向前台。英雄造时势，时势造英雄，风水轮流转，各领风骚三五年。

我们更见证了不变：那就是"做好人，做好药，做好企业"。因为提供安全、有效、方便的药品，是全行业永远的追求和不变的初心。不忘初心、牢记使命、砥砺前行放在医药行业也最为恰当不过，所有的医药人，包括我们书中这些主人公，都是孜孜不倦地为了这个追求，在不同企业、不同岗位、以不同形式，为这个最高目标勤奋工作着、努力追求着、默默奉献着。这就是我们医药人的"魂"。一切的变都是为了这个不变的大目标，所有的变都是为了不变这个终极追求。

2018 年是改革开放四十周年。1978 年，党的十一届三中全会揭开了中国改革开放的序幕。随即，这股春风吹遍了祖国大地大江南北，吹进了各行各业。时光荏苒，时至今日我国的改革开放 40 年过去了，中国也发生了天翻地覆的变化。

因为这股春风也席卷了医药行业，所以行业发展始终和改革开放的步伐、和我们个人的命运联系在了一起。

我们这本书，记录了历史，以这种方式作为对国家改革四十周年的献礼，实在是太有意义了。因为那些瞬间值得我们回忆，那些人值得我们记住，那些故事一直为我们所津津乐道……

让读到此书的人和我们一起回忆曾经的火红年代、充实的现在，享受改革成果，憧憬无限美好的未来。因此，我诚请读者记住书中的每位主人公，记住他们那一件件的不平凡，普通的大事儿、小事儿。与此同时，也诚请您好好地赞一赞了不起的医药行业，好好地欣赏一下别人，也欣赏一下我们自己。

何为"芳华"？不是躺在床上睡到自然醒，也不是坐在家里无所事事，更不是走在街上随意购物……而是和一群志同道合的人，一起奔跑在理想的路上！回头有一路的故事，低头有坚定的脚步，抬头有清晰的远方……

让我们相约，20年后再来书写我们的故事，或是以读者的心情来倾听新一代医药人书写的精彩篇章，一定会令我们感到无比自豪而光荣。我们没有辜负时代，没有做过客，这份光荣中有你、有我，还有他……

段继东，北京时代方略企业管理咨询有限公司董事长、中国医药企业管理协会副会长，清华大学、北京大学特聘教授。曾代表中国医药行业在"中非合作论坛"部长级会议上演讲，被评为"中国医药行业十大企业家"，两次受到温家宝总理接见，主编北京大学出版社《中国医药企业经典管理大系》，中国经济出版社《决胜十年——谁是医药新王者》，作为战略、管理、营销实操专家为百余家中国医药企业提供过咨询服务。

起点与终点、创新与创业

关 平

今天，我接到王海会长的邀请，要为此书写序，担此重任实在是荣幸。王海先生曾经是我 24 年前丽珠的同事，在市场部，做的是真正的学术推广工作，后来去了双鹤药业、群英顾问、北大药业，再后来就发起成立了海川会，网罗了医药行业内有志于献身医药事业的职业经理人们，为的是芸芸众生的职业发展，为的是给兄弟姐妹们职业技能的提高和事业方向的指引，为的是有创业需求的兄弟姐妹的资源和资本对接……海川会至今已成立 4 年有余，在业内的知名度、影响力都不容小觑，虽然最初很多人认为海川会没有盈利模式、难以持久。而这次组织出版《变与不变》，更是想借着 108 位曾经在业内叱咤风云的大咖们，对这 30 年的医药行业的发展做一次总结，有一些回顾，谈一些展望，向先驱者致敬，向奋斗者学习，给未来者启迪。我向王海先生致敬！他的作为，不仅仅是想借着《变与不变》的主题，窥探未来的行业趋势和方向，而我认为更重要的是想给现在正在路上的兄弟姐妹们未来的人生方向以启迪、以提点、以引导……

记得几年前曾经写过一篇文章，题目是《职业经理人的终点》，如今提笔，不由得又想起了那篇文章。从业整整 30 年，真的是弹指一挥间。今天，真的有些反思，真的有些想法，真的感慨无限，真的需要好好地认真思考，也特别想和目前正走在职业生涯路途中的"职业经理人"们说说心里话。

回顾自己 30 年的职业经理人路途，在很多的同事朋友面前应该是光鲜的，看起来也是"成功"的。论企业性质，做过合资、国企、民企；论产品模式，做过处方药，也做过 OTC；论营销模式，做过团队制，也做过代理制，基本上营销那点儿事都做过了；论职位，医药代表、地区经理、大区经理、营销总监、总经理、董事副总裁也都一一经历过了；论影响力，十多年前就开始在全国讲课，写书，发表文章，影响了部分企业的营销模式，更影响了一大批兄弟姐妹"职业经理人们"；论荣誉，获得过全国十佳职业经理人、风云人物等等称号。在行业内应该也算是名人了，被很多人戏称为"关爷"。

按理来说，在职业经理人的道路上已经是风生水起、春光无限了，也应该是辉煌完美的。30 年的历程，完全是一门心思做职业经理人，从西安杨森的基础被教育开始就是这么想的，兢兢业业，刻苦学习，琢磨创新，钻研客户的需求，实现公司的销售利润目标。培养团队，搭建网络，建立系统，梳理流程，把企业利益置于至高无上之地位，把自己当成"股东"，争取企业利益的最大化。但到了今天，面对已经到来的互联网＋的挑战，或是＋互联网的转变，面对总理不断提倡的"大众创业，万众创新"的思想，面对经济的新常态，却变得更加纠结起来。这个纠结情绪来自几年前一个小兄弟的一句赞美和恭维："'关爷'，您是我们职业经理人的榜样，我们一直都朝着您指引的方向在打造自己"。现在看起来，还真就必须要想明白。兄弟，如果真的是这样，那我的责任实在是重大，实在是怕影响了兄弟的前程，万一我的路线是错误的呢？万一这不是一个好的选择呢？人生的方向有很多种，是不是一定要沿着职业经理人这条路线走下去？即使你可以做一个很好的职业经理人，但职业经理人是不是你的终生身份？职业经理人是你事业的一个阶段，还是你的全部？职业经理人有没有终点站？职业经理人的终点在哪里？

人生从职业生涯的生命周期上来讲，应该有多少年？当然指的是打工的职业生涯，20 岁出头开始寻找工作，到定位某一个行业的某一个职业，干到 30 多岁，我看 30 年应该差不多吧，你相信你能依然做职业经理人到 60 岁吗？现在看起来，90% 以上的职业经理人，基本上已经在 50 多岁的时候就偃旗息鼓了，不是你真的不行了，而是 40 岁、甚至 30 多岁的职业人已经完全成长起来了，虽然你依然认为你很行，可是现实是你得退了，理由有一千个，无论你自己怎么想。难道说，真的到了 50 岁就退休了吗？或者被退休了吗？现实可能真的是这样。如果真的是这样，你满足了吗，你完美了吗，你成功了吗？我相信如果你在 30 岁的时候还不太想这个问题，因为还有 20 年的职业生涯，你还在拼命地创新，不断地创造佳绩，为了公司，也为你个人打造了品牌基础，做到了基本完美的职业经理人。到了 40 岁，你大概得思考一下了，因为你只有 10 年的职业生涯了；接近 50 岁时，你就开始心慌了，为什么会心慌呢？是因为你看到了自己有限的职业生涯已经接近尾声了。

序言

之所以纠结，就是因为我很担心那些认得我的人，那些见面就叫我"关老师"的人，那些曾经认定职业经理人是自己终生目标的人，当你不知道未雨绸缪时，你的职业生涯已经临近结束了。要记得，要思考，要知道，职业经理人是有终点的，你终究会到站或者被到站。当然，到站时，你是否成功，或者被认为是成功的，这要看你的心态。心态永远是决定幸福指数的核心因素，虽然金钱是幸福指数的基础之一，但不是绝对。现在我们的生命可以延续到80多岁，但你的事业可以陪你到多少岁呢？你的职业经理人的生涯又可以陪你到多少岁呢？50岁以后的日子该怎样开始呢？是不是需要未雨绸缪呢？

你的职业经理人的工作应该不是你的事业，我们初期都是从挑选一家好的企业开始职业经理人的生涯的，那么，你的职业经理人的中间站在哪里？无论你愿意不愿意，职业经理人一定是有终点站的。那么，是不是每个人都要去创业？如何定位自己80岁的人生？你的新的人生起点又在哪里？创新是职业经理人永恒的篇章，职业无法继承，只会有美好的故事、有光鲜的回忆。那么，创业是不是职业经理人该有的梦想呢？到底要不要创业，何时创业的念头在你脑海里曾经闪过，创业需要铺垫，创业需要资源，创业需要准备，创业可能无处下手，创业也可能把你的积蓄清空，把你的房子卖掉，从头再来。创业需要为社会做更多的贡献，成为更为光鲜的企业家，把你的事业传承给后人，正像昨天看到的一篇文章，在2018中国最富的1000人中，医药行业上榜101人，上榜人数排名第一。唯有企业家可以拥有这样的财富，而唯有创业或者合伙创业才能成为企业家。很万幸的是我们进入了医药行业，我们有机会做好我们的职业经理人，但我们也有机会成为企业家，关键是我们的人生梦想到底是什么呢？职业经理人和企业家完全是两种不同的人生，财富和人生的幸福指数既和谐又矛盾。我们需要在30岁的时候就开始思考，在40岁的时候就应该有清晰的人生方向……

所以要感谢王海会长，感谢海川会！正像王海会长的初衷一样：《唯变不变》，就是通过108位在医药、医疗器械、金融等领域努力拼搏多年的行业中坚力量的深度回望，系统思考、清晰再现每个人近10年、20年、30年走过的路，跨过的坎儿……以期给后来者一些提醒，帮助后人找回本真，知道自己从哪里来，要到哪里去，10年之后要过什么样的生活，用什么样的方式可以过上这样的生活……

希望这些前辈们所经历的路、留下的经验，能给我们后来人一些启示和思考。将这份特别的礼物献给大家，献给行业内的兄弟姐妹们，让我们一起拥抱变化，

唯变不变 医药人的梦想接力（1988—2018）

见证变化，分享变化，完善变化，发展变化，做更好的自己。

但愿这本关于"变与不变的思考"的书能够给喜欢一成不变的人们一点警示，给积极拥抱变化、大胆创新的人们一点鼓励，教会大家一些让人生更精彩的方法，不忘初心，砥砺前行，做最后的"剩"者！

关平，四美钻石顾问，国内著名营销专家，清华大学 EMBA，2004 年度"中国医药十佳职业经理人"，2005 年"中国医药风云人物"、2001 年编著《OTC代表实战宝典》；2000-2005 年多次在《医药经济报》《中国药店》《21 世纪药店》《新营销》发表有关市场营销文章多篇，是国内知名的 OTC 营销专家，曾在全国最大的前十名制药巨头在华投资的三家制药公司工作，熟知合资企业的管理模式及经营理念。成功运作过"白加黑""善存""钙尔奇"等知名产品，单品上市一年内销售超过 5 亿元。

序
言

变与不变 做好自己

李卫民

接到余江舟的写稿邀约，第一反应便是婉拒掉，因为自己文字底蕴不够，怕写不出令人满意的文稿来。但略做思想斗争之后，还是决定来投稿。

为什么又愿意动笔参与了呢？一是想借着这个约稿的压力把自己下海打工到独立创业这段心路历程做个记录，免得老了想写时脑子痴呆了什么都记不住，那样岂不可惜。第二是觉得既然经历了整个国家改革开放以来最为波澜壮阔的大发展时期，经历了大学老师、第一代医院代表、第一代产品经理、第一拨4A广告公司、第一轮医药互联网浪潮，那么是时候把跟随时代浪潮发展的踪迹做个记录，同时把一些心得体会（磨难与成功）分享给比自己年纪小一些的同行了。希望未来他们能比我们眼界更高、发展得更好。未来的产业环境变化会更加剧烈，互联网+导致的技术迭代会更加快速，世界将充满不确定性，能确定的只有你的善良、不作恶、学习与努力，不论顺与不顺、变与不变，做好自己，周边世界才会变得友善和可掌控。

李卫民，北京思享广告公司创始人兼总经理，医学硕士，医药行业营销老兵，医药互联网营销与传播的布道者和实践者。多角度的从业经验：27年市场运作和营销策划与广告策划的经历，8年甲方（中美史克、诺华、丽珠药业）企业市场部经历，6年4A广告乙方（盛世长城广告\精信）的历练，以及8年医药互联网研究与实践经历，可以说是广告圈中的市场人、市场圈中的广告人。同时热衷于在医药行业内推广互联网最新知识和应用，独家主办过上百场各种互联网论坛、沙龙、讲座等，联合主办过千人以上规模的移动医疗创新大赛和医生集团大会。为互联网在医药行业的应用做出了自己应有的贡献。

唯变不变

医药人的梦想接力（1988—2018）

赠人玫瑰，手有余香

——《唯变不变》寄语

王 海

物质是不变的，而在变化的是我们。

——梭罗

回首自己已经走过的人生的前半截，从外科医生、职业经理人、咨询师、猎头公司创始人、民间组织发起人，逐步蜕变成"非知名社会活动家"，大多数"流程"是按照自己的设想（那时候还不懂什么叫"职业生涯规划"），一步步努力，水到渠成，有的则纯属"意外"，无心插柳却柳荫成片了。但无论如何，变化，是相伴终生的，值得思考，值得回味！

整天混迹于行业大咖的圈子里，眼见身边的大咖们一个个都在著书立说、新作不断，作为曾经的"爱好文科的理科男"，也经常会手头发热、跃跃欲试，萌发起落笔成章的念头，但又始终下不了决心，唯恐不能坚持到底，半途而废。2017年底，海川会湖北分会秘书长余江舟提议出版一本行业内资深人士从业二三十年来，围绕行业与个人变与不变的思考与感悟的书稿合集，一下子激发起了我内心深处暗流涌动着的欲望与斗志，加上本书的立意是通过业内资深人士对自己经验、阅历、心路历程的回顾，总结自己，反思行业，启迪后人，着实是一件大好事，于是立即着手准备，从公众号发布第一次约稿通知、向海川会专家委员会和企业家成员及其他行业资深人士逐一发送约稿信息、邀请编委会成员，到25万字的稿件到位，只用了3个月时间，中间还跨着中国人最重视、举国大迁徙的最大节日——春节，委实不能不说是一个壮举。其中，还有一个众筹的环节，众筹目标68000元，在截止日期前很多天就超额完成，可见大家对书籍出版的支持力度有多大！

不难理解，当今社会，信息爆炸，新旧更替、新陈代谢速度加快，职场也是如此，很多职业、工种会逐渐消失，当然也会萌生出很多新的就业机会。从事高端猎头服务和组织海川会活动多年，经常会遇到年轻的、已过而立甚至不惑的职场人，在人生的不同阶段，迷惘、彷徨、无所适从，希望对他们今后的目标设定、职业选择加以指点。这时候，有这样一本过来人写作的书，一定会对后来者有所裨益。而对于每一个作者来说，既总结了自己，回顾了过去，也思考了未来，提点了后人。正所谓赠人玫瑰，手有余香，有百利而无一害，何其美哉！

希望这本书能成为你茶余饭后捧起来咂摸、品味的零食或餐后甜点。其如果能给你的职业生涯、你未来的人生哪怕一丝丝的提点，就不枉我们的一番忙碌！

我们拭目以待！

海川会会长 / 海智猎头 CEO

唯变不变

——人生为一件大事而来

余江舟

写这本书的初心：

一、向先驱者致敬。向改革开放 40 年来为中国的医药事业、大健康产业做出过贡献的人们致敬。将他们所经历的变革、改变、蜕变，推动产业所带来的前所未有的空前的变化，记录下来，留下他们的身影。

二、向奋斗者学习。记录业内大咖、行业精英所经历的艰辛、所走过的心路历程，感谢这个伟大的时代，记录这个伟大的时代，见证这个伟大时代背景下的你和我，以及我们每一个普通人的生活、工作、事业、爱情和家庭因变而美。

三、给未来者以启迪。希望前辈们所经历的路、留下的经验，能给我们后来人一些启示和思考。

我们见证着这个伟大时代的诸多变化和发展。前 50 年的国际化是全球的美国化，未来 50 年的国际化则是全球的中国化。中国正在以崭新的面貌走向新的伟大的时代。金融、教育、医疗、医药、养老等等各个行业、各个领域都在经历着翻天覆地的变化，这些变化的背后都有一只看不见的手在推动，那就是人。人是一切的根源，人是所有变化趋势和历史滚滚向前发展的洪流的推动者。所以本书也关注了一些人，关注了这些人所经历的事、经历的变化、他们不变的初心，以及他们对变与不变内在逻辑关系的思考。

作为这个伟大时代的见证者，值此 2018 年到来之际，将这份特别的礼物《唯变不变》献给大家，也献给自己，献给一路走来关心爱护我们的兄弟姐妹们。希望我们一起拥抱变化、见证变化、分享变化、完善变化、发展变化，做更好的自己。

《唯变不变》就这样诞生了。但愿这本关于"变与不变的思考"的书能够真正地给守着自己一亩三分地一成不变的人们一点警示，给积极拥抱变化、大胆创新的人们一点鼓励，教会大家一些生存下来的方法，做最后的"剩"者。不忘初心，砥砺前行！

余江舟

禅缘轩志工团团长、山西振东制药营销总监

唯变不变

医药人的梦想接力（1988—2018）

目　录

唯变不变

医药人的梦想接力

（1988—2018）

目
录

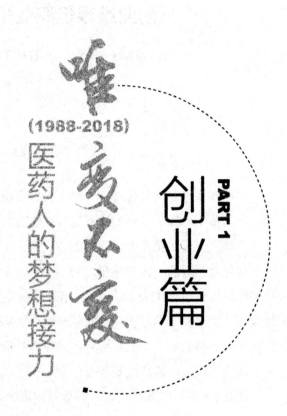

唯变不变

(1988-2018)

医药人的梦想接力

PART 1

创业篇

创业维艰但职业价值可复制

冯增辉　杭州远大生物制药有限公司董事长

前　言

英国作家路易斯曾说过："每一天好像没什么变化，但当我们回望过去的时候，一切都不一样了，这难道不是很有趣吗？"

"唯变不变"是一个矛盾哲思题。剥离浮华的万象，凝思生命的本质。

变化是绝对的，不变是相对的。宇宙不断变化，世界万物都在运动，生命在持续地新陈代谢。对时间的感悟与年龄呈指数化关系：你总会感叹时间过得太快。这是一个快速变革的时代，时间总会过得特别快。奔跑的人们，已经习惯于用指尖在手机屏幕的滑动中纵观世界，已经喜欢用表情包、转发、点赞来表达观点，在时间的轴线上，清晰地刻着每一个人独一无二的印记。

屈指 20 多年的职业生涯，服务过四家公司，其中有三家是创业期公司，创业维艰，几乎没有过几天消停的日子，从不断跌宕起伏的职业经历获得精神的自觉，通过理性而转为一整套自我适用的职业价值体系。回想自己在不同的企业，适应不同的老板，与不同文化的团队合作，面对医药行业不断变化的外部环境，其中转化为一个个具体的谋划，但一直都永葆初心，恪守自己的职业价值。

时间用皱纹在我们脸上刻度着年龄，用价值刻度着我们的职业生涯。

第一篇　锚定职业价值

中国在变化，中国在转型，中国在升级，中国正在承担起作为世界第二大经济体的责任与担当。无论是政治军事方面还是经济文化方面，近几年出台的一系列方针政策都体现了这一点：在中国的倡导下，要建立起一个和平发展的新的世

唯变不变　医药人的梦想接力（1988-2018）

界秩序。

打铁还需自身硬，要承担起世界性的责任与担当，中国方方面面都得加快与国际接轨，都得走上规范化与正规化。从中国看世界，从世界看中国，我们一定要基于以上的观点去看待当前中国医药行业所出现的方方面面的态势，去认识医改所出台的一系列政策，不管是药品报批新规、质量一致性评价，还是药品招标、二次议价与两票制等等，这些都是中国医药行业走向国际化道路上必然要经历的阵痛，阵痛之后才能开辟中国医药的一片新天地。

医药行业激荡30年，最近几年密集出台的改革政策文件，历史上从来都没有。所有这些医药新政的出台，必将推动重要行业组织生态的重构。

形势，你把它看成是麻烦，它麻烦越来越大；你把它看成是机会，机会也会越来越大。未来10年，有一点是肯定的，不学习、不思考、不变革、不进步，一定会被淘汰。

一个人的社会价值高度是其所处的平台高度加上自己的职业价值高度。无论是企业家还是职业经理人，其价值必须通过某个平台才能显现，就像一个球员的价值需要与团队合作在比赛中才能显现。职业平台的选择靠的是运气，信息不对称和资源约束的双重因素决定了职业平台的不可选择性。职业平台的大小不在于企业规模的大小、不在于品牌名气的大小，更不是薪酬的高低，而在于老板的情怀。最理想的象限是：老板大情怀，经理人诚信的叠加才能创建健康的组织，如果加上一点点运气，企业会成功，经理人会得到更大的平台去实现自己的价值。第二个象限是老板大情怀，经理人不诚信，失去制衡的企业受损会非常严重，经理人的职业也会受损；第三个象限是老板缺乏企业家情怀，经理人选择诚信，则使企业短期可能发展，但经理人不会得到信任最终会分道扬镳；第四个象限是老板缺乏企业家情怀，经理人也不诚信。这样的投机性企业不会有好的结果。

职业平台具有不可自由选定的外部性。职业价值还应该是操之在我。从长期来看，社会价值高度与市场价格（薪酬、职位和荣誉）是正相关的。需要指出的是：人力市场价格是因变量而不是自变量。很多人的职业幼稚是通过不断换工作，不断提出更高的职业薪酬要求来满足自己的贪婪。但当你没有能力给企业增值的时候，企业就会失去耐心，价格迟早会回归价值。职业机制是内因，人力价格是外延。职业价值的衡量在于职业生涯在波动中的创造性。

所谓价值观，就是评价对与错、好与坏的标准。每个人的价值观不同，做出的行为就不同，人生走出的路径就不同。比如，有些人的价值观是"人生只有奋斗才会有价值"，那么在工作中的行为表现就不会怕吃苦，遇到挫折能够跌倒重来；相反，如果价值观建立在"人生是个悲剧，应该及时享乐"基础上，则工作的动机是为了娱乐生活、声色犬马。引申到"职业价值"，通俗地讲，就是在本职工作中，有你没你是否一样？具体涉及市场拓展、品牌创建、生产质量、运营控制、学术研发，无论什么工作层面，有你没你都差不了多少，你就没有职业价值；相反，没你不行，你就具有了职业价值。当然，增加社会总收益就是好价值，减少社会总收益就是坏价值。

一、职业价值的四种驱动方式

职业价值产生的第一种方式是系统性的自下而上。在企业中这样的问题有很多，如推广促销问题、产品安全性问题、产品质量问题等。这些矛盾的累计如果不能根本解决，一定会影响到企业的健康发展，无论是什么职位的员工都应该站在部门高度，甚至站在公司的高度去面对、去积极解决。决不能漠视、决不能推诿拖延，也不能见招拆招从表象改善而不是根本清除。问题的存在就是镜像了你的"价值"缺失。

职业价值产生的第二种方式也是自下而上的，但不具有系统性，是下属遇到的困难，是个性化问题。作为管理者应该冲在前面，先之、劳之、无倦。如果推诿下属，抱怨公司，这些都是没有任何价值的行为。有些自诩为有职业成就的人，加入一家公司总是抱怨企业这不行、那不好。就如同一个饭店请来一个厨师，是让菜炒得更好，而不是让他来评论之前菜品好坏的。

职业价值产生的第三种方式是自上而下的生死底线问题：如何快速适应政策环境变化的合规化问题。合规化问题不仅仅是财务部门的价值能力问题，还包括营销能力、人力能力等企业综合能力的体现，是成本和效率的替代、转换及叠加的问题。

职业价值产生的第四种方式是自上而下的战略发展问题：例如，用10年的时间长度来量度一家制药企业的未来，其可持续发展是和创新药画等号的，但问题非常紧迫：截至2017年11月15日，在申请一类新药上市的有9个，全国临床在研的一类新药有506个，正在进行三期临床的有52个。这些数字是以往几十年来的几十倍，中国真正迈入到了一类创新药研发与上市的新时代——创新药大爆发。研发投入、研发创新能力决定了企业未来持续发展的窗口大小。产品的工艺优化、工艺技术提升直接影响到了企业未来的产能。

总结起来，矛盾产生问题，问题的全面、系统解决才会驱动"职业价值"的产生，因此职业价值的驱动方式分为自下而上、自上而下两个层面。自下而上又分为系统性的驱动方式和个体化驱动方式，自上而下分为企业生死底线驱动方式和战略发展驱动方式。

二、职业价值的分层

1. 跨越价值链：称职不等于职业价值

100年前，德国人马克斯·韦伯在管理理论中提出了"理性官僚制"，他认为组织与组织之间都应该以理性基础为标准，任何组织、任何人员的活动都受到规则的约束。官僚制是一部行政机器，其要求每个组织应该只是做好分内的事情。他的理论建立在劳动分工的基础之上。他的理论是企业内按照职能划分部门的理论依据，每个部门按照职位说明书的要求完成本职工作，但是在现今全球化背景下的政治经济环境多变、竞争复杂，要求企业必须决策正确、反应快速，只有快鱼才能吃掉慢鱼。过去的理论不能解决现在的事。部门之间形成的裂痕必须要无缝隙覆盖，否则部门之间形成的藩篱一定会阻碍组织内部资源转换和信息的传递。有些企业推行"项目式管理"，有些企业建立内部客户组织体系。总之，以部门为工作单元的官僚层级式划分，不会带来边际价值。

按照职位说明书的要求、SOP的纸面约定完成工作，只能叫作"称职"，而决不能称为"职业价值"。只有跨越价值链的高度、翻越部门职能，才能形成职业价值。

2. 管理的价值不是管人

管理者的价值不是管人，不是将下属的成绩计入自己身上，而是提升下属，帮助下属解决他遇到的具体困难，身先士卒，"先之，劳之，无倦"，这样才能塑造高执行力的团队。

管理者坐在权力的椅子上，不但要合法，而且要合理。合理产生于管理者个人的"威信"。"合理－合法性权威"就像一棵大树，权力的合法性就是树根，管理者的威信就像树干。树根扎得深、树干长得直，才会枝繁叶茂（组织健康），才会硕果累累（业绩斐然）。管理者脑袋里的想法变成被管理者的动作，需要"权

创
业
篇

威"，所谓"权威"就是"权力"加上"威信"。管理者道德是威信产生的源泉。一般管理理论的先驱——法约尔把管理者道德称为"个人权力"，区别于管理者因职务或者地位而拥有的"正式权力"。他警告说，好的管理者能够用他"个人的权力（威信）"来补充正式权力的不足。不管在什么地方行使权力，都要承担责任。一个出色的领导人应该具有承担责任的勇气，而防止领导者滥用权力的最有效保障是管理者的道德。

三、获得职业价值的方法

职业价值是实现人生价值的重要部分，是必要条件。因此，在工作中取得价值，不仅仅是对企业的贡献，更能帮助自己成长，在人生写下浓墨重彩的一笔。我个人总结起来，获取职业价值有六种方法。

第一种方法：敬事——对工作存敬畏之心

通过多年的观察和反思，我认为，勤奋、创新源自对工作的敬畏感、危机感。敬事是个人不断学习和不断提高的动机之所在。不仅仅是个人，大凡成功的企业家都存在强烈的危机感。乔布斯一直担心苹果公司明天就会死掉；海尔张瑞敏在办公室的匾额上就写着"战战兢兢如履薄冰"这句话；中国最成功的企业——华为，它的老板任正非每次的内部讲话都有极为强烈的紧迫感。对工作的敬畏之心并不是害怕丢掉工作，其本质是忠实于本职工作，对所承担的工作有更高的标准，有超越现状的理想。

作为管理者要敬畏自己的下属。你要认识到下属的未来能力、下属的收入预期都寄托在自己身上。作为管理者不应该成为部门的天花板，耽误下属能力的提升，所以就要对自己提出更高标准的要求。

要敬畏自己的工作。一个人的成就来自他的职业格局，而职业格局是内生的，通过外部学习很难获得。一个对工作心存敬畏之心的人，一定具备使命感（高格局）：将工作当作事业、把工作当作职业价值外延时，其进取心、勤奋是内生的，不是装出来的，不需要外部的鞭策，激励只会强化但不是必要条件；低格局的特征是把工作当作谋生的手段，其工作动机完全被工资驾驭。被动的工作，一定会感到工作的痛苦，依靠外在的鞭策，依靠外部的薪酬，职业人生永远都会被动，任何勤奋都是暂时的一过性表现。

唯变不变　医药人的梦想接力（1988—2018）

第二种方法：学习的精神

必须具备专业技能才能符合职业要求。俗话说：干什么吆喝什么。一个人的职业学习方法，我的经验是10%靠培训、30%靠读书、60%靠实践反思。运气好的话，碰到位好老师会大大降低学习成本。很多人都把学习提高的期望寄托在公司的集中培训上，其实是一个很大的误区。任何一家企业给员工培训的课时都是有限的，而企业安排的培训也不是连续的。课堂上的培训实际上只是思想的催化剂，把培训成果变成工作习惯，一定要经过反复实践、反复修正的过程。读书的过程实际上就是倾听大师给你娓娓道来的过程，非常享受。有了知识的广度做后盾，才有能力在工作的失败（或者失误）中持续自我反省。读书是有"溢出效应"的，选择书籍不应该有功利性，要跟随自己的兴趣，所谓开卷有益。但是一定要选择专家写的书，读大师写的书，不要选择快餐式书籍，那样只会浪费时间，没有任何收获。在互联网时代，查阅资料的成本很低。因为只要搞不清楚的东西都可以通过"百度"来帮忙。临床专家的文章，也可以下载"知网App"进行查询。

第三种方法：研究的精神

不仅仅研发工作需要研究的精神，生产、质量、技术、财务、市场、人力、销售工作都应该保持研究的精神。以研究的精神去工作，才会让工作变得更有趣味性，才能获得更大的进步。

那么，什么是研究的精神？我用下图来说明。

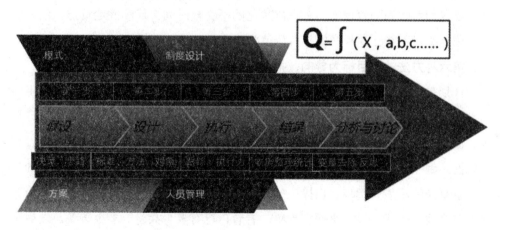

$$Q = \int (X, a, b, c \dots)$$

研究首先应假设一个命题，这个命题是由某个（或某几个）自变量产生的，进而去设计、执行，最终得到结果，对照命题进行分析和讨论。研究也可以从经验中提炼共性，用统计数据表达结果，找出偏差、挖掘变异原因。解决共性问题，从而深度研究，格物致知。在解决问题时，不仅仅停留在技术业务层面，也要站在政策层面、机制设计层面去考虑如何系统和全面解决问题。人的本性之一就是"好奇"，好奇驱动了人类文明的发展，研究精神也会让枯燥的工作变得非常有趣，也会卓有成效。

第四种方法：高品质的工匠精神

用工匠的精神把一件事做到底并追求完美，品质是职业与业余的分割线。学生对于考试的很多错题往往归结为自己的粗心、马虎，事实上成绩反映的是学生的能力，品质是能力而不是粗心。

工匠精神不应仅仅作为目标，更应该成为习惯，无论是工作还是生活，无论是大事还是小事。做到工匠的精神，首先个人必须具备职业素养：产品经理应该有一定的美学鉴赏能力，营销、研发、质量、财务等工作人员要有数据分析和挖掘决策的能力；其次，应该建立严谨的流程并严格遵守。工匠就是坚持了几十年甚至上百年的固化流程，如切如磋，如琢如磨，从不走捷径；第三，具备工匠精神的人一定有严格的自律，对自己的事业有使命感，不以工作作为最终价值目标。极度认真才能扭转人生。

第五种方法：时间的管理能力

工作中独守一整块时间去完成一件事情是一种奢望。工作的碎片化是常态，我们应该学会适应它，我们必须习惯在碎片化时间中完成一件件有价值的事情。这需要我们对时间的管理能力。在碎片化的不完整时间去连续性地重点抓住一件件工作，绝对不能让碎片时间把有价值的工作打碎。

第六种方法：以目标为导向，把目标翻译成一个个具体的动作

计划是连接目标与动作的桥梁。所以应以目标为导向，分析并确认关键阻碍因素，制定行动方案，分解动作，确认资源配置。我经常发现很多管理者做计划时，像晒干鱼一样，工作一件一件地摆出来，看上去工作很多、很忙，但却没有目标性。做企业不是练兵，而是打仗。所谓练兵，就是没有明确目标前提下的一天天重复操练正步、起步、出操……而打仗是什么？确定攻击目标，把这个山头攻下来是战斗目标，接下来研究地势，看看自己有多少兵将、多少装备，之后制定作战计划，配置好资源，在实施时全力以赴、不遗余力，占领山头就成功了。这样才有机会有资格介绍经验，才有机会接受表彰。而战斗失败了，是没有解释的机会的。

从计划到执行，一定要制定有效的激励政策，并坚持考核，周期性对结果对标。当然，对人员的培养、培训也极为关键。

六种获取职业价值的方法，不是选择其一、其二的问题，而是应该兼备；任何改善都不是凭一时的热度，而是把职业理念提升到高点上；不是为了获取领导的表扬或者得到企业更多的奖金，而是为了自己活得更精彩、获取人生的价值。

第二篇　亘古不变的管理自觉

一、管理者的道德

孔子曾经说过："为政以德，譬如北辰居其所而众星共之。"北辰就是北斗七星，古人仰观天象，北斗七星居于天空正中，其他星星都围绕着它。这句话的意思就是说作为管理者如果具有道德，臣民（下属）就会像围绕北斗星一样，崇拜你、拥护你。

对管理的认识，我认为有两个层面：一个层面是对个体的管理，另外一个层面就是对群体的管理。个体的管理包括识人、用人、辅导人、评估人、考核人等，是管理者对下属的一对一管理行为。仅仅依靠个体的管理对组织目标的实现是不够的，为什么？因为组织是由多个人组成的（如《西游记》中有师徒四人），组织内部成员间会形成一种同事关系、朋友关系、利益共同体关系和敌对关系，相互交叉错综复杂。人与人之间组成了一个群体，而群体行为的表现与个体是不相同的。一只只可爱的蜜蜂，如果被激怒会释放出一种化学组织，被激怒的蜂群可以蜇死一只牛。管理者必须认识到你的下属不仅仅是听组织安排的，他们私下之间还有非正式组织。认知非正式组织的现实存在并引导其舆论导向与组织目标一致，这就是"群体管理"的意义所在。团队内部成员间的关系与"公正"密切相关。如果组织成员认为领导不公正，就会降低组织满意度，其行为表现上或者降低其努力成本，或者向管理者索取更高的报酬（荣誉）来平衡这种不公平感觉（主观，即使客观不存在）。相反，公正的文化则会让一个组织表现为团队内部和谐、行动高效。

团队的正气来源就在于管理者的行为表现。当然，公正不等于公平，公正是指以组织职能为基础，以目标为导向，在晋升降职时、在费用支持时、在奖惩时

创业篇

·009·

不以个人好恶为参照，以组织利益最大化为依据进行决策。公正是一个组织文化的基石。正气是随着管理层级而等比例放大的，管理层级越高，其管理者的公正行为（或者不公正行为）越会被放大多倍。这就是组织文化的自上而下的传导过程。

为什么管理者会出现不公正的管理行为？我分析深层次原因就是管理者放错了两个"支点"。第一个支点是"利益"：天平一端是组织利益，另一端是个人利益。一个短视的管理者会将天平向自己的利益倾斜而牺牲组织的整体利益。短期的利益会使管理者交换掉个人长远的利益。管理者往往会认为自己身居高处不会被人察觉，殊不知你脚下站的是玻璃地板，你的管理行为在下属面前是透明的。

第二个支点是"情感"。管理者的个人情感妨碍了公正性。情感是人的意志指向发生固着和黏附的一种矛盾的心理表现。管理者会主观地将团队分为"自己的人"和"不是自己的人"，用自己的权力交换情感：自己的人一切都好说，没有原则；而不是自己圈子里的人就会报以冷漠、回避甚至制造些困难。其实，情感纠葛是一种主观的非理性偏见，情感会随着时间的消磨而淡化。从本质上来说，组织成员追随你的目的是实现个人收益最大化，管理者单方面付出的情感在利益冲突面前就会表现得很脆弱。所以在团队内部划个圈子，自诩某些人是"自己的人"绝对是伪命题，是个人价值观幼稚的表现。不正派的管理者带不好队伍，团队内部的人心一定很复杂。

子贡是孔子的得意门生，利口巧辞，善于雄辩，办事通达。曾任鲁、卫两国之相。他还善于经商之道，曾经经商于曹国、鲁国两国之间，富致千金，为孔子弟子中之首富。大家看，孔子弟子中最接近我们身份的是子贡，既是营销者也是管理者。他向老师请教了一个刁钻的问题："有一言而可以终身行之者乎？"这话的意思是说：老师啊，您讲了那么多，我都记不住了，干脆您将您的思想概括成一个字，让我能够记住并终身遵守。孔子没有被这个问题问倒，他泰然回答道："其恕乎！己所不欲，勿施于人"。注意，孔子用了一个"恕"字，并解释为"恕"的意思就是你不想做的事情就莫要求别人去做。

"恕"的本质就是通过自律来实现他律。而同样是自律，又包含了两层含义，第一层含义是通过自律来达到影响外部的，叫"司"；第二层含义是通过自律以达到自我的慎独。

"司"就是表率的意思。孔老夫子的大弟子子路要出去当官了，临出发之前向孔子请教如何当官？大家请注意《论语》里面很多对话都是论述如何做官的，

唯变不变
医药人的梦想接力（1988—2018）

所以说儒家思想就是入世哲学。很多西方人，甚至很多东方人都将儒家思想看作是哲学。我们暂且不掺和学术方面的争论，但是有一点可以肯定，儒家思想在管理方面的论述对我们确实还是很有启发的。回到孔子对"司"的认识。他回答子路说："司，就是先之，劳之，无倦"。作为管理者，要在别人前面做榜样，要勤劳，而且不要抱怨。

作为管理者，如果想将自己脑袋里的想法变成现实，为什么自己不先走两步？我痛恨站在桌子上空喊口号的管理者，说的都是正确的废话：没有具体方法指导，只有压任务；没有身体力行，只有严厉斥责。这类管理者不在少数，他们喊空话已经成为习惯，就像一片云整天漂浮在天空中，不接地气。电视剧《亮剑》里面的主人公——李云龙，为什么他的独立团战斗力那么强？是因为执行力强。为什么执行力那么强？是因为李云龙具有管理者道德。每次战斗，李云龙都是身先士卒，就连新婚之夜也还要出去巡逻站岗。

作为一个管理者的价值，就是要帮助你的下属成长（立人），帮助你所服务的企业实现目标（达人）。老子曰：善用人者，为下。作为一个管理者必须要站在员工的角度，了解每一个员工的需求、困难，尽自己最大的努力去帮助他：帮助他的业绩增长，提高他的职业素养。你的属员的职业素质低不是你的责任，而他们职业素质没有提高就是你的责任。孔老夫子还说了这样一句话："以不教民战，是谓弃之"，这句话用现代语言解释就是管理者如果不培养你的下属去实践，就等于抛弃了他啊。我强烈认为与下属进行无私的分享，才是一个管理者价值的体现。管理者不愿意将自己的绝活儿传授给下属是愚蠢和不自信的。愚蠢在于你的不自信，认识不到你在教他的同时自己也在提高，除非你没有学习能力。管理者本人的性格和价值观决定了管理风格分为亲和型、严厉型。管理风格并不重要，最重要的是你对下属发自内心的"仁爱"。40多年前，中国家庭经济收入很低，生活很清苦。大哥的衣服穿小了给弟弟穿，弟弟穿小了给妹妹穿，又有谁抱怨过父母的不公正呢？父母让大哥辍学干活儿赚钱给弟弟当学费，又有谁抱怨过父母的不公正呢？管理也是如此。在一个组织中没有绝对的公平，只有公正。而公正是没有标尺的，标尺在人心。就如孔子所说：其身正，不令则行，其身不正，虽令不从。

二、高效率管理

高效率是管理的目标。对效率的表述可以用公式来表示：效率＝产出÷

创业篇

资源投入。因此，追求高效率的第一个层面是相同资源投入下的最大产出（也可以称为"开源"）。例如：销售高效率表现为提高单个业务人员的销量；生产高效率的一个维度是提高单位时间下的产品生产数量。第二个层面是确定产出下的最小资源投入（节流）。

开源和节流的对立性是一个伪命题，在实际运营中完全可以做到兼顾，这就是"哑铃理论"的一个应用。一元化的选择是极端的方式，对企业是有伤害的。开源与节流是一种动态的均衡，需要智慧的掌控。在战略上强调开源，在战术上强调节流，具体地说，就在从管理上要效益，在业务层面上运用智慧，杜绝浪费。

要清晰每一个决策目的。以目标为导向，通过缜密思考识别决定销量的关键变量，从中找出哪些是可控变量，从而才能制定科学的市场投入计划。在执行中控制好每一个节点，只要有费用支出，就要从成本效益角度去评估，使资源的投入效率达到最大化，就是使分子"价值"最大化、分母"资源"投入最小化。

三、敬事而信

对企业的忠诚就是对自己职业生涯的尊重，对企业的尽职尽责就是个人智慧增长的原动力。孔子曰："为人君，止于仁；为人臣，止于敬；为人子，止于孝；为人父，止于慈；与国人交，止于信"。他老人家忠告我们，作为管理者，对下属要"仁"；作为下属，要敬业；作为孩子对父母要孝敬；作为父亲对子女要慈爱；与客户交往要诚信。我不扩展来讲，只说"为人臣，止于敬"。挂在嘴头的"忠诚"不是真实的，对于企业忠诚的底线是不兼职，不破坏企业利益。口头说忠诚而背后兼职、利用价差进行套利不仅仅是职业道德有问题，个人品质也出现了很严重的问题，是不道德的表现。"敬"要埋藏在内心中。如何做到"敬"？要珍重现在的职位，不夸张地说，应该在内心中充满着企业给予自己平台"诚惶诚恐、战战兢兢"的敬畏感。我认为只有深刻的认同，才会敬业。如果不满意现有的平台，建议你尽快另攀高枝，因为每个人都有自由的职业选择机会，既然主动权在自己的手中，就更不应该抱怨企业。企业永远是一个职业经理人职业发展的台阶，它是被动的。说到敬业，工作时间不能作为评价标准，而是将企业当作"家"。可能有些人不认同我的观念，我只能说你的经历不够、理解不深。如果每个管理者在审批一个申请时，换位假设是花自己的钱，你在审批时是否要考虑到收益与投入是否匹配？当你在报销单上签字时，换位假设是花自己的钱，是否应该知道哪些钱花得值、哪些钱花得冤？当你组织一个会议时，如果花自己的钱，是否要测算每一分钟有效会议时间所付出的成本？当你出差在外时，如果花自己的钱，是否要自我检视每天的出差费用能否赚得回来？我对"为人臣，止于敬"这句话理解为换位思考，将老板、将上司换成自己，将企业当作自己的"家"。

如何做到有作为？把抽象的任务翻译成具体的工作节点，再翻译成可见的动作。在管理中对每个动作的质量进行高标准要求，对每个动作的完成进行监控。所谓改革就是要改变现有的习惯，改变原有的安逸，公司改革的目的是为了更加健康、壮大。这符合自己的长远利益。

四、闭环管理

闭环管理是管理科学中很有效的方法。任正非有一篇文章叫作"百战归来思管理"。任正非是中国最有资格谈论成功学的企业家，但他一次也没有谈过。这个庞大帝国的控制者想得最多的是失败，准确地说，是如何避免失败。这种忧患思维非常清晰地体现在任正非各种版本的内部谈话中。任正非不是一个容易被浮躁喧嚣的氛围所左右的人，但他要让十几万名华为员工具备同样的素质并非易事。任正非在最近的内部谈话中，说得最多的不是创新，不是互联网思维，不是抢占市场份额，而是管理。一直以来，华为都是一家以管理能力著称的公司，但任正非认为，西方200多年积累的企业管理智慧，还有很多值得像华为这样的中国公司学习和借鉴的地方。

生产需要管理，营销需要管理，科研需要管理，职能部门也需要管理。对内，制定战略定位是管理，抓改革创新也是管理。对外，公共关系与政策事务工作也是管理。管理可以说是企业内部各个部门之间的纽带，也可以说是企业这个整体的中枢神经。所以说，管理是第一要务。

"闭环管理"是把理想变成动作的管理过程，这个过程分为两个阶段，一共有八个步骤。这八个步骤是具有按照逻辑序列相关的。闭环管理是人类文明、科技前行遵循的轨道，从微观上讲是技术创新、销售实现的过程。

第三篇　战略与变革

坏战略也好过没有战略。

创业篇

一个企业必须有战略，至少以三年为一个规划周期。战略的制订一定是由企业CEO带着高管一起讨论、一起撰写，绝对不能委托第三方公司。因为制订战略的过程就是一个企业内部资源全面梳理、深度审视和对外部环境的匹配过程。知人者智自知者明。做人如此，对于企业更要审时度势，正确审视企业所处的政策环境、竞争环境，明晰企业的内部资源：在哪个领域才会有作为？擅长什么、不能做什么？这就是企业定位。定位和目标的距离，决定了道路，道路的选择就是战略。一个企业必须要有自己的战略规划，从地平线上提高决策者的视野，能看清未来三年、五年甚至更远的路。清晰的战略能够取得内部的共识，效率最大化地匹配资源。有了清晰的战略和可实现的战略目标，从组织结（架）构设计、制度制定、流程规划、人员培养和激励制度设计等层面不断优化、不断改革、不断创新来保障战略的实现。战略规划加大了正确决策的概率，缩短了决策时间，战略规划使公司员工能够围绕目标同心同德（降低沟通成本、协调预期）塑造团结向上的文化。

企业改革的源泉是企业家具有强烈的危机感，一个持续创新、敢于变革的企业才能屹立不死。改革不是无病呻吟，而是紧紧围绕着战略目标的实现，找出企业内部的最大阻碍因素进行有计划的变革，变革分为三个方面：

一、改变组织结构

组织结构是企业战略的保障，企业发展阶段不同，组织结构一定要做出相应的调整。组织结构的创新是战略实现最重要的手段之一。应该以项目化为应用打破传统企业的层级式的组织结构，同时借助互联网四大技术在企业组织与运营系统的应用，完全可以使组织扁平化，可以真正打通企业内部研、产、销之间的一体化运营。

二、改变销售模式

客户在哪里，市场就在哪里，渠道就要铺设在哪里。在"合规化"政策高压下的现阶段是"囚徒困境"期，这个政府、企业、价值链成员、患者多方博弈形成的形式合规一定会最终走向内容合规，最终回归药品医学推广价值。

三、改变生产制造方式与企业资源配置

2017年10月公布的第一次以中共中央办公厅与国务院办公厅联合发文的"关于深化药品医疗器械审评审批制度改革与鼓励创新的意见"对医药产业的创新、质量、合规具有深刻的推动作用，未来其威力会逐渐释放出来。工业企业应该以

唯变不变

医药人的梦想接力（1988—2018）

"全时空质量意识"应对 MAH 制度（药品上市持有人的全生命周期、全价值链的质量责任）。借政策东风打通任督二脉：减少固定资产投资，产品生产可以去中心化，把省出来的钱投入研发创新之中。

良医者，常治无病之病，故无病。

圣人者，常治无患之患，故无患。

对于一个创业期企业，人才是最关键的，人员稳定企业才稳定，找到了有职业价值的员工，企业才能把战略执行到位，才有机会存活下去，才能有发展的可能。一个企业的高管往往存在"自己庙太小"的自卑心态，怕留不住大和尚而放弃对优秀人才的追求。越是小型企业越要坚守招聘流程，通过培训来提升内部招聘经验。怎样才能招到优秀的人才？第一步：知道自己要什么，要列出来你招聘的人员需解决企业什么问题，你自己要清楚自己对加入公司的人有什么期许；第二步：要列出针对这个职位的面试题目表，对基本面、职业技能、经验进行漏斗式挖掘；第三步：组成面试小组，执行面试小组一票否决制。我们经常犯的错误是有了结论而找一堆理由来支撑自己的结论，对于高职位的面试者不能有一丝勉强；第四步：尽量进行秘密调查和公开调查。

任何经理人都找不到理想无瑕的企业，一个企业也不可能找到完美的职员。作为管理者要清楚自己的底线，如果你的属员缺点越过了你的底线，就要毫不迟疑地辞退，否则就要宽容，将属员的优点发挥到极致，这才是用人之道。

结　语

一个大国的崛起，意味着新的利益调整周期的开始，这是一个漫长而充满着不确定性的调试周期。以创新、合规为导向的医药产业生态将主宰新的方向。它以信息化、自动化和互联网为基础平台重构商业逻辑。

有作为才会有人格。同时，有成就才会提升自身的智慧、专业素质和道德标准。一个人从开始工作到退休不过35年，前15年的成就累积就构成了你这辈子的职场高点。个人职业价值仅仅靠薪酬单一维度来评价不是很客观，应该说是对你负责的工作给企业带来的综合价值。试着问自己两句话：你做的这份工作有你和没有你一样吗？如果不一样，你给组织带来了哪些增值？

职场能力的提高，需要在波动性中前行：一个刚工作的人或者一个从事新岗位的人，必然要经历从不称职到称职、从业绩优秀到晋升的过程。职业的常态是一个痛苦的过程，经常要从一个个失败的泥潭中爬出来才会有所提高。短暂的业绩会给你带来幸福，但你必须还要不停歇地迈向下一个职业目标。一个人未来职场的高点是由职业平台和个人智慧相加来决定的。个人智慧不同于知识，知识是别人的经验，智慧是你自己的东西。对企业的忠诚就是对自己职业生涯的尊重，对企业的尽职尽责就是个人智慧增长的原动力。

这个世界上没有天命，命运就是业绩，有作为的人一定是汗水和泪水相伴。闲客才会有"莫道闲情抛掷久，每到春来，惆怅还依旧"的无奈骚情，要有"怒发冲冠，饥餐胡虏肉，渴饮匈奴血"的气势，否则，最终一定会落得：无奈朝来寒雨晚来风，自是人生长恨水长东。空悲切。

最平凡的成功，不是超越别人，而是战胜自己；最可贵的坚持，不是轰轰烈烈，而是久经磨难，永葆初心。

唯爱不衰

医药人的梦想接力（1988-2018）

冯增辉，毕业于上海第二军医大学药学本科，北京大学光华管理学院EMBA，现任杭州远大生物制药有限公司董事长兼总经理。

一个屌丝失败者 A 和一个时代弄潮儿 B 的人生

李卫民　思享广告创始人

谨以此文献给比我年轻一些的同行，希望他们有更多的 B 而更少的 A 的历程。

一个屌丝失败者 A 的经历

"60 后"的 A 出生在偏远山区，小学时一个学校只有一个老师，初高中时代赶上四人帮横行，高一过完还不会解一元一次方程。高考前一年半数学还经常考 10 分以内（百分制）。A 后来上了大学，5 年苦学考上了研究生，又因为被录取学校发错了通知书而被迫从医疗心血管专业的研究生改专业到卫生系的劳动卫生职业病，方向也是很边缘化了的空气负离子研究。三年研究生上完，所做的课题还是个阴性结果（即想证明空气负离子对某个疾病治疗有效，但结果是无效）。毕业后工作四年，虽然那个年代研究生人才奇缺，但根本看不出领导有任何培养和提拔他当接班人的意思。A 在 1988 年结婚成家，1991 年添女，夫妻俩加起来每月 200 多元的收入，洗衣机和照相机都买不起，要啃老靠父母支持。原本的出国梦也破灭了。绝望之下，1991 年 7 月 A 辞掉了医科大学附属医院医生兼大学老师的职务去合资药厂做了医院代表。

在合资企业做销售的 A 依然没有忘掉圆出国的梦，一等到总部有机会就去了总部医药部做产品经理（主要是因为听说在总部可以出国参加学术会），但实际工作起来以后才发现市场部的产品经理在企业内因为拿着推广预算，岗位更重要，也更受人尊重。可是，即使当 A 的搭档跳槽离开，A 明确表达希望能接下市场部产品经理的岗位时，领导还是选择了另外一个从销售部来的同事做了这个产品经理岗位。心灰意冷的 A 后来跟几个朋友一起去了沿海一个大药厂，人在合资企业待久了（其实不过三年），不适应国内企业的灵活营销战法，做贸易出身的老板看不上 A，总想把 A 开掉，还好 A 的直接老板惜才，想方设法保护 A，让 A 去一个省级办事处去开拓市场。说来合资企业也害人，A 虽然在合资企业接受过非常好的医院代表的培训，但对医药商业一窍不通，在这个省的省会呆了三四个月，一个客户没有，一分钱销售没有，还花了企业上万元的住宿和差旅费，A 的直属领导赶快把 A 调回总部，说服老板把 A 出差的费用核销了，让 A 干一些擅长的工作，如替销售代表去医院讲课、做推广资料以及内部培训的事。

眼见着大老板的不满，A 的同事好朋友赶快把 A 介绍到了一个北京小老板开的广告公司。那个时候（1994 年），广告公司除了一些策划工作以外，还要特别熟悉出报纸广告版位的菲林片，要知道各种纸的分类，以便能给客户做推广资料的印刷。这些对于别人很容易的事情对 A 来说则感到掌握起来很难，顿时 A 又意识到自己其实也不是做广告行业的料（当年印刷方面的利润可能占中小广告公司利润一半以上，不懂纸质鉴别和使用相当于不会做业务）。不用说，这个不足半年的广告公司试水生涯对于 A 而言很快就无疾而终了，因为 A 的那个好朋友迅速把 A 捞出来介绍到 A 熟悉的环境——一家瑞士的合资大药厂做 OTC 市场部经理。到了这个合资大药厂后一切还算顺利，只是这个大药厂主要业务来自处方药，OTC 业务不足 20%。所以，在两年后和另外一家瑞士大药厂合并时 OTC 事业部裁员，A 是那个被裁掉的人而且应该是唯一的一个，说来也是够倒霉的，但为什么被裁的是 A，A 至今都不知道背后的原因。

好在有诸多营销推广技能在身，在这短暂（不超过半年，具体也记不清了）的空闲期间，A 帮自己当年第一家下海的一个做广告咨询公司的师兄范群给一些国内药企做项目咨询和培训。很快，一个接受 A 培训的河北廊坊保健品公司因为要大发展急需营销操盘手希望 A 加盟，"瞌睡遇上枕头"，当然一拍即合。在一年半的保健品钙产品营销中，营业结果不理想，做石油管道生意的集团公司不理解，整个领导班子被迫辞职，A 当时是第三号领导，也跟着下课了。离开合资企业后 A 才逐渐感觉到企业平台的重要和个人的渺小。短暂停下来后不久，A 看到一个合资广告公司在打广告（江湖上人称 4A 的广告公司）招聘一名负责服务一个著名 OTC 药企的客户总监，A 去应聘，面试顺利，上岗就位。这家著名的 4A 公司当时的一线高管都是欧美和中国港台、新马印的人，那个时候，内地合格的广告公司人才稀缺，能挑头做业务的更是基本空白。又一次，因为转型（甲方到乙方），A 非常不适应，有个别浅薄的外籍假洋鬼子也欺负 A 是新人，公然恶语相向，甚至说要跟 A 打架（虚张声势而已）。那段时间，对于 A 来说真的是很灰暗的日子，严重时 A 甚至选择了用抗抑郁药，但因为发现有副作用而迅速停用。当然，因为 A 具备了很多外籍广告公司人员所不具备的技能，如深厚的医药知识、广告文案报批的沟通、广告与甲方销售配合策略等，还是很快站稳了脚跟。

两年多以后（2000 年）A 跳槽去了另外一家类似的合资广告公司做合伙人，2003 年 A 又离开了这个合资广告公司，跟几个小伙伴一起开了自己的营销顾问公司。5 年的营销顾问公司开得不咸不淡，每年营收 300 万到 500 万元，但除去税收、房租、人工费用，能落到自己手里的不过是每年 40～60 万元而已，其实这个收入还不如打工赚得多（A1998 年在合资广告公司打工税后也有 40 万元以上的收入了）。又一次女儿的事情改变了 A 的人生发展路径，2008 年，A 的女儿高中毕业要出国留学，好像每年要花费 4 万元美元（记忆中人民币大约需要 30 万元的样子），这样大家都看出来了，做自己的咨询公司这样闲云野鹤般的生活无法继续下去了。说来也巧，刚好一个 A 多年熟悉的国内广告公司老总要去美国纳斯达克上市需要高管，A 又放下小老板的身份去这个朋友的广告公司打工。后来，在 2009 年 A 在做传统广告业务的时候接触到了互联网，2012 年又去折腾开了自己的医药互联网广告公司。后来就没有后来了……

这其间，A 的同龄人都发生了什么样的命运变化呢？A 村里的小伙伴后来赶上了铁矿金矿开采，板栗大卖，很多人在某些年比 A 这个出去上大学的人强得多，当然，矿石行情下降后这些财富来源就持续不了了。A 的大学同学们大部分在河北省各大、中医院做主任和院长，工作很累，但都很受人尊敬。A 的研究生同学们百分之八十出了国，出国的同学百分之八十又去了美国，许多人又考了美国医生证书当了美国医生，收入可想而知了。做科研的同学们也有当美国大学终身教授的和拿国内科技大奖的，还有两个同学在冲击院士。A 当年下海的同事们由于受到了很好的职业训练，大部分都当了白领，创业的是少数。A 还在继续玩命工作，每年出差飞行 100 天以上（不出差怕没新生意来源，怕自己的 40 个员工失业），因为钱赚得不多，还不敢买头等舱，A 继续着他的屌丝创业生活……

一个时代弄潮儿 B 的精彩人生

B 和本文上半部分的 A 背景是一样的，1964 年出生在燕山山脉长城脚下的一个 30 多户人口不足 180 人叫洪门店的农村自然村（隶属于河北省唐山市迁西县）。因为全村适龄儿童不多，担心下一年可能不会招生，爸妈就让 6 岁的 B 上了小学。小学五个年级只有一个老师教课（跟张艺谋的电影《一个都不能少》里的小学差不多），在一个教室内上课，你可以五年级回炉听一年级的课，也可以一年级听五年级的课。那个年代食物等基本物质缺乏，B 是 10 岁以后才吃到白面和花生米的，大约 12 岁才有第一张照片（后来还丢了，目前最早的照片是 14 岁的）。虽然因为食物缺乏而营养不良，但因为体力活儿多，身上还是有用不完的干巴劲的。那个时候，孩子们盛行的是上山采蘑菇、刨药材、拾柴火、采猪草，闲来跳大眼井（农村方田旁边的大口径水井，用于抽水灌溉农田用）、扇纸牌、摔跤、爬树、捉蛇、捅马蜂窝也是常干的事。概括说来，那个年代的教育跟美国差不多，纯（体力）素质教育，不怎么学书本知识，就这样自由自在地生活了 8 年。到了 1977 年底恢复高考，B 在一个公社中学上完高一（现在这个高中地址还在，已经改为了幼儿园），属于优秀生，就是县文教局下来联查时老师悄悄内定要举手回答问题的学生。但那个时候，因为普遍没学什么，其实高一上完了一元一次方程式是不会写也不会解的。

按预定时间表，B 在 1979 年夏天也要参加高考了，时间还有一年半，B 考到了一个镇国办中学韩庄高中（当时当地最好的是县中）。从数轴正负数课补起，用一年半时间突击了初中和高中所有的课程且加上复习。1979 年高考时因为 B 年龄很小，不懂得什么叫紧张，高考时感觉跟平时考试差不多，轻轻松松考下来居然得到了全县理科第一名。那一年河北重点大学分数线是 300 分，B 考了 315 分，据说这个分数可以被厦门大学录取，但那个年代农村人根本没有那个勇气和见识（当年河北省考生大学录取比例为 33:1，能考上就已经烧高香了）。B 自己报了河北大学的汽车制造、长春邮电学院、华北水利水电等志愿，爸爸背着他到县文教局给他把志愿改为了河北医学院。那个年代，父母都希望孩子们学医，B 反抗了吗？没有！那个时候孩子们没有自己的想法，老师和父母安排了什么就干什么。

还好 B 的个性中有一点很突出，干什么就喜欢什么。5 年的苦读，毕业时国家已经恢复研究生考试好几年了，B 就跟几个爱学习的小伙伴相约一起考研究生。平时的苦读又发挥了作用，B 考上了西安医科大学心血管杨鼎颐（杨教授招 2 人，6 人过分数线）的研究生。因为西安医科大学把研究生复试通知书错发到了河北医学院第二附属医院，而 B 在第三附属医院实习，等 B 拿到复试通知书时得知西

唯爱不衰

医药人的梦想接力（1988—2018）

安医科大学的复试已经结束了，杨鼎颐教授的心血管研究生也已经确定录取了两个考生。好在天无绝人之路，1984 年研究生英语试卷太难了，能过 40 分基准分数线的人不到 50 人（当时英语分数在考研究生时是一票否决），而西安医科大学当年有研究生招生名额 60 多个，所以校方告诉 B，依然欢迎你来复试，只是需要调配专业。研究生处老师问 B，卫生系李安伯教授需要一个医疗系的考生，你是否愿意考虑？答：愿意。赶快利用两三天时间快速通读卫生系的教材准备复试，复试难度不大，顺利通过了，B 开始了卫生系的研究生课程学习。重头专业课除了本专业劳动卫生职业病外，就是统计学和流行病学，而这两门课恰恰是后来风行医学界的循证医学和互联网＋常常提及的大数据的最底层知识，正可谓塞翁失马焉知非福。

当然，当年的 B 是不能预知未来世界发展的，他只是发挥学霸一贯的作风，把该学的都学得很好而已。虽然原定的课题是阴性结果，即本次课题临床试验的结论为空气负离子对职业性白细胞减少症没有明显提升疗效。这在当时是很可怕的事情，有的导师会给学生穿小鞋，让他答辩不通过，当然也拿不到学位。但有幸的是 B 的导师李安伯教授非常淡定地告诉 B，阴性结果也是科学结果，只要你的方法论和实验过程控制得好就可以了。主课题虽然是阴性结果，但在这个过程中，B 又研究了几个关联问题，比如他发现，血液里的白细胞计数可能受环境温度影响，具体表现为高温作业者白细胞总数低，在低温环境下，白细胞总数偏高。B 还利用他在做课题时的实习点西安市中心医院职业病科联合导师张基美老师他们全科十几年的职业性白细胞减少症的病例，用当时最先进的统计方法 COX 模型来统计，发现用中西药结合的治疗方案者终点事件（临床痊愈）的比例远高于单用西药或者单用中药组。这个方法在 30 年后的今天也是全球一流学者用于真实世界研究的主力工具模型之一，好像还有其他两个小课题。反正是本来做一个课题即可，但 B 做了五个研究，虽然主课题是阴性结果，但周边的研究水平也很好，所以非常顺利地通过了答辩并拿到了硕士学位。

B 在 1987 年研究生毕业后留校在西安医科大学卫生系劳动卫生教研室任教，同时还作为卫生系派出的人员在西安医科大学一附院 20 病区当医生，生活工作平安无事，但一贯爱研究的他又利用带地县防疫站成年进修生进工厂实践的机会（一般人遇到这样的事都会糊弄和对付），打起了用可穿戴设备（当时还没这个词）修改国家标准劳动强度分级的主意。那个时代，工人的工种按技术等级拿不同的工资，同时有国家标准对劳动强度做分级，以决定工人的劳动时间与补贴等。记得当时的国家标准是中国预防医学院一个于姓知名专家牵头起草制定的，采用的定量方法是让工人戴一个防毒面具一样的呼吸测量仪，在夏天或者高温环境下戴一到两个小时，大家可以想象这个方法有多么反人性。B想利用心率变化来代替呼吸这个指标来进行劳动强度的分级，想找到一个类似戒指大小的指环，拿指环来测定工人劳动前后的心率变化来进行劳动强度分级测评。这个事情如果在2015年以后来做就好了，但因为这是30年前，想法太超前了，没有任何供应商（那个年月这个词和产业链也都没有）来做这个可佩戴硬件，没办法，只好用人工秒表计时，虽然耗费监测人工，但结果证明可以用心率来替代呼吸进行测量评估。这是B研究生刚毕业一年的事情，其身份还是助教（通常两年后升讲师），数据积累重复量还少的时候是不能挑战全国顶级专家的。再后来下乡到安康卫校支教，一直梦想出国的事就彻底泡汤了，科研也被迫中断了。下乡支教回来，B又钻进神经行为学这个劳动卫生的前沿领域研究。那个时候流行的是人体功效学和智能仿生学，为的是研究疲劳和职业环境毒物对注意力和行为的影响，这样可以降低劳动时的工伤意外事故率。B1990年夏天去南京铁道医学院参加神经行为和心理学学习班。记得当时正在流行计算机算命，美其名曰职业预测，当时学习的是卡特尔16人格因素测定。学习结束时，老师给了每个学员一个自测的机会，B也做了，其他结论记不得了，但有两个结果让B非常震撼和佩服，这个人格测试软件说B有恋母癖，第二是说B的个性适合做销售工作。B联想起自己的个人感受也认为自己有恋母癖，6岁了还在吃奶，妈妈不忍心在奶头上放辣椒（农村妇女让孩子不再纠缠吃奶的绝招），就把B送去上小学了，有老师看着，就不能动不动回家吃奶了。此时正是B人生最迷茫的时候，考博士生？因为要去外校，西安医科大学可能不同意，出国？门都没有！这个测试结果对于B来说犹如迷航的船只看到了灯塔，让他自己也坚信自己可以做营销。于是，B开始收集各种做营销的广告信息。大约两三个月后机会来了，中美史克要在西安建办事处招三个医药代表。B就去报名参加考试和面试，虽然考试成绩没公布，但估计笔试和英文应该是第一，但面试一般。当时的竞争对手很强，第一批录取的三个人有已经当了7年的医生、风度翩翩的任积页、西安医科大学团委书记王淼、还有一个职工医院的院长王先生。B综合排名第四，刚好名落孙山。B非常不服气，还给当时中美史克招聘总负责和销售一把手张金锁先生写了一封信，大体意思是我认为

唯变不变
医药人的梦想接力（1988—2018）

· 022 ·

自己足够优秀，早已做好了下海的准备，如果你们不招我，我也一定会到其他合资大药厂，届时销售战场上见。当时的 B 天生牛犊不怕虎，也不知道收到此信的张金锁先生是怎么想的。反正，B 觉得自己对的事情就会去做，也没什么可顾忌的。没想到一个月后，事情发生了反转，中美史克人事部通知 B 说，因为那个当院长的王先生舍不得既得利益和岗位决定退出了，B 自然顺序替补加盟了中美史克。

　　进入中美史克后在西安办事处做医院代表一年，中美史克要在中国上市百多邦，希望在销售一线选拔品牌经理，与 B 同期来自武汉办事处的刘洋去了市场部，B 去了医学部，头衔都是产品经理，共同搭档做百多邦上市的准备工作。因为这其间总经理是老美、市场总监是老英，一句中文也不懂，所以，活生生把 B 的英文口语给练出来了。那时收获最大的是跟奥美广告合作，从头做消费者研究、广告创意、消费者科普教育等。当时奥美北京的总经理陈碧富（来自台湾）亲自服务中美史克这个客户，胖子陈碧富开心、乐观、善于分享，给产品组带来了很多品牌启蒙的知识和技能体系。老英市场总监保罗·马丁也是专家，所以这其间还是学了很多东西。百多邦初步上市成功之后，为了乘胜追击，B 又开始研究百多邦上市后临床再观察，又叫 PMS（Post Marketing Survilence）。反复跟英国总部沟通，英国总部不肯认可 PMS，他们管这事叫种子试验。管他叫什么！B 要把自己熟悉的用于临床新药报用的 30 多页的病例观察表缩减为普通销售医院代表可以跟医生沟通的观察表。记得 B 在医药部同事计算机高手王科协助下改了不下百遍，愣是把临床疗效观察表缩成了正反面一张 A4 纸。拿 26 年后的今天来看，B 做的还是更像真实的世界研究。所有的事情做完之后，总部给了最终的回馈，这件事情不能做，因为有不确定的风险。其实，那个时候好像还没有合规这个词，但其实英国总部担心的恰恰是不合规。白干了几个月，这件事情就这样打水漂了。但 B 没有任何抱怨，因为觉得自己在独自构思和设计方案的过程中收获是巨大的。后来的 B 做营销顾问和医药垂直的广告公司时，这些基本功经常会为他带来客户由衷的赞赏和佩服。所以，一切努力都不是白费的。

　　B 后来也赶时髦在三年后离开了中美史克，跟几个朋友去了改革开放的大前沿珠海丽珠药业，去的时候豪情万丈，把所有的个人家当装到了一个巨大的行李箱中，决心扎根沿海干一番事业。一年后当他被迫离开珠海时面对那个大箱子，自嘲是多么的幼稚和一厢情愿。丽珠药业的经历虽然不顺，但 B 得到了他的直属上级杨爱生先生很多的言传身教，也得到了好朋友辛冬生（前后帮 B 介绍了三次工作）的很多帮助，还结识了后来的事业合伙人付钢。所以，虽然大老板看不上，但收获却远远大于磨难。况且现在回想起来，B也不怨大老板张总，只能怪自己知识面太窄，只懂医院学术推广，对商业则一窍不通，也不懂得去请教其他人，白耽误自己认领的河北市场三个月的开拓时间，一分钱药物也没卖出，说来也是够汗颜的。

如大家所料，B后来辗转一个小广告公司后又加盟了相对熟悉的合资药企汽巴嘉基（诺华的前身，诺华去的中文名翻译其实也是B想到提交给公司被选定的），再后来离开诺华到国内石油管道局下属的龙昌药业做营销总监。从市场部经理一下子去做营销总监，对B是一个巨大的挑战和历练。他开始从头请教圈里朋友关于发票的设计、物流的管理、财务营销仓储的对接、人员的分级定岗定薪、全盘的指标核算和奖励体系。虽然一年多以后因为业绩不好领导班子集体辞职，但此时B毕竟是操过营销大盘的人了，所有的体系和广告配合、促销活动设计都自主设计并实施了一遍，后来再做营销咨询时也有了跟所有的客户大老板平等对话的基本功。

再后来的1998年到2003年在4A公司盛世长城广告和精信广告，服务于西安杨森三年。说是服务客户，但从客户OTC市场大总监（后来的副总裁）冯洁莲女士那里学到的更多。冯女士早年职场源自宝洁公司，重视消费者研究，强调一切从消费者角度出发来考虑问题。这些基本原则到现在早已是OTC市场品牌人员的共识，但1998年时还不是。那个时候，西安杨森还在纠结达克宁霜和复方达克宁（后来改名为派瑞松）到底如何区隔，老百姓还在纳闷同样风格的包装为什么治脚气的药还能用到女性隐私之处治疗阴道炎（加上郁金香标识后彻底解决了这个问题），诸如此类等等，每个问题的解决都极大地提升了B的品牌管理的内功。离开合资广告公司后，2003年B跟几个好朋友开了营销顾问公司知本加乘公司。那个时候，B39岁了，也成"挑头大哥"了。

1991年到2003年，12年的功夫B已经跳槽8次，这样好吗？让我们用数字说话吧。B1991年下海时在西安医科大学的工资为每月114元，没有奖金和补贴，所以，当他的女儿出生时他都养不了女儿。去中美史克后每月工资400元，到总部后工资变为600元，后来又提为1100元，加上奖金每月应该有1500元，是下海前的十多倍。1994年在丽珠药业工作，每月基本工资2400元，奖金大大的，平均下来每月收入1万元。离开丽珠药业去一个叫霍克的小广告公司，月薪税后

1万元。离开霍克广告加盟汽巴嘉基时每月工资变为1.5万元，后来又提到了每月1.8万元。1997年初到国内公司龙昌药业每月明面工资为4500元，但总计收入保证税后2万元。1998年年中加盟盛世长城广告公司时每月工资税前4万元，税后3.2万元。到精信广告G3后是合伙人身份，上交30%品牌授权比例后，自己和助手就可以分了，估计那个时候每月收入可以在5万元～10万元之间。在知本加乘当小老板时挣得不多，再次放下老板身份到昌荣广告打工时每月税前工资15万元、税后10万元，加上期权和奖金，大约年收入200万元。记得B在1998年左右又遇到了中美史克医药部更资深一点的老同事，说经过多次小幅度涨薪，他的月收入已经达到了8000元。

晒晒这些细账，不是证明B有多能干，而是想说，在国家大发展的大境遇下，敢于闯荡比安于某一个稳定的所谓好公司收益要大。当然，比起同时代的精英来，B也和他的中美史克、西安杨森、辉瑞等同代人一样，因为受到了太多的单项打工技能训练，又安于在总部高大上的白领感觉，错过了当大包商然后反向收购上游药厂的历史机遇。所以，普遍的结局是在总部的白领们只能继续打工一辈子或者干点自我雇佣的培训公司、咨询公司等。而当年苦哈哈的小屌丝销售代表们却因为接地气，掌握一手客户资源，悄悄代理多家品种，做大了就反向收购药厂当上了大老板。这些老板来自一流合资企业的不会超过5%，他们恰恰来自深圳健安、丽珠制药这些二流公司甚至是渭南海姆普德那样的四五流公司。世事造化，令人唏嘘。

B在2008年加盟昌荣广告，2009年接触互联网营销，2010年通讯带宽问题解决了，视频爆发，B和信任自己的客户百洋迪巧、达因伊可新、颈复康药业等品牌主利用互联网视频红利（每个长视频内容前往往只有一个前贴片）用竞争对手不到10%的广告预算彻底颠覆了品类竞争格局。当然，为了让更多的医药大健康企业能够转型互联网+，B发挥自己多年当培训师的特长，到处办沙龙、论坛和高峰会（2012年到2017年底这六年间，B的广告公司独自或者联合主办了上百场医药互联网的沙龙、论坛和峰会）。最近一两年互联网流量红利消失了，B又跟信任他的客户朋友们开始了新一轮产业转型实践，研究并实践大网综合栏目品牌植入、信息流内容生成与分发、移动医疗平台的研究及与药厂对接、大数据医药标签和数据关联分析。现在B每年空中飞行上百次，他也54岁了，但因为干的是自己最喜欢的事，按照搞科学研究的思路来做生意，有人拿了他的分享思

创业篇

路去找自己的供应商来实现，B也不介意，因为喜欢他的客户已足够多了，大家喜欢跟他交流所有互联网在医药行业的具体应用。很多人叫他李老师，把他当行业大咖。B情商不高，分辨不清这些表扬到底是否对，但都很开心地接受了，每天继续傻乎乎、乐呵呵地去学习、去分享、去提案。B说他很享受这种弄潮儿的感觉，他准备干到80岁，80岁以后从一线退下来后B还想做医药新媒体新零售新经济方面的猎头或者做体育（体育是B的最大业余爱好）经纪人。如果没人请他做经纪人，他就准备培养自己的儿子和女儿，然后做他们的经纪人。

文章写到这里，相信睿智的你其实早已经看出来，A和B其实是一个人——你熟悉的朋友，人称李老师的李卫民（思享广告的总经理和创始人）。

我写这篇文章的目的是想跟大家分享一个心得，老天不会无条件地眷顾任何一个人，你看到的每一个光鲜亮丽的成功背后不知有多少心酸和无奈。我们每个人都有自己奇葩的一面（成功或者失败），只看磨难的种种场景，你会想到跳楼自杀；只看光鲜的一面，会误导后来者。但是，只要你在任何一个阶段、任何一个岗位学习了、奉献了、投入了，跳不跳槽并不重要。肯学习，爱创新，为他人好，这个世界就不会亏待你。所有的变与不变，持续学习和努力不能变，善良纯真不能变，这样坚持下去，结果是不会差的。

李卫民，北京思享广告公司创始人兼总经理，医学硕士，医药行业营销老兵，医药互联网营销与传播的布道者和实践者。多角度的从业经验：27年市场运作和营销策划与广告策划的经历。8年甲方（中美史克、诺华、丽珠药业）企业市场部经历，6年4A广告乙方（盛世长城广告\精信）的历练，以及8年医药互联网研究与实践经历，可以说是广告圈中的市场人、市场圈中的广告人。同时热衷于在医药行业内推广互联网最新知识和应用，独家主办过上百场各种互联网论坛、沙龙、讲座等，联合主办过千人以上规模的移动医疗创新大赛和医生集团大会。为互联网在医药行业的应用做出了自己应有的贡献。

唯变不变 医药人的梦想接力（1988—2018）

飞舟遏浪：我的 18 年事业经历

韦绍锋　赛柏蓝总裁

我的微信上收藏了一段 4 分多钟的视频，这是创业 5 年来第一段"公司级"的内部宣传片，是由我们一个新入职的小姑娘制作的，我们都没"审查"过。每次看这部片子，我都感到非常欣慰——

我没想到大家的"另一面"会是那样的直率、有趣、搞笑，真情流露之余，也洋溢着满满的幸福感。

以往多年，我也没想过有一天自己会带领着这么多小伙伴一起干事业，能够支付给大家比较体面的薪酬，每年能带所有员工到国外举办年会，让大家在北京这样一个较高消费的城市能够开心、努力地工作。

我也没想过我们所从事的服务能够在行业内也做到领先的水平，我们所创造的品牌能够在短短几年内传遍整个行业。

常言说，10 个人 9 个都有创业的梦想，都有一颗不安分的心。我也是这芸芸众生中的普通一分子。

我是中文系毕业的，在《南宁日报》做了三年的特稿部记者。在那里，我得到了部门主任崔方文、副总编谢寿球等诸位前辈非常多的关照，三年间也写了不少特稿，还先后获得过国家级新闻奖等荣誉。

后来，我们报社要搬迁，我便迎来了人生第一次离职抉择。当时，我在网上投递了一封并不抱希望的简历。2003 年 7 月，地处广州的《医药经济报》总编陶剑虹将我招到了她的麾下。从此以后，我踏进了医药行业，十多年从未离开过。

在报社，很少有记者愿意跟着广告部出差去"跑客户"，那意味着要耽误好几天时间，写出来的稿件也要按照企业稿结算，稿酬还不到正常新闻稿的一半。

即便这样，我还是非常愿意随广告部的同事去走访客户，几年下来，足迹遍布了山东、陕西、江西、广西、海南、云南等很多地方。通过这种深入接触企业、近距离与企业家们（包括同经理人们的神侃闲聊）对话，使我渐渐熟悉了行业的相关常识，甚至是行业潜规则。

因此，工作之余，我也有了想加入"当时最火爆的医药营销人网络社区——EMKT 医药健康版"的冲动。于是那，一个偶然的机会，我便真的加入了这个行业。让我自豪的是：在那里我不仅结识了很多朋友，而且还共同发起成立了南方医药保健品联盟……

因此可以说，《医药经济报》是我人生中的一个全新舞台。因为在此之前，我还曾十分向往《21 世纪经济报道》《经济观察报》等主流财经媒体。然而，自从我进入《医药经济报（医药行业）》后，就再也不想去类似的财经媒体了。因为我想 虽然都是做媒体，但如果依托于一个行业，将来的转型机会一定会更多。

机会永远垂青有所准备的人。

2006 年 10 月，应搜药网创始人郭亚洲的邀请，我来到了北京，任搜药网总编、副总经理。突然间，我由一名普通记者变成了"总编"，确实兴奋不已。

可以这样说，从严格意义上讲，我当了搜药网总编、副总经理后才算是真正涉入了医药行业。因为当时我们做医药行业"门户网站"，同时还做创新型的医药电商业务，其间亦做过医药产经杂志、健康类报纸等。虽然那段时间我们大家都非常努力，甚至有过 72 小时只睡 3 小时的难忘经历，但是我们真正感到由衷的自豪与无比的充实。

这样三年下来，我亲自参与了搜药创业的艰难成长过程，参与了每一个项目从策划到落地执行的各个环节。因此也可以这样讲，我从那时起已逐渐由一个单纯的文字工作者转向了具备综合策划执行能力的秘书和执行者。因为这其间，我们搜药网不仅参与了中国医药物资协会早期很多的工作，而且我也是相关项目的主要执行人。

2010 年 1 月，通过搜药董事长郭亚洲与中国医药物资协会现执行会长刘忠良的协商，我来到了"中国成长型医药企业发展论坛"组委会。后来，事情比较顺利，我也成为中国医药物资协会常务副秘书长，开启了我为"会员服务"的全新 NGO 组织职业历程。

当时，协会的很多会员都是成长中的中小企业家，协会每年会组织很多线下活动，最开始是国内的，后来发展到了国际的。这就为我创造了与核心会员更多接触的机会，一年中我都有十次左右的这样机会。这样的最直接好处在于：你会

唯变不变

医药人的梦想接力（1988—2018）

知道不同企业的各种"遭遇"，以及他们最后都是怎样处理解决的；你会发现每个人的工作之余，在生活上还有哪些爱好；他们对内部员工和对外部人员，会是两种怎样不同的姿态……

以上就是我 12 年的"打工"经历，显然我对这 12 年感触颇深。因为在这12 年里，我换了 4 份工作，每一份工作时间都是 3 年。因此，3 年成为了我职业生涯中的"分水岭"。

通过 3 年时间，用单位的资源去努力做好一件事，基本上也已经是本领域内半个专家的水平了。能不能将事情做到更好、做得更好的情况下，自己将是怎么样的状态，内心基本上已经有了判断。下一个新的选择，也不会很盲目。

12 年经历的后面 9 年里，我的工作本质上来讲都是为医药行业人士提供专业化服务，从事的是"第三产业"，从传统媒体服务，到网络媒体服务，再到NGO 组织服务，最后到教育培训服务。

这些服务虽然不一样，但都是居于医药产业这个链条的垂直服务。时间的积累、经历的沉淀，成为了资源的积淀，前面的资源也可以为后面的服务提供帮助。

悠悠 12 年，匆匆一轮回，我也已经 30 多岁了。我时常问自己：自己努力工作这么多年，历经的各个单位领导对自己也都很好，如果将这种努力放在自己的事业上，会有什么样的结果，会不会做得更好，这样的机遇在哪里？

2013 年春节过后，我以合伙人身份联合创办了赛柏蓝，走上了自己的创业之路。对于我而言应该是幸运的，因为合伙人没有给我太大压力，都非常支持我的各种折腾，允许试错。正是在这样宽松的理解环境中，我们的一项创新型业务出现了……

2013 年 6 月，赛柏蓝微信正式运营。借助于微信早期爆发带来的红利，我们较早地完成了新媒体的布局。因此，赛柏蓝迄今已拥有 200 余万订阅用户，在行业内保持领先的水平。

在传统经济时代，一份专业媒体要获得上百万人的订阅非常难。但在移动互联网时代，这个数字纷纷成为了可能。因为大时代发展的历史性机遇都已经归属于 BAT 们，而大时代与医药行业交汇带来的一些机遇，我们比较幸运地抓住了一小部分商机。

但无论什么时候进场，你都会发现绝不会只有你一个玩家。新媒体虽然我们较早启动，但在当时也已经有好几个实力不俗的"玩家"了。大家都是从 0 开始，

创业篇

一点一滴地往前推进。在一些策略的选择上，我们做到了差异化，而且在人员投入上我们也从不吝啬，以年薪 30 万、50 万的标准请人。

自从干上了新媒体，我就再也没有在凌晨 0：30 分之前休息了。因为我每天除了正常在办公室的八九个小时外，晚上回到家还要投入 1 小时以上。天天如此，不分节假日，至今已有 5 年多。

创业期，真的不能彻底放手。否则，距离倒下可能也就不远了。

除了新媒体外，针对药企人员的会议培训，我们目前也属于领先者之一。在一个领域里做到专业、深入、极致，也总会出一个结果的。我们在拥有比较好的流量入口的情况下，没有选择更多的多元化，过犹不及，少即是多。

这是个快时代，一切都在快进。我们用什么来安身立命，续写企业不断成长的传奇，我想就是发自内心并付诸行动的那份勤奋。唯此而已，才是变局中的"不变"。无论你是为他人工作，还是为自己工作，都是如此。

最后，以一首写于 10 年前的小诗《飞舟遏浪》作为结尾，这是一种想象中的状态：

夕垂沧海残月弓，孤影踏潮起鸥鸿；

惊涛骇浪千堆雪，飞舟遏过我从容。

韦绍锋，中文系毕业，先后任职于南宁日报、医药经济报、搜药网、中国医药物资协会，中国成长型医药十佳职业经理人。合著、主编有《互联网＋医疗》及《从 0 到 100：医药营销实战攻略》。2013 年联合创办赛柏蓝，任总裁至今。

一朝健康路，相守半生缘

英果管理咨询有限公司总经理　张善果

引用郭德纲老师的话说："到今年年底我就 20 岁了！"到今年年底，从事医药行业已经满 20 年了，回顾 20 年的历程，总感觉有必要说点啥，与同行们分享！也算是对过往 20 年青春时光的一种缅怀，对 20 年来给予自己帮扶的所有人的一种致敬！

懵懵懂懂地走入医药行业

21 年前最大的梦想是成为"无冕之王"的记者，而真正成为了之后才发现"理想很丰满、现实很骨感"，在启蒙老师的引导下，在"黄金有价、药无价"好赚钱的诱惑下，"混入"了医药行业。

毫无疑问，作为"三无青年"——无背景、无经验、无能力的人，必然要从基层干起，被"发配"到遥远的哈尔滨，就这样开始了"跑街巡店"的历程。很多个第一次都是发生在遥远的冰城和白山黑水之间。

我相信，很多从业者几乎都有着和我一样的经历，稀里糊涂地进入了医药行业，并不是一开始就有"救死扶伤"的伟大使命，而是在从业时间的不断堆积中才有了所谓的"健康情怀"！事实上，我想说：你是怎么开始的并不重要，重要的是开始之后你做了什么？

浑浑噩噩的行业从业经历

从药店代表，到商业代表，再到地区经理、省区经理、大区经理，直至调回总部担任销售经理助理、销售经理、市场经理、营销总监、销售副总，看上去随

创业篇

着职务的攀升，待遇不断好转，从月薪到年薪……事实上，直到三年前，原本以为很拼的我，才发现实际上随着"成长"，很长时间自己都处在很油的状态，只是当时既感觉不到，也不愿意承认，直到自己开始创业后才发现什么是"打工心态"！

浑浑噩噩，说的不是专业上的不进步，也不是说生涯上的不成长，而是所有的目标都只有一个：赚钱，赚更多的钱。越来越多的人都明白一个道理，你越单纯想赚钱，越是赚不到钱！

我想说，在我们抱怨老板吝啬、员工不给力、政策不公平的时候，还是要更多地关注于"你做了什么""你凭什么可以得到"，有了这些深度的思考，可能就不用花费那么多精力在企业里"趋利避害"，在老板面前"显摆自己"的能力多好与多么不可或缺了！

卖药 20 年，不只是赚到了钱

卖药，与卖楼、卖车、卖房、卖矿泉水的人一样，都是通过营销维系生活和生存，没有什么可显摆的"高大上"。但在客观上，卖药的人做了比卖其他东西的人更有益的事情！

赚到了金钱

实实在在地说，20 年前与我一起起步的人中 99% 的都比我优秀。20 年下来，大批的人都成了富翁，虽然在这点上笔者算是个 Loser，但也实现了"买房、买车、娶妻、生子"的人生四部曲。

赚到了阅历

从业 20 年，足迹踏遍了祖国的山山水水，遍及 34 个省级行政区、上千座城市，甚至还包括不低于 10 个的其他国家，"读万卷书不如行万里路"，正是医药行业给了自己不可复制的人生阅历。

赚到了成长

从初出茅庐的愣头青，到职业经理，再到自主创业；从对行业的一无所知，到大数据烂熟于胸；从与人交往的唯唯诺诺，到同各类人群相处得相得益彰，直到成为企业咨询师和公开课的老师，从向别人学习到教别人成长，这本身就是一种难能可贵的成长。

赚到了朋友

试想一下，如果不是医药行业营销的经历，在家乡创业，可能我的朋友只能限于一省之内。但20年的就业经历，结识了全国各地的朋友，有的是良师益友，有的是从客户成为朋友，有的是由授课学员成为朋友，朋友遍天下着实不是吹的！

赚到了尊重

从最基层的业务人员到操控全国营销的副总，从从业20年的医药营销人到咨询公司的发起人，从企业内训的引导者到公开课的专业老师，在1万小时理论支撑下，得到了来自企业、行业的各种尊重，这种尊重一直都是笔者前进的动力和严格要求自己的标尺。

赚到了人生

从学生到社会人，从社会人到企业人，从企业人到职业经理，从企业高管到公司发起人，看上去是一个人的成长轨迹，事实上对我而言就是人生。这个人生里有收获也有遗憾；有成功的案例也有失败的教训；有贵人的一路扶持，也有黑粉的一路责骂……

结束语：只是7000万营销人中的一员，只是600万医药营销人中的一员，有着与大多数人一样的成长经历，只是有了一些不一样的人生质感。人到中年，作为一个失败的从业者，如果非要说点20年从业的感悟，那就是：常怀感恩之心，做好专业，努力回报那些相信你的人：老板、领导、同事、下属、客户、朋友和家人！

张善果，郑州大学BAJ，武汉大学MBA，医药行业资深人士，从业21年。其先后做过甲方、乙方、第三方，从事过上千场各类培训，受众达数万人，是深圳三九医贸、北京同仁堂、修正药业、山东鲁抗、宛西制药、邯郸制药、河南爱森、广西恒拓等多家企业的咨询师、顾问、总顾问、首席知识官等，为《销售与市场》《销售与管理》《医药经济报》《赛柏蓝》《医药观察家》《新康界》《第一药店》《谷丰观点》的特约撰稿人，曾著有《操盘营销的凭什么是你》。

创业篇

儿科医生——医疗行业探寻者

武汉守正科技有限公司、和君八届湖北在线班　王　云

到了我这个年龄，要么职业趋于稳定，要么在自己的领域里小有成就，很少再有人谈论什么职业梦想。而我虽然也过了思考职业理想的年龄，但仍愿意为我那天真的梦想而努力。我有时候也不停地在问自己：这样做值吗？我前行的方向对吗？这样的大事业是我能驾驭的吗？难道别人都是傻子，这个事情别人都没有想到，就等着你去实现？但一切的疑问在我的执着面前都变得苍白无力，我一直坚定着这个理想——我要做一个忠贞的医疗行业探寻者！

一、为什么我要做一个医疗行业探寻者

医疗，服务行业也！跟其他服务业的不同之处在于它是跟人的生命打交道，必须时刻怀有敬畏之心。然而，在现行医疗服务模式下，作为服务主体的医院，服务意识与服务形态与患者的实际需求相差甚远，纵观当今我国医院又有多少是以患者为中心来建设和发展的呢？在现行医疗服务模式下，直到现在，用户、政府、医院、医院管理者、医保、医生、医务工作从业者未见满意者。当今医疗服务行业是不符合市场规律的，需要被解构，更需要重新构建医疗服务状态下的新模式。

近年来，互联网革新浪潮催生出诸多移动医疗和新医疗模式，不管模式好与坏，都像一股清新的气流冲击着这个沉闷的行业。现在的医疗服务行业就像早期的互联网行业一样，市场、资本、产业暗流涌动，终究会出现一个王者一统江湖。现在的我潜伏在这暗流之中，我的目标就是打破与重新构建新的医疗服务体系与思想，更好地满足医患同一战壕关系。在未来的岁月中，我将迎难而上，探寻医疗产业，围绕普惠医疗，构建和谐医患关系是我终生追逐的事业！

唯变不变　医药人的梦想接力（1988-2018）

二、医疗服务行业打破与重构

1. 细处着手，单点突破。儿童就是一个不错的细分领域。无论是发病机理还是发病频次，儿童都远高于青壮年。相比于中老年人群，儿童80%的疾病都是常见病和多发病，但家长对发病机理不了解，病急乱投医。而政府相关部门对三级诊疗（分级诊疗）和首诊责任制还未落实到位，老百姓纷纷往优质医院就医，导致三级医院人满为患，就必然导致医生给予病人的沟通时间不够，外加老百姓缺乏科学与正确的医学科普知识，才导致医患不和谐甚至是伤医事件频发。据业内人士观察，儿童真实需要就医人群只占就医人群的20%。也就是说，有80%的儿童就医行为是完全没有必要的，完全可以在家护理，对症处理。

2. 建立医疗服务数据节点的支撑。构建医疗服务流程逻辑关系的数据流，是支撑重构医疗服务流程之核心。什么原因就医、见到医生后做了哪些检查、检查结果如何、医生根据医疗经验和检查结果来支撑诊断结果、采取什么治疗手段、用何种药品、处置后效果如何。这些就是数据流，在数据流上建立反馈与评价机制，当数据积累到一定数量，那个时候才可以证明医生技术的能力与疗效，也可助力医学科研更好、更快地发展。只有数据流完成了，才能更好地服务于用户。建立数据流是一个系统工程，需要在重构医疗服务模式上一步一步重新建立起来。

3. 打破与重构。我断言接下来10年公立医院的收入必将大幅下滑，人才外流，面对市场的进一步竞争，服务意识也将大为改善。公立医院的改善也是外部的力量推动来倒逼它的改善，不是自我革新式的改变，它是被动的。所以我并不看好。这样就留给了我们打破与重构的机会。改革的动力一定是来自外部和底层。只有满足更多用户的需求，只有得到用户拥护的组织，才能进入重构的过程之中。在重构的同时建立以用户为中心的就医体验，得到用户良好的口碑。只有这样，医疗服务行业才能走入良币驱逐劣币的正常的医疗环境。

三、为什么是我

人生只为一件大事而来，这件事足以让我一生为之而奋斗。我的标签：医生、连续创业者、医疗器械与材料、医疗 IT 项目、医疗服务体系外部观察者、和君商学院第八届学员。和君商学院教导我："底蕴的厚度，决定着事业的高度"。多年医疗行业的学习与经历构筑了行业的底蕴，和君商学院的学习开阔了我事业的高度。心是缘起的因，是心理因素，缘是相关境界。心是行为之本，是引发各种行为的种子。此话可以很好地阐述我多年医疗职业生涯所见、所悟、所思和所想。在医疗服务从业人员、医生、医疗器械产业、药品、医疗信息化相关产业、医疗管理部门、患者等我都有亲身经历与感触。在这些环节中你中有我、我中有你。在服务于用户个体层面又必须整体来思考服务用户的方式和方法，才能真正服务于用户！

人与人的差别在于思维进化的差别，我已经净化成为一个有真知灼见的创业者。已经经历过多次升级改造，彻底进化为了创业者思维。虽然创业是九死一生，但是我有着初恋般的热情和宗教般的意志，"带着强烈的使命感蹒跚上路，路途遥远充满艰辛与坎坷"，在现实的碾压下我将再次踏上艰辛之路！

四、探寻者的使命

医患关系结症在于体制。如何在现有体制与法律红线中，服务于医生与用户，是值得用各种方式去尝试与验证的。比如以用户为中心的区块链电子病历集成＋会员制医生经纪人服务。专注于建立起新型医疗服务体系，这种新医疗服务是建立在互联网和物联网基础上，以患者为核心的跨科室、跨医院、跨地区医疗协作模式，包括服务机构、设备、人员、数据之间的共享和协作。鉴于这种新型服务模式还在论证阶段，我将在小范围进行市场验证尝试，围绕儿童健康与教育两个核心命题展开运营与服务，在运营与服务中建立信任基础。只有用户和医生建立起彼此信任的机制，医患才会进入彼此和谐的氛围。这个时候再来反哺线上咨询，才能真正打通线上线下闭环。尝试成功后，我将以一个地区，结合当地人才与资源再来构建医生经纪人服务体系。再次验证市场成功后，将引进更大资本进行横向纵向产业链并购整合，围绕用户服务产生数据节点，有了数据节点的支撑，再反哺优化医疗服务。服务用户的同时，用数据产生的价值回报于社会。天遂人愿之时，必是医患和谐之日，到时候看病不用钱也不在话下。

上述核心战略完成必须借助资本的力量开启"医疗布道者"的宏伟蓝图。

人生只为一件大事而来！成亦，自我价值"巅峰体验"也！

唯变不变 医药人的梦想接力（1988-2018）

人生不如意十有八九也！败亦，过往云烟"不枉此生"也！

王云，互联网世界最懂医生的人，医生世界最懂医疗产业的人，医疗产业世界最懂用户的人，用户世界最懂医疗互联网服务的人。医生、销售、管理、CEO是其范畴，医生、医疗器械、医疗材料、医疗软件、医疗服务、医疗互联网是其从事的行业。

儒商和光学

珠海和凡医药董事长　和光学

2015 年 8 月 13 日，珠海和凡医药股份有限公司在新三板挂牌，这是珠海医药流通领域挂牌的第一股。这一天，和光学等了十几年。作为和凡医药的掌门人，他花了八年时间破釜沉舟研发新药，为了公司在新三板上市甚至放弃了定居美国的生活。已入花甲之年，和光学说自己"完全停不下来"，他的雄心远不止于此。

从医生到儒商

出生在军人家庭，从医多年，和光学的性格平和而稳重。在他低调简约的办公室里，四面墙壁都挂着字画，一个飘逸的"和"字与主人的气质不谋而合。"没错，很多人都觉得我不像商人，不是做生意的人，难道商人就一定得是奸商吗？"面对外界的诧异，这颗商业帝国的新星自诩为儒商。

2015 年新三板市场愈加火爆，无数企业纷纷抢滩这块新的资本疆土，和凡医药像一匹黑马杀入市场，成为珠海医药流通领域挂牌的第一股。虽然券商已帮公司预估了市值，但和光学却并不着急上市，"等并购到更多潜力股企业再上市，这才是对公司和股东负责。"

和光学的成功并非偶然，几十年的创业经历堪称传奇。13 岁当兵，14 岁被保送到哈尔滨医科大学临床医疗，18 岁去部队当了医生，30 岁从 301 医院辞职下海……动荡的时局是命运的推手，作为军人家庭的子弟，他 13 岁去部队当了一名无线电通信兵。白天体能训练，晚上背着沉沉的步话机从车上跳下，每隔一公里远，用步话机和战友测试信号。当时不论年龄大小，参加训练一视同仁。

在哈尔滨医科大学读书，同班同学中年长者甚至大他一轮。多年以后，和光学仍忘不了月黑风高的夜里，他和同学去停尸间，把尸体从福尔马林溶液里拖出

唯爱不衰　医药人的梦想接力（1988-2018）

来，摸准血管和神经后学解剖。也冒着一头冷汗，在同学们的尖叫声中慢慢握稳了手术刀。

作为"文革"结束后第一批毕业的大学生，和光学被分到辽宁的部队医院工作。"文革"过后百废待兴，医院人才断层严重。在那个靠知识改变命运的年代，和光学要比别人付出得更多，他年纪轻轻就拿起了手术刀，所有的临床经验都必须靠自己埋头积累。老医生们看着医院里来了这么个有闯劲的小伙子，甘愿把经验传授给他。十几年的临床工作下来，他并不安分，考入了北京301医院。

301医院已经位于医学界的金字塔尖，但和光学却萌发了更大胆的想法，他申请了公费去国外读书的名额，却又因为各种原因被耽搁。20世纪90年代初，民间创业浪潮席卷各地，和光学索性从医院辞职，从301医院的脑外科主治医生转型去做法国公司的医疗器械销售代表。很多人当时不理解，成为金字塔尖的专业医师是多少人孜孜以求的梦想，他却执意涉足万险千难的商界，招致家人朋友的普遍反对。

"我当时去问身边的朋友，我能做生意吗，所有人都说不可能，因为我太诚恳了，看着完全不像商人。但反过来一想，真诚不就是商人难得的品质吗？他们越这么认为，我觉得这事儿就成了。"和光学完全没想到，后来他竟然成了上市公司的掌舵者。

斥资千万倾囊研发新药

他人生的第一桶金是在法国公司任医药器械销售代表时，将开颅手术用的导管卖给各大医院。

见惯了销售人员上门推销时口若悬河的架势，轮到自己上场心里咚咚直敲鼓。怎么办呢？硬着头皮上。他用专业的脑外科医生的知识架构来解析产品的用处，可是产品卖出去了，问题又来了——很多医院买回去了不会用，干脆请和光学上手术台做手术。

那时候，他一边当销售一边做手术，这边卖了器械那边医院还送来手术劳务费。这让他认准了一个道理，即便是做生意，自己首先也得成为一个专家，医者仁心亦不可少。

他做生意"狠"起来，就是认准了的事，必须铆足劲干到底。1995年，和光学在沈阳一药厂的战友做药理实验时，意外发现本来是用于脑代谢的药品吡拉西坦有降低颅内压、改善脑水肿的效果，比另一种对比试验的药品效果要好。但一种药品的药效要被证实，需要经历漫长的试验，并最终获得国家药监总局的审批。

和光学从药厂购买到了这一实验结果，开始自费进行吡拉西坦药效研究。从药理到临床试验，一共花了8年时间。一般而言，仿制药品的获批容易得多，对于吡拉西坦这样的"专利药"，必须要安全性和有效性都临床试验通过后才可予以批准。

既要证明该药品的安全性，也要论证其治疗颅内压增高症的有效性。和光学先后在老鼠、狗和兔子三种动物身上进行实验，足足花了两年时间才证明了药品对动物的安全性和有效性，再到301医院和北京协和医院做临床试验。

他一共申请了三次专家评审，前两次专家直接"毙掉"了他的申请。一位医学界泰斗语重心长地劝他："小和啊，你别干了，这种药不光国内没有，连国外也没有，不会给你批的。"

已经投了几百万元，还没有获批，和光学背水一战卖掉了北京的药厂，继续投资做临床试验。两年来，其在200多例患者身上进行试验，几乎没有一例因为该药引发的并发症，他第三次提交了新药申请。

恰逢2003年北京"非典"，和光学举家来珠海"避难"。万没有想到，药品居然通过了国家的审批，夫妻俩喜极而泣。此时，他连员工工资都已经发不出来。他打电话通知北京的老员工："药品获批了，反正北京也没有药厂了，干脆来珠海接着干吧。"五名员工的创业激情被点燃，当即开着车投奔珠海，"非典"在全国肆虐，人们看见京字牌照车避之不及，高速路口都不让下。

为了研发新药已竭尽所能，在珠海又举目无亲，再开新公司却没有启动资金，就这样算上和光学夫妇俩，十名草创人员挤在和光学在珠海购置的100余平方米的房子里创业，阳台封起来当办公室，每天电话声此起彼伏，晚上就在客厅里打地铺。

和光学四处奔走，委托江苏的药厂生产新药，2003年，他研发的药品终于面世。他始终坚信一个道理，101和99之间是有本质差别的，就好比水，99℃怎么也算不上沸水，100℃就是其中的分界线。什么事情，再坚持一下，就有质的突变。

插上资本的翅膀

回望八年研发历程，和光学丝毫不掩饰对老员工们的感激。如今，在和凡医药的30名员工中，有不少人跟着他干了20多年。当摄影师给他拍照时，他直率

唯变不变 医药人的梦想接力（1988—2018）

地提出建议，希望拍一张公司的全家福。

为了让公司复合利润维持稳定增长，他将公司的主要精力放在研发领域，生产和销售委托给了其他公司。"有的药企虽然集研发、生产、销售于一体，但年利润并不高，因为生产要买大量的设备，销售要设多个办事处，两者的人工成本都很高，而且不能完全沉下心来做研发，不如将某一领域做精做专。就好比哑铃原理，两头都重，中间虽然轻，但举起中部就控制了两端。如果说研发是哑铃中间的连接杆，那么生产和销售就是两端的圆球。"

在事业蒸蒸日上的时期，他打算放手歇下来，全家移民美国。三年前，偶然的一天他路过证券公司，驻足想了一会儿，他抱着试探的心态去咨询了公司上市的要求。证券公司来考察后，没想到给出的答案竟然是完全符合上市条件。十几年的心愿即将达成，他和妻子果断放弃了定居美国的优越生活，回国筹备上市事宜。

这是一段意气风发的时期。回顾自己接下来的举动，和光学说挂牌公司对公司而言是一个突破口，但打算明年再上市，眼下想将公司的基础打稳，正在紧锣密鼓和多家企业洽谈并购计划。

这样的语气，混杂着真诚和雄心。

年逾六十，本到了颐养天年的时候，但他完全停不下来。就像一个掌舵人，他觉得身上承担的使命更重要了，要对企业、老员工还有股民负责，推着他一步步往前走，下一步他还打算向精准医疗和器械市场进军。

和光学请台湾书画大师写了很多幅"和"字，遇到投缘的朋友就送上一幅，办公室里随处可见。谈笑间，他无意中指了指这幅字说："这其实也是我的人生准则。"他偶尔也会想起在美国的生活，在十亩地的庄园里，与自然为邻。饶有兴趣地回想着往日，标记自己从何而来时，他发现自己已经走到了足够远的地方——30年前，作为医生的他从没想过，自己有一天会拥有一家上市公司。

和光学，"和凡医药"董事长，毕业于哈尔滨医科大学、解放军 301 医院神经外科研究生和临床主任医师，六年从医经历，十年研究新药经历，十年创业经历，临床经验丰富、熟知国内外行业发展动态，历经八年研发出的国家级专利新药高浓度"吡拉西坦"，上市后受到医生患者的一致好评，被业内专业人士尊称为"吡拉西坦之父"。对"和凡医药"的定位和未来发展有着清晰思路和布局，倡导"做好人、做好事、做好药"的企业愿景。

我的 DTP 奋斗史

北京医洋科技　刘　栋

2017 年底，我接到余总的电话，说他正在整理出版一本关于我们医药行业的书，电话中我也说我有"讲讲我做 DTP 的辛酸过程"的题材。原以为随口一说之事，我并没有放在心上，殊不知，近几日余总开始追问我稿子之事，我真的发慌了——还一个字没写呢！

其实很多人认识我，都是通过以前圈里转发的我关于 DTP 的各种文章，所以很多人笑言："刘总名声在外啊！"说来实在惭愧，以前业务不忙的时候，的确有许多闲暇的时间，可以写写自己认为对的不对的观点，但自从 2017 年下半年业务转型，忙起来了之后，感觉真是无暇他顾了，不但自己写不了文章，就连同行朋友写的也只是匆匆一瞥，无心细究。

说到做 DTP，我只能说我是做信息化 DTP 项目比较早的几个人之一。DTP 模式不是新模式，20 世纪 90 年代初期，阿斯利康、辉瑞、GSK 开创了 DTP 的销售模式，后来众多国内厂家的参与一度将 DTP 做成了带金销售模式，以至于一直到去年，就连某业内大咖媒体的资深编辑都问我："是不是凡是导流处方到院外药店的模式就都是 DTP？"

曾经一度的监管缺失，造成了本来应该是做药事服务的 DTP 模式变成了院外的带金销售模式，而只要钱到位，医生就有动力开方，没有人去考虑作为弱势的患者群体的药事服务的需求。

其实我学的既不是医也不是药，甚至我的第一个工作十年也跟医药没有半毛钱关系，我安逸地在传统数码行业中待了十年，后来随着行业的没落，我也响应国家号召开始了自己的创业之路。

第一次创业是一个教育项目，由于本身并没有准备好，所以很快就失败了。失败之后，别人给我介绍了一个朋友，我以合伙人身份加入了这个 Z 公司。

唯变不变 医药人的梦想接力（1988—2018）

这个 Z 公司跟国药励展有些渊源，于是我们一起合伙做了几场峰会，不但积累下了无数药企人脉资源，也挣到了我们的第一桶金。但没有什么含金量的峰会搞了两次之后就没什么人参加了，于是我们又开始转型，恰逢那时候开始流行微网站，于是我们给药企和一些商业公司做微网站，但这个模式很快便被两家大得能够直接利用他们模板生成微网站的公司给垄断了，因为我们做一家需要 2000 元，他们模板生成 1 个小时就可以搞定。接下来，我们这个 Z 公司又陷入了模式探索之中。

这时候一个在 ZWY 集团做高管的朋友说，他们有全球庞大的转运网络，又在国内所有的自贸区都有仓库，他们想做海购，但是却缺乏这个基因，搞了好几次，都搞不起来，如果我们有兴趣的话可以一起合作，他们出资源，我们来做技术和运营。

当时国内只有一些海外代购，然后通过转运公司快递回国内的方式，真正的海购尚是凤毛麟角。基于 ZWY 的关系，我们快速达成了同韩国乐天、日本伊藤洋、德国的奥乐齐的合作。但是做 B2C 的电商，特别是海购的电商，烧钱是我们始料不及的，之前做峰会挣的那点基础一瞬间就烧出去了。于是我们到处去找资本融资，奈何这个项目在当时的资本界看来风险太大，甚至某位著名的投资人当时问我们两个创始人的年龄，当时我 35 岁，我的合伙人 39 岁。这位投资人哈哈大笑，说你们这么大年龄了，去找个工作，给别人打打工吧，创业的事情，你们老了！

我们备受打击，所以在后来一段时间，我们也没有再去找别的投资人，恰逢这时候有个掮客以救济我们的态度问我们的海购网站卖不卖，我们只好低价卖掉了。半年之后我们才知道，原来是某家国内排行前几名的大型互联网公司买的，他们买的不是我们的网站，而是我们的资源。

俗话说：老天爷饿不死瞎家雀，在我们考虑 Z 公司是不是还继续做的时候，国内 500 强药企 K 公司来找我们了，因为他们认为我们是既熟悉医药产业，又是专业的 IT 技术公司，所以来找我们解决他们一个落标品种的问题。

他们这个品种，有两家国外原研，还有两家国内仿制。论做学术，他们比不上老外；论给临床兑费，他们又比不上另外两家仿制。原来在标的时候销量还不错，但随着新一轮的招标，他们陆续在很多省份都丢了标。

在标省份，如 J 省，这个单品可以做到 2000 万元的销售额，而在丢标的 L 省，他们建立了一支 40 多人的团队，将近一年做下来才做了 300 万元销售额。

创业篇

面对这样的数据，他们不得不寻求改革之路。

于是在北京，他们约上我们一起去跟一些大主委和本科室的医生来谈这个事情，看我们如何做才能把首诊处方开给 K 公司。这些医生专家们提出了以下需求：

1. 建立一个组织，在病种的细分领域让大家能够进行横向交流，特别是初级医生向高级医生的被指导需求；

2. 为医生建立自己的专属优质患者粉丝圈，也就是特别能够听医生话的这样的粉丝圈，因为这个病种是需要长年累月吃这个药的，患者长期保持与同一个医生进行交流有助于医生了解患者的治疗情况，同时有助于医生通过这些患者的治疗反馈来提高自己的医技；

3. 随着多点执业政策的开展，很多医生进行多点执业，但是却无法建立自己的个人品牌，造成了多点执业成为一句空话；

4. 患者没有形成固定的医生，不同的医生开的药也不同，所以不同的药品不同的功效又造成了治疗效果不好……

接下来，我们又跟 K 公司的 L 省营销团队进行沟通，了解为什么用 OTC 的模式做处方药这条路是行不通的。

经过两个月的深入调研，我们逐渐有了清晰的思路，简单来说：处方药的买单者是患者，但是患者不具备专业知识，只能听医生的医嘱，所以对医生的依从性是非常高的。而医生开方主要基于几个层面：首先是医生非常认可这个药，这个药真正能够治病；其次是医生开这个药需要有动力，特别是在有同类型的药的情况下，除了药品本身的质量过硬外，还需要给医生一定推动力，这样才能破解处方的来源。有了处方，患者拿着处方才能去消费。从流程上来说，这其实就是我们重新整理了一下原来的手工 DTP 销售模式。

但是信息化有信息化的好处，传统手工统方的不精准以及医生、代表信息不对称等情况，造成传统的 DTP 模式仅仅有效适用于原研品种或者独家品种，而对于有众多竞品的仿制药来说，单纯的带金销售已经无效，更加需要的是将学术传递、药事服务、患者管理、支付方式、专业配送等等结合起来，才是完整的 DTP 模式。

我们的模型设计出来之后，随着处方药网售意见稿的出台，以及医院不允许处方外流的行政规定，我们的形势一片大好。以前我们去找资本，人家不理我们，现在变成了资本在排队等待我们的接见。不出一周，我们就与 X 资本确定了下来。一期资金我们就拿到了 1500 万元。

唯变不变 医药人的梦想接力（1988—2018）

经过给 K 公司的版本的几次迭代，特别是在 L 省进行试行之后，销售数据非常不错，即便是后来在北京试点也取得了非常令人惊喜的销售数据。

于是我们正式上马了此项目，并且由我来主管，彼时我们定位的目标是 500强药企，于是我不到一年时间拜访了 120 多家 500 强药企，但是达成的合作却不多。

后来分析，对于 500 强药企来说，其品种多、销售关系网硬、基础扎实，不要说某个品种丢失了几个省，没有中标，就算丢掉了一两个品种，对企业的影响也不大，所以他们对于变革反应得很迟钝。特别是很多大型药企的当家人对互联网解决的销售方案更是嗤之以鼻。

2016 年后，我的合伙人 Z 先生找了一个做三终端的朋友合作，他们认为 Z 公司应当转型去做三终端，目前中国没有大的三终端巨头，整个三终端市场虽然分散，但是加起来的量也不容小觑，于是 Z 先生拿着公司的钱要转型三终端。我对此极为反对，最终以我的出局作为结束。

不过 Z 公司既然转型做三终端，我就又重新自己创业做了 Y 公司，并且对业务结构重新进行了调整，将客户对象定位于商业公司（省级代理），在这其间也接了几个大项目，比如 N 药集团的 DTP 项目、AD 制药、LY 集团、BC 制药，但是跟商业公司合作一个最大的问题就是他们不愿意花钱买系统，他们希望接受以前的模式，就是按照统方数据付费，这样就倒逼我必须把系统做成 SAAS 模式，否则我绝对控制不住我的成本，于是我不得不接工业的项目挣钱来养 SAAS 模式。

2016 年底，GY 集团想发展 DTP 板块，经人撮合，GY 集团准备全资收购我的 Y 公司，一开始事情很顺利，收购意向协议也签了，我这边不需要带过去的人员该遣散的也都遣散了，GY 集团把我们团队的办公室都准备好了。

2016 年 12 月 24 日，央视曝光了一组医生收取医药代表回扣的新闻，引起了业界的轩然大波，处方药网售随即被取消，一时间医药互联网项目又进入了寒冬期……而我们与 GY 集团的结合也就这么黄了，我无比愤怒（因为遣散了一部分员工），但是没有办法，现实就是现实。

由于团队缩减，我们的工业企业定制项目也在缩减，2017 年三四月份，山西和陕西两家连锁药店的老板找到我，让我们给他们开发药店版的模式。

经过调研发现，他们是院边店，但是跟医院的关系很好，他们可以通过医院的关系让医生堂而皇之地开处方，引导患者到他们药店购买。但是，他们会拿出一部分利益，以各种名目返还给医院。这种模式，取消了医生的开方顾虑，医院、医生、工业、药店都得到了自己的相应利益，皆大欢喜。

于是，我们的模式再升级，转而针对院外药店模式，不去看大工业的脸色，不去跟大包商周旋，倒也乐得简单。

从 2012 年开始做 DTP 软件，到现在形成完善的平台服务，可以说经历了 DTP 系统发展的漫长过程，中间历经了机遇－发展－政策－观望－瓶颈－挣扎－回归，而众多的跟风软件公司也纷纷转型，剩下还在坚持做的已经屈指可数了。

为什么这些做 DTP 软件的看上去很美，却都终归沉寂无声了呢？

有人说政策不好，有人说医院利益不允许处方外流，有人说解决不了医保，有人说风险太大……

回顾 2016 年的医药行业，大家都感觉严冬已至，异常冰冷！不管是营改增，还是 94 号文，不管是医药流通行业持续的飞检，还是自平安夜开始的央视曝光，各种政策和市场环境都变得越来越复杂与严峻，众多和我们一样做 DTP 软件的小公司纷纷举起白旗，另谋生路去了。

透过现象看本质，行业的整顿、肃杀，恰恰是为了行业新模式铺路。随着医改的进一步推进以及公立医疗机构改革的深化，药占比必将进一步下降，众多省份纷纷参与医药分开的执行，而医联体的强制，再加上分级诊疗、基础医疗资源下放，医院这块有着巨大药品利润的沃土已经开始坍塌，虽然众多院长们都不愿意接受这个现实，但国家的方向和本质就是降低国家支付的医保费用，在这个问题上，谁的胳膊也挡不住前进的巨轮。

特别是现在，DTP 又开始回归大众视线，很多人以为软件本身门槛很低，花个万儿八千自己就可以做一套，于是，有小商业公司甚至是一个小单体药店都想要做自己的 DTP 系统。某广东的一个小商业公司老板飞到北京来找我，言辞恳切，说找我们做系统，而我提供给他详细的系统资料后，他认为照着我们的系统自己花了几万元就可以抄了。

软件，从来就没有门槛，如果你有足够的团队，抄一套 Windows 也不是不可能的事情，我觉得这位老板应该多去了解下那些做 DTP 失败了的商业公司以及工业企业，多去了解他们的坎儿在哪里，才知道自己该怎么做。从 2013 年至今，我参与过的做 DTP 的公司企业大大小小有几十家，有的做得很好，闷头赚钱；有的则浅尝辄止，停得很彻底。为什么同样的东西、同样的模式会有不同的效果？问题的根源不是软件，你花几万元可以抄的东西我现在都免费了。

从工业企业或者商业公司的角度出发而打造的 DTP 系统是有问题的，真正的 DTP 模式是以药店为核心的，在前期（医院医药分开过渡时期）是以院边药店为主，后期就是以社区药店为主了，我曾经写过一篇《他山之石，可以攻玉》的文章，就是我们可以借鉴美国沃尔格林、CVS 药店模式，打造真正的会员服务，提供真正专业的药事服务品牌。

所以，DTP 业务的核心承载机构是药店，是那些能从患者的需求、医保的控费、医院的治疗效果、药企的市场拓展等维度来满足需求创造多赢从而承接到外流的处方药的药店。

药店发展要承接处方药外流，要向专业化推进的主因无非是以下三点：

一是药品的本质是治病救人，这个商品特性决定了相关的渠道和售点必须是能提供专业服务的；

二是专业化服务可以增加客流量、提升销售的黏性、提高顾客的忠诚度，对药品零售企业的长远发展具有至关重要的作用；

三是处方药外流必须是具有专业服务能力的药店才可以承接。

目前的 DTC/DTP 药房主要销售的是那些治疗肿瘤、血液、移植等重大疾病的高端创新药物，是未来民众最重要的医疗支出的疾病群；这些药品具有高价值、足流程治疗高费用、药品储存运输配送使用高要求、药品科学技术含量高、药店服务需要高专业化等特点；对药店具有非常高的专业化要求，不仅是诸如软硬件配置，更在于药店人员的专业素养和专业的管理操作流程。这是为药店打造专业化最好的模式载体。

随着降低药占比和零差率等政策的执行，院内药房药品销售量将大踏步向院外倾斜，传统 9000 亿元的院内处方药份额的 70% 将会被院外药店分解，那么在未来 3-5 年，也就是有 6300 亿元的外流处方药市场，这个价值是非常巨大的。而作为药店，不能光看到蛋糕，还需要夯实自己的基础，提高自己的专业服务能力。

6300 亿元，并不是空中楼阁，谁做好了基础，谁就可以攫取。

创业篇

刘栋，北大光华 EMBA，原橡果国际副总经理，HIS 系统公司营销总经理，移动医疗"壹家医"CEO，处方药电商"宝来通"联合创始人，DTP 系统公司"医诺方舟"创始人。

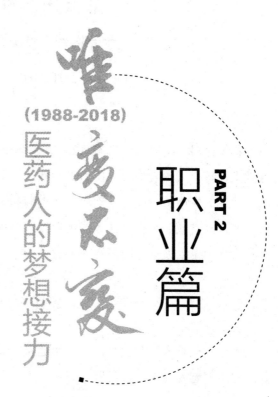

唯变不变

（1988-2018）

医药人的梦想接力

PART 2

职业篇

非亲历，难成器

——医药人职业生涯规划

王　海　海川会会长　海智猎头 CEO

提笔之时，我想起 2017 年 12 月在清华继教学院总裁班的"压力与情绪管理"课堂上，每个人填表进行"压力弹性状况评估"，老师在点评我的得分时明确指出："你的性格特点就是，动用所有资源和人脉主动助人，且不图回报，即使力所不能及，甚或朋友反目（人的劣根性，此处不展开），也乐此不疲！"这，正是我大半辈子以来一直的坚持——与人为善，信守承诺，成人达己，义无反顾！

蹉跎岁月

不经意回首人生与岁月，我已年逾半百。因此，我时常慨叹时间过得太快，并总是用"老人"来作自我调侃。

回首我的职场近 30 年，真可谓是变化很多，也很大，但因篇幅所限，故我就从自己职业生涯的变化写起吧。

我出生的山东烟台栖霞县，是烟台地区唯一不靠海的内陆县，也是当地经济发展最落后的农村。印象中，自我记事起，母亲就因病重而不能出工"挣工分"了，因此家庭的经济状况极其困窘。然而，此时的我认为当时最幸运的则是，家父对我们的传统教育丝毫未松懈。或许是家教原因，抑或是我的性格原因，总之，我小时候是个"乖"孩子。除此印象外，我当时好像也有一些自闭，只知道自己闷头学习，不喜欢跟小伙伴一起玩耍。因此，像当时孩子们下河捉鱼摸虾、上树掏鸟捡蛋之类的事我更是从不尝试。为此令我遗憾的是，虽然我时近不惑，但我还是旱鸭子一只。基于小时记忆，我此时印象中的儿时真的不像其他小伙伴，从小就敢下水，成为"狗刨"一族。因此，印象中我的儿时似乎显得很"不合群"。

据父母回忆，我两周岁就记事，三周岁（标注"周岁"，是因为老家是说"虚岁"）就可以大段大段读报纸了（家父是生产队长，家里有一份集体给订的《大众日报》农村版）。

1970年前后的农村，可供阅读的素材是很少的，只有家家户户糊墙的报纸，是很多家庭少有的文字"作品"。因此，每每到邻居家串门、过年走亲戚，我就会被"要求"读一段糊在墙上的报纸。对此，当然不排除家父也有以此为"炫耀"之意。

对于当年我们这样的农村孩子，要想脱离"面朝黄土背朝天"的乡野生活几乎仅有两条途径：当兵和考学。为此，我初二就戴上了近视镜，自然是我想走出农村，当兵的路径行不通。因此，我当时只好努力用功，准备考学。当然，我幼时打下的"学习"基础对自己日后学习成绩的领先还是颇有助益的：小学5年半（从春季开学调整到秋季，多了半年），都是班里第一名。初中考入第一次招生的公社（现在叫"镇"）重点班，我也没掉下过前五名，并以480分的第一名入学成绩考入了重点班——栖霞县二中（一中分数线450分，语文、数学、外语必须达到80分，我的数学72分，只能进二中）。

我努力学习，似乎当时的动因就是母亲身体不好，故我从小立下的志向就是——长大后一定要当医生！于是，高考时，我每一表的第一志愿都是医科院校，并以"文革"以来村里第一个本科生的身份被南京铁道医学院（现东南大学医学院）临床医学专业录取。殊不知，当时我的表现着实是轰动了全村。当然父母也颇感脸上有光，只是我不知父母为我筹措路费、学费，头发愁白了多少……

初入职场

大学毕业后，我进入齐齐哈尔铁路分局医院当外科住院医师，工资不高，红包也是看不到滴（的）（铁路职工医院），但是我吃喝不愁、烟酒不断。况且，因为医院小，当时我们医院的本科生比例不高，所以我的存在感还是很强的。尽管如此，如果没有外因对我的强烈刺激与巨大诱惑，似乎我也没有下海到外面的决心与勇气。

殊不知，当我毕业的第四年，当初分到北京的同学由于下海进入医疗器械公司做起了销售，故此他到黑龙江出差时出于好奇便来我们的医院看望我。当然，

职业篇

我利用休班时间也陪他跑了跑齐齐哈尔、大庆、哈尔滨的市场。先不说他的工资，仅他每天的消费（住宿、就餐、交通等）就是我当时月工资的好几倍。虽然当时我表面上显得十分自然，但是说心里话这给我的刺激和震撼委实强烈！

因此，我毕业五年时，便借出差到北京转车的机会，提前与同学联系了我的下海跳槽事宜。殊不知，一切进行得比我所想的要顺利得多。下了火车，我便直接到同学所在的丽珠医药营销公司面试。医学本科、外科临床5年经验的硬性条件，使我轻松通过了那家公司市场部和销售部的面试。虽然一切顺利，但是对于两个不同部门的机遇，我确实有些拿不准最终的抉择。为此，我向同学请教了那两个部门的工作状况及其未来的发展前景。

虽然当时我的同学对此十分有见地，也给我了最好的建议，但我还是因为自己的小心思（为能够借出差机会走南闯北，增长见识），毅然决然地选择了市场部。当时的我从产品专员做起（这也成了今生没有一线销售经历的主要原因），月薪1200元。尽管在当时我的同学眼里这种抉择并不理想，但我还是十分快乐的。因为这月薪1200元几乎是我在医院工资的六倍（很不幸的是，第一个月工资全部奉献给了小偷）！

历练职场

虽然丽珠不是外资或合资企业，但丽珠营销公司经营的都是外资企业的品种，而且是国内总代理。市场部团队很庞大，最多时近30人，分成了若干个产品组，总部在北京，南京、武汉还有分部，而且管理层均来自外资或合资企业，正所谓科班出身，这也给了我职业生涯第一步一个很好的开头，也弥补了我后来一直无法进入外企（当年进入外企的必备条件是"本地户口"）的遗憾。当年市场部的同事们，如今大多都有了很好的发展，很多已成为业内翘楚。

想当年，作为产品专员的主要职能是协助产品经理制定营销策略，配合各地办事处进行医院专业化推广——医院推广的突击队！那可是真正的专业化！因为彼时，药品可以直销进医院，医药代表可以说是全能型人才——医院开户、临床推广、产品上量、进销存跟进、药剂科催款……

虽然当时的医药代表也必须是医药或相关专业本科以上学历，但毕竟他们在基层接受的培训相对少，因此，我们这些产品专员就部分承担起了医院开户和科室会的职能。可以说，那时候的我们很是风光，各地办事处都争相"预订"我们的"档期"。那时候开科室会用的是很大个、很重的胶片投影仪，一个人都有些拎不动，后来逐步发展到平板式投影仪，投影胶片 A4 纸大小，投影内容可预先打印、复印，也可以用白板笔现场手写，很是拉风。科室会也是非常正式的，基本是在早上交班会后。对参加科室会的医护人员，每个人送一支几元钱的签字笔就已经是很好的会议礼品了。当然，后来随着竞争的加剧、科室会越来越不好开，效果也大不如前了。

在丽珠工作近四年，我从前辈们那里学到了很多，也为我的日后职业发展奠定了还算不错的基础。

以上权当是我历练职场的第一步吧。有职场第一步的历练与积累，我便开始了第二步的职业经理人生涯。

在职业经理人生涯中，我最不堪的经历是在北京双鹤药业不满两年的"遭遇"。当时我担任市场部副经理兼产品组经理，作为第一批外聘人员，我除了比内部同级别的"干部"工资高出很多且"地球人都知道"（没有工资制度的"背靠背"）外，无论是在大会小会上的领导发言还是公司的各种文件中，只要提到"王海"的大名，后面必跟着"（外聘）"的字样，这个标签时刻都贴在自己的脑门上，从而成为所有人关注、品评的焦点。这些要是放在今天，可以理解为公司的"网红"。可想而知，当时在这样的环境下工作，我所承受的压力有多大！

在双鹤不满两年，我有幸被吴清功先生邀请正式跨入了咨询业，参与江苏晨牌药业"银杏叶片"的咨询项目，被派驻到南京，组建晨牌药业营销中心并任总经理。当时我的工作是根据前期的咨询提案制定全国市场拓展策略，完成既定目标。

营销中心的工作基本上平稳后，我又受下海后第一家公司的领导辛冬生邀请，加入了国内最早的医药行业咨询公司——群英顾问。其间，我先后参与了多个项目的咨询，并被派驻到北京益而康担任营销中心总经理，负责术中止血产品——"倍菱"胶原蛋白海绵的团队建设与营销工作。不到三年，我便使企业的销售额进入了全国同类产品前三名。

后经朋友推荐、董事长力邀，我进入北京斯利安药业（原北京北大药业）担任市场总监（职业生涯最后一站），并受聘为北京大学生育健康教育中心客座教授、全国妇联"女性健康大讲堂"特邀主讲嘉宾。在那五年时间里，我可以说是与全国计生系统干部及技术人员、各地妇幼保健系统医生及育龄妇女密切接触，提供出生缺陷预防、女性保健等知识、技术的宣讲。应该说，这段经历又让我找到了做临床医生时的感觉，并由于出生缺陷预防工作的重要与神圣而使自己有了深深的使命感！甚至在给公司全员（含生产一线的员工）进行"出生缺陷预防重要性"的宣讲时，说到动情处，我几度哽咽甚至泪流满面，成为了公司传颂多年的美谈。

历练职场，2010 年应该算是我职场生涯的节点，也可以说是职场生涯的转折点。因为我 2010 年初离开企业，结束了职业经理人的生涯，创办海智猎头，实现了人生的第二次跨越与跨界。之所以开办猎头公司，我还是基于自己"成人达己"的信念：猎头服务的结果是多方共赢——企业获人才，人才得职位，猎头赚佣金，公司取利润。公司成立近 8 年来，为大健康领域不同类型的众多企业成功推荐了中高层管理人员数百人，成为业内为数不多的"定位高端、服务高端、费率高端"的"三高"人力资源服务公司。

总结下来，个人职业发展路径是这样的：医生 - 产品专员 - 产品经理 - 产品组经理 - 市场部经理 - 咨询顾问（营销总经理）- 市场总监 - 猎头公司创始人。我也是医药人众多职业路径中颇具代表性的一个，而且整个路径几乎都是自己独立思考和决定的结果。因此，30 年后回头反观，还是有值得我反思的地方，假如有人指点一二，可能就不是今天的我了：比如，最初的职业选择从医药代表做起，进入咨询行业之前，再多一些在企业的历练和经验积累，再次回到企业之后，重新评估和定位自己，等等。从个人不尽完美的职业生涯转向猎头服务的经历，使我对职场新人职业生涯规划的重要性、职业经理人与猎头顾问的关系有了一些深切感悟，感觉有必要与大家分享，才有了下面的内容，不当之处，还望各位不吝赐教！

生涯规划

职业生涯规划对于人生的道路的确意义非凡：决策正确，可事半功倍；而反之则事倍功半、南辕北辙，甚至"老大徒伤悲"！

成功的职业生涯应该有以下几个特征：

1. 为拥有这样的职业而自豪，也愿意为这个工作运用自己的聪明才智去创新；

2. 能从这份职业中获得比较丰厚的回报，便自我价值得以实现，自我感觉充实而富足；

3. 能够获得所在行业或生活圈的认可（当然，足够大的人脉圈子对个人职业生涯的重大价值无须赘言）。

曾经在某个培训课程上听到的职业生涯规划"三定"原则值得借鉴与推广，简述如下。

首先要"定向"。在通常情况下，职业方向由个人所学专业决定。但现实中很多人"学非所用""用非所学""专业不对口"。这种情况下，就需要认真考虑了。即使"专业不对口"，也应努力去"适应"并不喜欢的岗位。只要这种职业是社会需要的或有发展前景的，经过努力，你同样可以取得成功。

二是"定点"。就是确定职业发展的地点。人是"社会人"、是"经济动物"，故"定点"应该综合多方面因素考虑，不可心血来潮、感情用事。大城市经济发达、薪资高，但竞争激烈，还有气候、观念、消费层次等差异，并不是每个人都适合在大城市发展的。另外，频繁更换地点对职业生涯成长也是弊多利少。

三是"定位"。择业前要对自己的知识技能水平、气质、经验、期望薪资、心理素质等进行全面分析，对自己做出准确定位。不一定非要去世界 500 强，从小公司做起，从基础做起，从本地化公司做起，循序渐进，韬光养晦，可能对你的一生都大有裨益。

关于"定位"，可参照美国麻省理工学院人才教授的五类分型法——

技术型：持有这类职业定位的人出于自身个性与爱好考虑，往往不愿意从事管理工作，而是愿意在自己所处的专业技术领域发展。

管理型：这类人有强烈的愿望去做管理，同时，经验也告诉他们，自己有能力达到高层领导职位，因此他们将职业目标定为有相当大职责的管理岗位。

创造型：这类人需要建立完全属于自己的东西，或是以自己名字命名的产品或工艺，或是自己的公司，或是反映个人成就的私人财产。他们认为只有实实在在的事物才能体现出自己的才干。

自由独立型：有些人喜欢独来独往，不愿像在大公司里那样彼此依赖。很多有这种职业定位的人同时也有相当高的技术型职业定位。但是他们不同于那些单纯技术型定位的人，他们并不愿意在组织中发展，而是宁愿做一名咨询人员，或

职业篇

者说独立从业，或是与他人合伙开业。其他自由独立型的人往往会成为自由撰稿人，或是开一家小的零售店。

安全型：有些人最关心的是职业的长期稳定性与安全性。他们为了安定的工作、可观的收入、优越的福利与养老制度等付出努力。

除了这"三定"外，其实还有很重要的"一定"，那就是"定心"。心不在焉，朝三暮四，如何"定向、定点、定位"？

从哲学角度来看，"三定"实际上就是解决职业生涯规划中"干什么""何处干""怎么干"这三个最基本的问题。这三个问题解决好了，职业生涯的发展就会比较顺利。

围绕着"三定"原则，还可以提炼出职业生涯规划的"四环节"，即审视自我、确立目标、生涯策略和生涯评估。

首先，有效的职业生涯规划必须是在充分且正确地认识自身条件与相关环境的基础上进行的。对自我及环境的了解越透彻，越能做好职业生涯规划。参加面试时，当被问到"你最大的优点是什么"时，接受面试者几乎都能脱口而出，而被问及"你的缺点"时，却往往需要费尽思量，这就很能说明问题。

其次，有效的职业生涯规划需要切实可行的目标，以便排除不必要的犹豫和干扰，全心致力于目标的实现。如果没有切实可行的目标作驱动，人就很容易对现状妥协。

宋王安石有言"非有志不能至！"正是此意。

耶鲁大学曾经做过的一项长年调查证明：27%的人没有明确的目标，30年后会生活在社会底层：或抱怨，或不如意，或失业，或靠救济生活；60%的人目标模糊，30年后生活在社会中下层，生活安稳、平淡、没有特别成绩；10%的人有清晰但比较短期的目标，30年后生活在中上层，事业稳步上升，是各行各业的优秀专业人员；只有3%的人有清晰且长期的目标，最后终于成为社会各界顶尖的成功人士和社会精英。

第三，有效的职业生涯规划需要有确实可行的行动方案。这些具体且可行性强的行动方案会帮助你一步一步走向成功，实现目标。当确定了自己的职业选择时，应该时时提醒自己：行动！为此你要思考以下几个问题：为什么这个目标对我而言是最可能的目标？我将如何达成这一特定目标？在我今后的人生里，五年、十年、二十年、三十年……的计划是什么，分解到年、月、周、日计划有吗？有

唯变不变
医药人的梦想接力（1988-2018）

哪些人将会或应当加入我这一行动计划中来？我将分别在何时进行上述每一行动计划？对我而言还有什么不能解决的问题？我会运用"时间管理"做好这一切吗？等等。

最后，有效的职业生涯规划还要不断地反省、修正生涯目标。反省策略方案是否恰当，可以帮助你调整心态，更好地适应环境的变化，同时，还可以为你下轮职业生涯规划提供参考依据。对于每一个医药经理人、企业而言，培训成本、时间成本、风险等因素都是必须要考虑的。根据"两害相权取其轻,两利相权取其重"的原则，对于可塑性比较差的应聘者，成熟的经理人一般会采取宁缺毋滥的用人策略。

有了初步的职业生涯规划，更需要对这一规划进行管理，其中尤其重要的是更换工作——也就是"跳槽"的时机。那么，什么情况下需要考虑"跳槽"呢？

在职场上，更换工作也是很正常的事情。但应切记：不要盲目地更换工作，更不能在情绪激动时做出更换工作的草率决定来！不理智且没有规划性地更换工作性只能让自己后悔，甚至破坏了自己的职业生涯线路。要在一家公司有所收获（金钱、经验、经历、职位、成就感等）后，才应考虑更换工作，即使不如意也要有坚持下去的决心。另外，在更换工作方面太鲁莽可能会造成终身遗憾，比如一些人老改行，在一个行业里不能坚持一段时间，遇到困难就跑、就逃避、就改行。人云亦云，人改我也改，到头来，没有有竞争力的强项立足职场。

关于换工作的时机，以下建议可供参考：

当你在一家公司太早就晋升至高阶，欲更上一层楼又需等待很久时间的时候；当你由于最近有成功表现而使你的身价大幅提高的时候；当你觉得在目前的岗位上并未获得充分重视的时候；当你的公司在竞争中落后，而你又无力促使公司迎头赶上的时候；当公司的改组或变动使你的前程计划受到阻碍的时候；当你有更高的眼界与新的理想的时候……

更换工作需当机立断，不要过分犹豫不决。有的时候自己断了后路，倒是能冲出一片天地来，有时宁可冒点风险早做改变也比踌躇不定要好，以免错失良机。据说人的一生真的称得上的机会只有 7 次，其中 2 次是可能因为年轻或失误而丢掉的。

生涯方向

俗话说：聪明人看人家做什么，智慧人看人家怎么做。

以下列举了医药人的常规发展路线，但各路线中的顺序是可以做跳跃式发展的，不一定按部就班，这里有个前提条件：最有竞争优势的是有纵向经历的人士！在你的经验、资金、人脉都积累到了一定程度时，建议纵向做适当的跳跃式发展（比如直接从地区经理到某公司总经理或自己创业等）。

营销方向：

路线1：医药代表－主管－地区经理－大区经理－全国销售总监－营销总经理（或自我创业，或合伙创业，或开一家学术推广代理公司）；

路线2：商务代表－商务经理－全国商务总监（商业流通领域管理人员，或创业成立商业流通公司，或向自由代理商方向发展）；

路线3：招商代表－招商经理－全国招商总监（再向OEM总代理方向发展）；

路线4：医药代表－产品经理助理－产品经理－市场部经理－（咨询领域产品策划、顾问）；

路线5：内勤（或销售助理）－医药代表－销售行政助理（内勤）－销售行政经理（或其他方向）；

路线6：医药代表－销售经理（或产品经理）－培训专员助理－培训专员－培训经理－（专业培训师、咨询领域）；

路线7：代表或经理－地区医药代理商－总代理－OEM虚拟经营。

研发方向：

路线1：进入药检部门、制药公司、研发公司（所、机构、院校），从做研发员（报批专员）开始，做职员或自行创业或与他人合伙创业（开办小型新药转让公司）；

路线2：研发员（报批专员）－临床验证方向。

生产管理方向：

路线：相关教育背景毕业生－进入生产型企业－生产主管（MBA等提升）－生产厂长（或生产总经理）－生产管理咨询顾问或合伙创业。

其他方向：

医药网站（招商、招聘、广告、信息出售等）、自媒体、药交会招商杂志、

唯变不变 医药人的梦想接力（1988—2018）

开单体药店、展会经营者、执业药师、政务公关部。至于人力资源是另外一个范畴的事情了，它与行业的相关性不强。如果你进入了人力资源部门，那么恭喜你，人力资源经理也是公司的四大金刚之一，想独立做些事情，开个医药行业猎头公司（如我）也是个很好的选择。

顺势转型

以上所说是常规的医药人职业发展路径。在当前医药行业新政频出的大环境下，医药人也面临着转型，除了转行、创业之外，最根本的转型应该是医药代表通过加强内部和外部培训（如药代备案考试），逐渐转向专业化医学人才（沟通专员、CRA 甚至学术推广经理）。然而，这将是个艰苦卓绝的过程。因为许多企业的医药代表大多是非专业出身，受带金、客情销售多年养成的思维定势影响，所以这些人要转型需要时间和知识的积累，更需要个人意识的觉醒。这关系到企业在新政下的发展，但就目前的企业现状来看，彻底转变思想并调整人才梯队至少需要 3-5 年时间。

《孙子兵法》云："以虞待不虞者胜"，翻译过来就是：机会偏爱有准备的头脑。作为一名医药人，需要了解国家相关医药新政策，熟悉新政策，知晓应对策略，熟悉产品并真正烂熟于心。唯此，想转型的医药人才能主动出击学习（企业需加强学习型组织建设），才能在新形势下有所应对而不慌乱。

通俗而言，顺势转型就是：做好目前能做的，做到比别人更出色，就不会担心国家政策变化，更不用为前途而思虑，不断努力，不断学习，不断思考和总结，付出比别人更多的努力，便能活在别人的想象之外。因为无论国家政策如何变化，医药行业永远会是朝阳产业，永远缺优秀的人才，所以有心人只要做好自己的工作，也就是成就整个产业的未来。

换句话说，为你未来的职业考虑，你绝不应只"低头拉车"，你还应"抬头看路"。"抬头看路"包含的内容有很多，与两到三个优秀的猎头顾问保持联系，可以归属于其中的一个方面。

职业篇

经理人与猎头

作为职业经理人，几乎不可避免地都要主动或被动与猎头顾问打交道。结合自己的经历（职业经理人＋猎头），将一些感受罗列如下，希望能给后来人以参考。

先强调一下猎头的定义：猎头是给有工作且不愁找工作的人才推荐（提供）更好的工作机会，而不是给没有工作的人找工作（职业介绍）。很有一些人，工作一帆风顺时，视猎头如草芥，对猎头打来的电话避之唯恐不及，而一旦工作不顺心时才会想起与猎头联系，这是很不应该的。因此，强烈建议每一个职业经理人在与猎头关系的处理上应避免以下误区：

1. 需要换工作的时候才与猎头联系：猎头人脉是需要通过一段时间的接触和往来才能建立比较稳固的关系，每个职业经理人的圈子里都应该有2-3个比较要好的猎头朋友，以便自己在想换工作的时候能够提前1-2个月采取行动。

2. 将自己的简历群发到N个猎头顾问的邮箱，甚至在各个招聘网站投递简历：这样做无异于自贬身价。当然，如果你确实需要这么做，那么你在猎头眼里的价值也就可想而知了。

3. 编造虚假简历，获得猎头关注，或为了让简历与某个自己想尝试的职位需求相匹配。这样的情况屡见不鲜，经常会在人才库里看到同一个人不同版本的好几份简历，这样做的后果也显而易见。当然，也确实有一些不负责任、只为成单的猎头顾问会配合候选人"美化"简历。而要知道，这样做是对各方都不负责任的。

4. 委托自己的秘书或好友和猎头接触，不肯透露包括个人基本情况在内的信息：这种人往往是高职、高薪、高傲的"三高"人群，而且很自负。猎头顾问不了解你，怎么可能帮你推荐一个好的职位？

5. 防范意识过强，不提供简历，还想直接与企业最高层直接见面：要知道，不提供简历，想越过HR部门直接"面君"，难度可不是一般的大，所以，这种情况谋职的成功率也是很低的；另外，一个好的猎头工作者是高端求职者最为贴心的职场助手，有很多候选人和企业老总谈得非常好，但不好意思提薪资，这个时候，猎头就可以成为中间的一个桥梁，起到很好的协助作用。

6. 不要拒绝猎头顾问的电话：猎头公司是不会随便找个人便打电话的，如果你一事无成、落魄职场、屡次碰壁甚至处在失业之中，猎头根本不会注意到你。

唯爱不变
医药人的梦想接力（1988-2018）

正因为你不愁工作机会、不愁薪酬待遇、不愁发展空间——这也是你最大的"卖点"，才让猎头垂涎。

7. 坦诚相见，诚信为本："诚信"是高级人才市场上出现频率最高的字眼，不要以为你能躲过猎头的背景调查。

8. 其他：不要夸夸其谈；不要粉饰自己；不要过河拆桥，背叛现任雇主；不要耍大牌、端架子。

9. 最后：配合猎头，相得益彰，做好充分的面谈前的准备，仔细考虑雇主公司可能面谈的内容以及临场应变策略，同时需要进一步了解雇主公司的企业性质、历史背景、企业文化以及人才甄选时对候选人个性的关注点等。而此时，猎头就充当起了你的职业顾问角色。

结　语

拿破仑有言：不想当元帅的士兵不是好士兵！

我们这代人，基本都是在类似这种"誓为人上人"的"抱负"感召和"千军万马过独木桥"的应试教育模式下催化、成长起来的。在许多人，尤其是在很多男性同胞的内心深处，无不曾孕育过"欲将腰下剑，直为斩楼兰"的决心，无不曾酝酿过"上九天揽月，下五洋捉鳖"的梦想，无不曾默诵过"生当作人杰，死亦为鬼雄"的豪言！但每个人的成长路径却千变万化，各有千秋！让我们一起拥抱变化、见证变化、分享变化、完善变化、发展变化，做更好的自己吧。

恰巧，要截稿前一天在网上看到这样一段话，觉得非常适合自己，也正好可以与文章开头提到的自己大半辈子的"坚持"与"不变"相呼应：在拒绝这件事上，越简单越好，明明是别人需要自己帮忙，解释半天变成自己亏欠了别人的感觉，帮得上，想帮就帮；帮不上，就拒绝。人际交往，简单明了有时最恰当，懂得拒绝才可以洒脱而不纠结。

不变：与人为善，信守承诺，成人达己，义无反顾！

变：量力而行，懂得拒绝！

2018 年 2 月 22 日，北京

职业篇

唯变不变

辛冬生　群英资本董事长

　　我从事医药行业的 30 年，是不断追求变化的 30 年，每几年要换一个新的工作岗位，回头看来，每次变化都是对的选择和决定。我一个医学研究生刚毕业到这个行业时，提到任何一个药品，先想到的就是这个药的药理作用机理。从事药品市场营销做产品经理时，看到任何产品首先想到的是这个药现有的市场规模和未来的销售规模及竞争产品有哪些，各有多大市场份额。做了市场经理后想得更多的是给不同产品市场推广资源如何合理分配及不同产品经理如何管理和辅导。当然，我现在做投资，看到一个企业、产品组合及团队思考的角度完全与以前不同了。过去 30 年，我本人的角色在不断变化，多是我个人主动追求的变化，周围市场环境和法规环境的变化，作为行业里的一个个体，多是以一个旁观者的角色，但许多变化我们早就有预料，只是对发生的时间的判断在当时还是较为困难。

　　因在国内从事产品临床试验和新产品注册的时间较早，1988 年时，新药管理办法刚刚出台，国家药监局（原卫生部药政局）负责产品注册审评的人员较少，行政管理人员只有 20-30 人，新药审评中心的专家也只有 30 多人，他们都渴望学习，跨国公司在国外完成注册流程和资料比国内企业要先进和完善很多，那时国内基本上没有创新药，全是仿制药。我记得我在杨森时，1990 年就请国外的专家来中国培训中国医生什么叫临床研究的 GCP，这对那些中国当时的大腕医生（基本上都是各学科的全国学术带头人）也是第一次。1989 年 6 月，我正与药监局审评中心的人员一起在华西医大接受美国 FDA 技术人员的培训，记得当时我是唯一接受培训的药企代表。由于早年了解国外药品注册的法规及医疗保险的情况，我总在思考，中国的法规什么时候会接近美国和欧洲标准。

　　1999 年，发改委提出药品优质优价，正好有机会与当时发改委负责价格的领导以及国家药监局的一位干部在一起，当时药监局的干部非常不解地问发改委该如何界定优质产品,药监局批准的是一个质量标准,优质没有标准。我当时就想,只有药品生物等效研究即我们现在讲的一致性评价能够解决这个问题,但这个在20年前甚至是10年前在中国均无要实施的政治和经济环境。我们可以看到,在过去30年中,许多仿制药治疗效果确实不好,但这个问题从1999年到2012年争论了13年后,药监局2012年才开始用溶出度曲线作为依据,当时学者们明白那是个过渡性方法,等到2016年才开始全面采用一致性评价的方法。

回顾这些法规变化,是想帮助我们预测未来,其实技术官员一开始并不是不明白,只是一下子实施今天的办法在当时的条件下有许多困难。在今天的国内政治环境和经济环境下才有了今天的药品注册法规环境,这个变化,特别是2017年对国外创新药的法规变化,行业人士虽然原认为未来一定是这样的,但并没有想到2017年会发生,所以说过去法规的变化行业人士预测到了,只是时间上我们无法把握,就连政策制定者也是,确实是,有了2017年的政治环境以及国家对CFDA的支持力度,才使得如此多政策的实施变为了可能。

我们20多年前就学习和了解美国市场,知道医药行业的竞争主要靠新药专利,如果产品专利到期,很快便会形成充分竞争的市场,美欧作为市场效率较高的国家,几十家制药公司集团基本上控制了80%的市场,留给仿制药的市场份额(数量)较大,但金额份额不大,低价竞争的最后结果就是,大家都没有利润,在市场上也不会很活跃。

在我们国家,现在药品从进入医保到招标、进入医院等市场多个环节上人为的因素太多,医疗保险制度完全不同于国外发达国家,基本医疗保险的管理没有市场化,商业保险落后,医药消费远小于美国,市场本身的效率较低,可能也是中国特色(非市场因素影响太大),估计这个大环境在相当一段时间内很难有大的改变。

改革开放40年后的今天,医药创新研发的法规环境进入到了历史上最好的时期,有了大量人才贮备、政策鼓励和资金支持,创新有赶超发达国家的势头。对于从事医药研发的人员来说,我认为这是最好的时代,当然今后还会更好。

我在行业30年,前20年一直认为,药品这样一个高风险、高投入、高度法规化的行业,个人创业几乎是不可能的。但在过去的15年里,不少研发人员设立了CRO公司,过去10年来我国VC业的快速发展也极大支持了一批创新企业。过去三年来,几家研发企业在美国纳斯达克成功上市,也带给行业极大的刺激,越来越多的人开始创业或加入了创业队伍。

我现在从事投资每天都会看到新的技术和想法，深切体会到这个时代的新技术如雨后春笋，自己的知识和许多认知已被改变。看来，只有不断学习和适应变化是唯一能应付今天变化的世界

辛冬生，1988 年西安医科大学硕士研究生毕业后加入西安杨森制药公司，从事新产品注册临床试验工作，在完成了 26 个产品注册后，转岗到市场部从事产品经理工作；1994 年加入珠海丽珠新药公司，组建市场部，并负责十多个重点产品的推广；2015 年加盟诺华制药（原 CIBA），负责处方药市场部；2016 年加盟赛诺菲，先后负责新产品注册医学部及普药市场部，从事业务拓展和企业并购；2001 年加盟北京群英管理顾问公司，担任企业管理顾问、财务顾问；2014 年创立群英资本，从事医疗领域投资。

唯变不变 医药人的梦想接力（1988—2018）

职业经理人永远在路上

王泓涛　北京同仁堂科技集团 OTC 总经理

经历是最好的成长

如果说创业是艰辛的，那么职业道路也是曲折的，对于每个从业人员来讲，我们所走的每一条路注定都是不平凡的。在行业的一次聚会当中，有人提出一个话题，然后让大家对此展开讨论，话题是"你认为职业经理的归宿是什么？"这个问题其实在我们职业经理人的圈子里经常有人提起。在问到这个问题的时候，我想一定是职业经理这个群体的背后已经隐藏着些许不安了。我们经常说活在当下，你努力地工作，积极向前，有使命有方向为什么还要问这种问题呢？很显然其中有太多值得思考的东西。

自己走上职业经理这条路，源自毕业后第一家企业就在外企。当时企业给不同层级的员工提供了非常多的培训课程，当年有一堂课就是《如何规划你的职业生涯》，那个时候作为从大学毕业刚刚进入社会的菜鸟来讲，"职业生涯"还是比较新鲜的名词，不过最初的培训课程在我心里留下的烙印却是很深的。因此，做一个行业优秀的职业经理就成了我当初的梦想。

几年以后自己当上了大区经理，当时已经有很多朋友在做产品代理或自己创业了，而那时的自己还是笃定地坚持着当初的梦想。又过了一些年，朋友当中有一些人已经当了老板，也有了大量的资金积累并实现了财富自由，但更多的人还是没有度过"生存期"，一直在奋斗的路上。再后来有些老板由于资金周转问题、企业管理问题、甚至是法律问题导致了企业的失败。这一切都让我们对事业和人生不得不再进行深入的思考：我们究竟想要什么，职业发展的目标是什么，自己的一生应该如何度过？

职业篇

创业是需要勇气的，因此我非常佩服企业家，他们的成功不仅仅是努力的结果，我想更是一场心路历程的体会。如果你有很多到大企业、大平台工作的机会，那么往往机会过多也会成为你不愿意创业的借口。当然，最终的结果你还是坚守着在企业任职。

　　职业经理人一般都是"空降兵"，负责公司的整体运营或部分操盘工作。因此，无论职业经理人到哪个企业都会对原来的体系产生一定的冲击，因为其没有和企业共同成长的经历，所以在企业当中往往是没有信任基础的，再加上其薪酬水平也高于企业原有的职工，因此其在一个企业的长期发展就成了相对艰难的事情。正是企业的无奈才造就了职业经理人的机会，由于职业经理薪酬较高，因此企业所期盼的结果和耐心就成了职业经理在企业中生存的决定性因素。

　　职业经理人是为企业家实现梦想的"工具"。职业经理人在消耗着自己的知识和时光来帮助企业完成一个又一个使命的同时，自己也获得了企业平台带给自己的价值体现和薪酬提升。职业经理人往往拿到的是一次性的高薪，而其给企业做出增值的溢价部分一般情况下却无法获得，当然也有一些职业人已经慢慢融入了企业。近些年从职业经理人向职业合伙人转变的趋势当中，我们看到很多企业已经用比较开放的心态来拥抱优秀的职业经理人了。这是整个社会和行业发展的大趋势，也为优秀的职业经理人提供了"上岸"的机会。

　　关于职业经理人未来的发展是不是要自己当老板的问题，笔者认为，每一个人的发展历程不同，文化知识体系不同，社会关系和机会不同，甚至每个人的性格、智力、体力都有很大差别，所以不是每个人都适合自己创业当老板的。正因为个体有非常大的差异和不同的长短板，才会造成不同职业经理最终的选择有所不同。因此，每个职业人应该根据自己的能力和特点设计属于自己的发展路线，不需要拿别人的人生来和自己的人生做对比，更不需要将自己的未来寄托在别人的目标当中。

　　不过，我们不得不承认且面对职业经理人这个群体在国内传统的工业体系里面还不是非常成熟的现实。因为有些老板就不是职业老板，当老板不职业的时候如何能让职业经理有生存下去的理由呢？我们知道西方国家的职业经理人体系是相对比较完善的，有的企业甚至董事长都是职业经理人。而反观国内，包括职业经理人自身的专业水平和道德标准都参差不齐，企业为职业经理提供的土壤和授权体系也存在着非常多的问题……因此，我们能看到有些企业在将职业经理的价值用完之后就果断抛弃了职业经理人。于是，职业经理人也变得越来越浮躁，在一个平台上感觉不适合了也会果断地选择跳槽。医药行业作为比较传统的行业，在近些年这些问题表现得就比较突出。然而，信任危机不仅仅是全行业的问题，也是全社会的问题之一。

职业经理的最好时光也许都交给了企业，但是也会有非常多的收获，例如你在不同企业工作中如果天时地利人和，你会创造出行业的"作品"来，这对于你也是一种价值体现；你还会收获在不同企业生态环境中生存的本领，还有面对不同工作问题的经验获得，还有阅人无数之后的洞察力和判断力。

我想这些收获是一个职业经理人非常难能可贵的经历与财富。

职业经理发展的必要能力

在一次行业的 HR 会议上，主持人让我代表职业经理对一些 80 后的管理者提一些建议，当时我从四个方面概括了职业经理的基本要求，在此也分享给大家。

第一是仁心为本。作为一个职业经理一定要具有怀仁之心，有宽阔的胸襟，不能有私利，要一心为公，才能成全自己，否则不但耽误了企业发展也会害了自己。

一个职业人，无论你的职位高还是低，一定要有道德底线。尤其是在企业的经营当中，尤其涉及发展战略和财务问题，职场人一定要如履薄冰，恪尽职守。作为职业经理人则更要做到在自己向上爬的"梯子"上保持干净，要相信因果规律，你现在种下什么种子，未来一定会收获什么样的结果。而这就是"君子怀仁，小人怀土"的职场成功真谛。因为职业经理要有严格的自我约束能力，企业才会给你一个未来。

第二是佐以权谋。从业者首先要完成在企业内部的生存问题，存在才能有发展的可能，存在才能有施展的空间。

当一个职业经理高薪高职进入到一个企业中，如果这个企业已经建立了一套成熟的人才引进制度还相对好些，而如果是一个老企业将"空降兵"空降到企业，那么对于职业经理人来讲无疑是一个非常大的考验。

因此，职业经理佐以权谋是针对每个企业内部不同的政治生态有充分的认识，要对企业内部会影响到工作的因素做一个深度分析，同时需要做好充分的部门沟通准备，在企业内部先"活下来"非常重要。

第三是观形判势，主要是职业经理人要针对市场和内部管理的结构进行系统分析。

因为职业经理往往会带着老板很高的期望值进入企业，同时周边的同事也会对你注目观瞧，所以有的人会对你真帮忙，有的人则会假帮忙。那么，职业经理就需要对人进行判断，对市场进行判断，要有内外两个方面的掌控能力，一是市场业务的全局掌控能力，再一个就是对内部人事布局的计划能力。

第四是技为核心。也就是说，作为职业经理人，前三项是必备的技能，但是仅仅能看局、布局还不行，还需要有真才实学的本领。

技能是职业经理的生存之本，如果你没有关键技能，你将沦为无用之人，因此无论哪个职业经理人都需要不断地打造自己在行业当中的技能长板，不断进取，不断学习，要把自己打造成行业的稀缺资源，这就是职业经理的价值。而职业经理要想持续地有价值，就需要不断提升"自己被别人利用的价值"。

职业心态决定职业成就

在历经了多年的职业生涯之后，有些人会趋于稳定，有些人依然勇往直前，但无论你是哪一种，都需要保持一个良好的职业心态。因为在职业生涯当中，我们经常会被名利所困，经受离家奔波之苦，所以我们用什么样的心态来认识工作和体会生活是很重要的，毕竟走上职业经理这条路也就预示着你人生注定会起伏不定。因此，职业发展路上你不仅要学会驾驭君子，同时还要学会如何经营小人，职业发展过程也是管理智慧积累的过程。在商业环境当中多数人都是趋利的，当我们经历了不同的企业、经历了职业生涯的起伏之后才会发现，人其实没有真正意义上的好和坏之分，只有趋利避害的本性使然。

管理人的最高境界无非就是经营人性。

职业经理注定是高强度和高压力的人群，我们需要进行日常的心态调整，以利于身心的健康。其实平时减压的方式有很多，除了看星、观海、抱树之外，更重要的还是需要我们在繁忙的工作中培养一种比较健康的爱好。唯如此，当静下来的时候才能沉浸在自己的爱好当中，心生喜悦，减轻压力。无论是书画还是音乐、登山、摄影、跑步，在日常的工作生活当中都是非常好的一种心里调节剂。

无论是企业经营还是职业发展，其实到最后都是心态的竞争。因为职场就是一个竞技场，更是一个磨炼意志的地方，所以你无论这一路如何走过去都会变成自己生命中独一无二的风景。因此，职业经理在为企业勾画蓝图的时候也应该为自己构建一个未来，这个未来和能够清晰地认识自己有着很大关系，只有先看清自己才能把握未来。

其实，我们无论是持续做职业经理也好，自己创业也罢，还是有机会成为企业的合伙人也好，我们出发时的梦想会随着年纪的增长越来越现实和清晰。因为职业经理生存的艺术及管理能力进入到最高级别就会融化成一种人生哲学，于是也会慢慢形成每一位职业经理的管理艺术和管理魅力。

而传统医药行业的职业经理人在行业的改革大潮中不断地凸显着不可或缺的力量，同时也朝着专业化的方向迈进。然而，我们也必须清醒地认识到，随着国家医疗改革制度的推进，职业经理的人群也面临着优胜劣汰的局面。因此，产业升级带来的就是人才的升级，而行业的发展自然就需要更多有素质、有道德、有能力的职业经理人。

职业篇

基于战略的绩效体系构建组织能力建设框架

——写在 2018 年初

张思源　刘凯飞

一路走来，我在人力资源行业已度过了 20 多个年头，其间服务过很多行业，身份也在甲方和乙方之间互换，理念与实践交相碰撞，希望有一天理想的火花能够绽放。医药行业是我从事最久的行业，也积淀了我浓厚的感情。加入中信医药是我迈入医药行业的第一步，10 年间伴随着公司业务从几千万元的规模成长到了几百亿元的规模，我经历了企业快速成长过程中的组织能力建设。尤其是 2013 年底，我加入上海医药总部，操盘千亿级大企业的组织能力打造。在此期间，我积累了一些经验与感受，借这个机会跟大家做一次分享。

在我看来，组织的存在最终目的是为了创造价值回报股东，但创造价值也是一门学问，不同的业务模式是由战略来指引的，这也是一个永恒的命题。从另一个角度来说，组织的存在就是为了支持服务于业务，实现战略目标。而组织管理的存在是为了在有效控制风险的前提下保证内部资源的有效运用，更好地适应业务所带来的变化。从人力资源的角度来讲，组织的绩效就是组织的业绩和效率的统一。战略的落地是通过有效的绩效管理来分解，而绩效的达成则要通过组织能力的打造和提升来完成。因此，组织能力与战略有机结合，成为了战略落地的工具。这一命题早已成为众多大中型集团公司对绩效管理发展的迫切需求，这一背景使得"以战略为导向"的绩效管理理念（战略绩效管理）得以迅速发展。从这个角度来讲，绩效管理已经成为组织实现战略目标的重要方法和工具。

在平衡计分卡（BSC）基础上发展起来的战略地图（Strategy Map），将组织绩效管理上升到了企业战略执行高度，进而使组织的愿景和战略与企业、部门、岗位绩效具体目标得到了有机统一。可以说，这已经成为当代绩效管理新的里程碑。2014 年初在上海医药（SPH）集团，我主导引入战略地图和平衡计分卡工具，逐步构建了战略绩效管理体系,从集团战略和运营层面进行整体思考和系统设计。我将这个体系分成了"战略规划、组织运营体系、绩效管理体系及文化与能力体系"四个层面,进行有机的规划和建设。这四个层面的紧密联系、协同运作,使彼此共同构成了 SPH 战略绩效管理体系,即上一个层面指导下一个层面的系统建设,下一个层面支撑上一个层面的系统运营。战略规划确定了集团的发展方向和目标,因为组织运营体系确保集团战略能够落实执行;绩效管理体系是战略绩效管理体系的主体运营部分,因为保障组织运营体系健康高效运转,直接支撑和服务于公司战略的实现;文化与能力体系,通过营造高绩效的企业文化提升全体员工的管理能力和专业技能,进而增强员工的绩效管理意识并使其正确认识绩效管理,继而支撑绩效管理体系的建立、运营和持续完善,确保公司战略目标的实现。

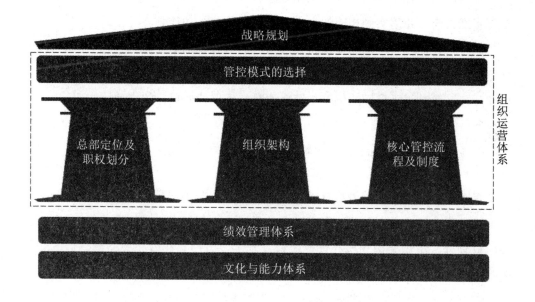

战略规划：赚钱需要做好布局

在推进战略绩效管理体系的过程中,我的经验是组织在实施战略绩效管理时一定要明确组织战略、明确大的方向,知道每年不同业务板块、业务模式给集团能够创造的价值是多少,来源于哪里,其能力和资源是否匹配?这是前提。具体来讲，可以分为三个步骤。

首先，要进行战略梳理。根据组织的愿景、使命和价值观，分析组织所处的内外部环境和组织现状，制定明确的组织战略和规划。

经过多轮梳理，我们明确了SPH的战略定位是"以互联网＋与健康产业为主线，以推进智能制造和智慧服务为主攻方向，聚合资源、创新驱动、内生外延同步推进，进而实现可持续健康发展，并逐步向集约化、创新性和国际化转型"。

其次，要确定战略主题和目标，制定具体的战略实施路径及目标的衡量指标和标准，通过战略地图和战略主题，建立财务、客户市场、内部运营及学习与成长层面的关键成功要素，将关键绩效指标落实到具体责任部门和直属企业，每个规划期内的关键指标我们都将与组织绩效管理体系对接，落入考核中。

最后，制定行动计划方案。根据战略目标策划、评估和选择行动方案，输出年度重点工作，并落实到相应的责任人，制定具体行动计划。

总体来说，战略规划的输出将作为组织绩效体系的重要输入。因为战略目标制定完成后，通过与绩效管理体系的结合与对接，对战略执行过程进行监控、评估和反馈，及时纠正目标的偏差与策略调整，确保战略目标的成功达成。

组织运营体系：价值创造有序性

组织运营体系是承接战略落地的保障，集团战略落地是个系统工程，需要有序推进。我在设计上海医药的组织运营体系时，主要考虑了管控模式、总部定位及职权划分、组织架构和核心管控流程及制度等方面。在做完战略解码后，SPH明确了"战略管控为主，运营管控为辅"的管控模式，在总部层面确立并形成了十大管控条线。根据管控模式，连续几年不断地梳理和优化集团总部的组织架构、核心管控流程及制度体系，最大限度地推动组织协同，通过组织运营体系的高效运转支撑公司战略的逐步实现。

我的理念是，一方面，集团的组织架构、核心管控流程制度体系等需承接战略，而战略的实现也离不开组织的顺利运营。另一方面，集团的组织架构、核心管控流程制度系统等也是战略绩效管理体系建设的基础，只有建立符合集团战略要求的组织运营系统才能保证绩效管理体系的科学性和合理性，才能有效支撑战略目标的实现。

唯变不变 医药人的梦想接力（1988-2018）

绩效管理体系：价值创造高效性

组织的经营业绩好坏需要科学衡量、准确评价，并给予及时有效的激励。SPH 的绩效管理体系主要由战略定位、组织保障体系、目标指标体系、绩效运营体系、基础支持体系及监督约束机制六大部分组成。其中战略定位是方向，组织保障体系是主体，目标指标体系是内容，绩效运营体系是平台，基础支持体系是基础，监督约束机制是保障。因为绩效管理的推进靠的是平台能力建设，作为一个整体系统化进行运作。

一、战略定位

管理的目的是支撑和服务于公司战略实现与组织运营，决定了绩效管理的个性化需求。而绩效管理定位需综合考虑企业的战略和管理需求，并随企业发展做相应调整，以适应其发展及需求。为此，我将绩效管理定位分为绩效导向的确定和绩效管理方法的选择两方面。根据 SPH 的战略目标，我组织团队每年细化分析集团的管理需求，进一步明确了绩效管理的定位：绩效导向主要针对战略目标的达成，强调绩效是衡量企业、干部、员工的唯一标准，打造强绩效文化；绩效管理方法主要配合战略体系（战略地图）采用平衡计分卡（BSC）的方法体系。

二、组织保障体系

绩效管理的组织保障体系，就是指推行与落实绩效管理体系的组织系统，明确绩效管理的主体责任和组织分工，为绩效管理成功推行提供了组织基础和系统保障。在体系设计时，我将 SPH 绩效管理组织保障体系分成了三个层面：决策机构、执行机构、支持机构。三个层面相辅相成，共同推动 SPH 绩效管理体系有效落地。

决策机构是集团党委执董会，负责绩效管理定位、政策、制度、重大事项决议等的审批及全面领导工作。

执行机构是绩效管理工作组，包括组织牵头部门、指标管理部门等，负责集团绩效管理政策落实、制度制定与执行等工作。

支持机构是直属企业相关条线部门，主要负责集团绩效管理相关政策、制度、要求等在直属企业的落地，并负责直属企业内部绩效管理体系建设与落地。

三、目标指标体系

设立考核目标是绩效管理的核心内容,目标指标体系也是绩效管理系统中的核心内容,是连接与落实组织战略和经营计划的纽带,是关乎组织战略和经营目标能否实现的关键。绩效管理的过程要始终围绕集团的战略目标来执行,通过对战略有效的分解,结合年度预算会,层层落实到每个企业、每支团队,进而落实到每个岗位、每个人,继而使集团的战略被逐级分解,逐级承诺、逐级支持、逐级落实,直至达成集团"三三三+一"战略目标。

通过目标指标体系,从时间维度和组织层级两个角度,将SPH的战略分解为可执行与可监控的绩效指标体系和目标体系。绩效指标体系包括公司绩效指标体系、部门绩效指标体系和岗位绩效指标体系。通过目标指标体系建立组织绩效、部门绩效、团队绩效及个体绩效之间的因果和支撑关系,使员工个体绩效、部门绩效与组织战略目标保持一致,保障公司战略落实执行。

以直属企业为例,指标体系的设计原则主要是以发展战略为导向,以管控模式为依据,以最佳实践为参考,同时兼顾各业务板块的核心能力(驱动要素),以及各直属企业所处发展阶段的差异性。

我们在进行指标体系设计时主要考虑六大因素:直属企业上一年度绩效考核表、本年度直属企业预算指标、集团本年度重点工作(战略输出)、分管领导及直属企业访谈、指标管理部门访谈、"三三三+一"发展规划,进而确定关键评价领域,同时从指标的重要性和可执行性两个角度筛选关键指标,并确定具体权重。目标值的设定主要是由指标管理部门依据战略规划及年度预算设定的,最终形成了由KPI量化指标、制约指标(一票否决或扣分类)、集团及直属企业关注的年度重点工作和加分项(对集团有重大贡献的计划外的工作)构成的直属企业绩效框架。

四、绩效运营体系

绩效管理是一个闭环管理系统,通常包括绩效目标与计划、绩效执行与辅导、绩效考评与反馈和激励改进与应用四个环节,通过绩效沟通贯穿于绩效管理的全过程,确保绩效管理系统顺畅运营,通过绩效运营循环体系不断提高和改善组织的能力和绩效,最终实现战略目标。

在我看来,全过程的沟通机制是绩效管理的关键所在,以直属企业组织绩效

唯变不变
医药人的梦想接力(1988-2018)

管理体系为例，SPH 的直属企业组织绩效沟通平台主要包括预算会、总裁例会、经营分析例会、季度绩效对话与重点工作点评、绩效体系诊断与辅导、年度绩效评价启动会及评审会、绩效反馈面谈机制等。通过建立有效的沟通机制，宣传集团绩效管理的理念和绩效文化，让各直属企业正确认识绩效管理，明确集团绩效导向及相关政策，鼓励企业积极主动地参与绩效管理工作。

五、基础支持体系

基础支持体系是 SPH 战略绩效管理体系正常运营的前提和有力支撑，我组织设计了管理体系支持、体系运营支持和数据信息支持三个子体系。

管理体系支持，主要是通过集团战略解码，明确管控模式、总部定位及职权划分，进一步梳理与分析组织结构和业务流程，确保组织效率和流程运作，消除组织和流程之间的空白地带，保障总部与各直属企业、各直属企业之间的工作流程衔接顺畅。

体系运营支持，主要包括绩效管理制度、绩效管理流程以及相应的工具表单等基础条件的支撑和保障，例如《直属企业经营责任人经营业绩考核管理办法》《直属企业难度系数方案》《直属企业绩效考核操作手册》等。

数据信息支持，主要从绩效管理相关数据的产生、记录、统计、整理、稽查、传递、提报及存档等全过程进行管理，并定期对绩效数据进行稽查审计，保证绩效数据真实准确，切实反映出绩效考核的真实结果。目前集团正逐步完善信息化建设，包括 BI 系统、全面预算管理系统、战略绩效管理系统等，借助信息化工具为绩效管理提供有效的数据信息支持。

六、监督约束机制

绩效管理体系的监督约束机制，是绩效管理体系顺利运营的保障。SPH 的监督约束机制主要包括绩效申诉、调查访谈、绩效结果审计等，并持续完善绩效管理各个环节的监督约束机制，保障被考核对象的实际权益不受损害，确保绩效管理体系运营全过程的客观、公平、公正。

职业篇

文化与能力体系：创造价值需要共同的价值观

任何体系的建设都离不开企业文化的指引。要成功地实施战略绩效管理体系，就必须致力于建设一种与公司的战略绩效管理体系相融合的高绩效的企业文化。

SPH 的绩效文化主要强调考评观、效益观与分配观，具体体现在目标、过程、结果三个方面。从目标方向上来看，主要强调战略意识，促进个人目标与组织目标一致；从过程来看，主要强调动态监督、及时调整，促进人尽其能；从结果来看，促进按绩效分配，绩效是衡量企业、干部、员工的唯一标准。

公司的战略绩效管理体系是从无到有、从不完善到完善的过程，因此需要全体管理人员不断提高相应的管理能力和专业知识，转变传统的管理理念和方法，以适应公司的变革及发展。同时，这也对绩效管理人员（决策机构、执行机构和支持机构）提出了更高的专业和能力要求，不仅需要掌握战略绩效管理的相关技能，还需要站在管理的前沿不断地进行深入研究和全面掌握，才能够适应绩效管理体系的变革和公司发展的能力要求。

绩效管理的目的是在提高和改善绩效的同时，使员工的能力与企业的组织能力得到不断提升，实现企业和员工的共同发展，而薪酬、奖金、晋升或降职等只是绩效管理中绩效考核结果应用的一个方面，是手段而不是目的。绩效管理是从上至下所有员工共同的责任，需要所有员工主动参与到绩效管理中来，努力寻求绩效与组织能力的提升。

2013 年我们和北大光华管理学院共同成立了企业大学，建立了基于核心能力模型的组织能力发展系列培训课程的目的也正在于此。

结 语

如何缩短战略目标和组织能力的差距，这是企业在任何发展阶段都会面临的问题，也是我这几年一直致力于解决的核心问题。总的来说，任何一个体系都是一个从无到有不断完善的过程，通过打造绩效文化以不断提升组织能力是一种有效手段，反过来也可以进一步提升战略能力，实现战略与组织的有机结合，确保企业基业长青。

张思源，海川会人力资源与战略专家，前上海医药战略运营部副总经理。

刘凯飞，上海医药战略运营部高级经理。

唯变不变 医药人的梦想接力（1988—2018）

变与不变　医药同道三十年

张　涛

引　言

早春二月，乍暖还寒，此时的北方还是一片冰封雪笼、银装素裹，而南国却已是春意盎然、满枝滴翠。2018年的早春，清浅的暖意已在大地回春的喜悦中露出一隅，仿佛国家经济转型时期大健康行业面临的发展春天到来了。

在国家改革开放进而高速发展的大势中，笔者有幸成为中国医药人中的一员，卅载坚守，为国家医药经济的发展和广大国民的健康事业贡献出了一份微薄的力量。如今，我国医药产业也随着国家机构和政策制度的深化改革进入了新的发展阶段。此时此刻，笔者心中感慨万千。经历了医药行业30年的起落积淀，看多了同道人的兴衰沉浮，回想过去几十年的发展历程，笔者相信每一位医药同仁都有着不同的心得和感悟，中国医药行业的发展是让医药人回味无穷的历史，也是医药人成长蜕变的历史。

医药业是我国国民经济的重要组成部分，是融合一二三产业为一体，将传统产业与现代科技相结合的产业。医药业对于保护和增进人民健康水平、提高人民生活质量，为救灾防疫、军需战备以及促进国民经济发展和社会进步均具有十分重要的作用和意义。

客观地说，目前中国医药产业发展并不平衡，新医改的推进促使企业的经营结构发生变化，现行药品市场政策多变，行业盈利空间进一步收窄，医药产业高端人才匮乏，这些都需要我们认真应对。但是事在人为，存在就是道理！经历过历史长河的冲洗，医药百家、医药百人、医药百态、医药百变，如今存留下来的、还坚持战斗的同仁们都是无畏的、都是勇敢的、都是灵活应变的、都是不知进退的、都是排除万难的！

笔者自立身之始，历经行医助人、医药销售、耗材器械经销等各个阶段。书山探索、商海沉浮，笔者不才，谨以三个 10 年阶段的切身感悟与广大医药同道者发生共鸣！

我们炎黄子孙历代都倡导孔孟之道，儒家文化的"仁、义、礼、智、信"等观念对我们华夏儿女的行为规范产生了深远影响，每个医药人从思想上和行为上都应不断地修炼自己。积攒了 30 年医药人的心得，笔者对此深有感触，分为以下三个境界：

第一层境界——过去十年"心"字篇

初心—忠心—爱心—恒心—决心—核心—诚心……

笔者自入学伊始，经历了中国医药改革的全过程，这个过程也是笔者个人成长的历练期，历经医科专业的学生、医生、外企代表、国企职员、私企合伙人（职业经理人）、医药自由人等诸多身份变化。直到今天，笔者依然在不断地探索和创新，不断地创业和奋斗。回想初心，中国医科专业学生在入学之始就曾庄严立誓，献身医学，热爱祖国，忠于人民，恪守医德，尊师守纪，刻苦钻研，孜孜不倦，精益求精，救死扶伤，不辞艰辛，执着追求，为祖国医药卫生事业的发展和人类身心健康奋斗终生。现在回想起自己曾经青葱岁月中的热忱与纯洁、神圣与高尚，仍然历历在目。

恪守做好人的道德，可以提升能力为人杰；秉持做好药的信念，企业可以稳健发展。因此，有能力甘愿奉献的医药同道，应更积极、更努力、更自律，共同携手建立公平公正、有道德感、有奉献爱心的医药盛世。

当前医患关系的紧张和优质医疗服务资源的相对不足，也让许多同道相信医疗服务市场还有巨大的发展和优化空间。因此，笔者相信，好的医疗服务需要医药人拥有慈心、善心和决心——以病人为中心，视患者如亲人，回归医疗事业本质，不完全把追求财富作为唯一目的；还要抓住临床疗效这个核心，进而建立起合理的医疗服务分配体系，让真正有疗效的药品更容易进入临床使用。

不忘初心是我们医药人应该恪守的准则，不管医药环境如何改变，不管医药管理政策如何调整，不管医药市场如何艰难，不管医药未来如何发展，我们都在这里，我们要用我们的爱心对待每一名患者、客户以及我们的亲友。我们坚定我们走的道路是正确的，并甘愿把事业当成自己的人生修炼。

在呼唤以大爱服务百姓并采取更加市场化的医疗管理模式的同时，笔者相信随着产业的发展，医药大健康产业中的上下游供应商、合作伙伴会有更多的协作，共同搭建起连接消费者参与的平台，共建分享快乐关爱、分享健康的平台。

第二层境界——现在十年"信"字篇

信仰—信念—信心—信守—信用—信号—信任—信义—信誉……

《墨子》有谓：诚信者，天下之结也。人无信不立，对于医药人来说，"信"字更为重要，就像传统医药行业中广泛流传的"修合虽无人见，存心自有天知"的戒律。我们倡导每位医药人都秉持一种思想：做医生，不是机械麻木地接待病人，而是要对每一个活生生的生命负责，精准诊断，对症治疗，还病人以健康；做药品，不是把其当成普通的商品，而是为了别人的生命和健康，一定要引起高度重视。

这一两年来，伴随整体经济的增长放缓，医药产业的利润率开始下降，行业发展在宏观机遇面前面临着近期压力，企业的感受尤其明显。医药这个传统朝阳产业，也面临着利润下降和效率提升的紧迫压力，而且越来越明显。而在完善法制、树立行规、共建良好和谐的健康服务行业生态圈中，需要每个中国医药人除了低头做事外，也要抬头看路，坚持诚信为本、携手砥行，坚守伟大的共同理念。

行长远，需高信义。国家药品政策应有明确导向性，界定药品本质，澄清基本理念，在健康行业树立正向、阳光的标准，并且不脱离社会和产业的现实。目前的行业压力有降价传导的影响，理由是公众利益，但需要想清楚公众利益核心是什么，应紧紧围绕疗效这个患者利益的核心立法行政。但无论法规文件如何出台，不变的是引导医药行业健康有序地发展，其中诚信运营是最基本的要求。

国民健康是国家富强的基础，是人民幸福的资本，"健康梦"是中国梦不可分割的一部分。中国的民族医药企业不断发展壮大，健康中国梦才能实现飞跃。然而当前，我国医药产业仍处于全球价值链的中低端。因此我们医道同仁无论是出于商业发展的需要，还是守护生命的承诺，都必须明白未来仍有广阔的空间亟待中国的医药企业去发掘！

"鹰击天风壮，鹏飞海浪春。"

我们要牢牢把握住时代发展的机遇，正确应对面临的挑战，诚信经营、创新思维、务实进取，不断追求高标准、高效率、高质量的发展。

第三层境界——未来十年"创"字篇

创意分享—创造享受—创新共享……

当我们经历过 30 年的洗礼，当我们的梦想再度起航，当我们突破了前两个境界层次，当我们在现实中展望未来，当我们经历了更多思考和升华，"创"与"享"将成为我们医药新生代的主旋律。

在医药市场管理中我们都有各种各样的设计模型和营销手段，但万变不离其宗的是通过主观努力和积极应对的心态，加上勤奋好学和持之以恒的敬业精神，最后达到实现业绩增长的骄人成功，这也是大家都希望看到的。

过去传统的营销模式已经被现如今各种新兴的模式所超越和补充，国家政策的监管力度在逐渐加大，市场运营的空间在逐渐缩小，医疗行为在逐渐规范，金融杠杆也在医药领域中掀起了波澜，助推医药行业的高速发展。我国医药行业从初始时的红红火火、热热闹闹，到后来经历了电闪雷鸣、风雨交加，再到如今步入了狼烟四起、黄沙漫天的时代，各种资本、各种平台机构和各种社群都在中国改革的大潮中上演着各方博弈的情景，使我们在看到希望的同时又感觉到了恐惧。

在创新思想的引领下，在机会与挑战并存的时代中，在未来创意不断的漩涡里，我们还是我们，我们要跟上时代发展的脚步，我们也是时代的见证者和追随者，我们注定是医药新时代的开拓者。目前壹创会就是这个时代的重要产物，其在 2017 年 11 月广州全国药交会举办的"革故鼎新医学服务 3.0 合规营销峰会——医药营销的系统化解决方案论坛"中，就很好地诠释了如何为企业成长助力。壹创会的平台可以为医药生产、流通、销售、投资、管理、培训企业和医疗机构等提供服务，满足不同医疗单位关于临床产品上量的需求、临床试验及注册的需求、企业内训的需求、医生责任险的需求、医疗行业法律服务的需求、如何进行医生集团建设及适应海外期刊的需求、企业优质产品做专家共识的需求、合规财税处理的需求、地区性商业企业配送托管

唯变不变

医药人的梦想接力（1988—2018）

的需求、企业融资并购股权投资的需求。

目前医疗大健康是个比较宽泛的词，说明其有着深刻的内涵和无限扩展的外延，只要是涉及人类健康的事业和项目都属于大健康范畴，如何促进大健康事业健康良性地发展下去是留给我们医药人的责任和义务。推动大健康向前发展的动力源泉就是金融，通过资本的运作，通过金融机构为行业和企业提供支持，通过融资并购重组，通过金融投资机构的深度合作和资源辅助，利用行业的整合和推动作用，使各路资本包括民营资本深入合作，再次把行业的发展推向新的浪尖，使医药改革的浪潮一浪更比一浪高，在行业的变与不变中，达到平衡与突破，进而创造出无限美好的新时代。

在这样的新时代来临之际，壹创会的主要职责与未来规划包括了"一带三"规划——一条主线：医疗金融市场的整合者；三条辅线：公益慈善与医疗，医疗服务与中医适宜技术推广，医疗器械注册与临床试验；最终实现：全产业链上下游发展规划设计，医学专业领域发展规划设计，局部地区产业链发展规划设计，行业领先地位的表达形式。

作为坚持理想30年的医药人，我从注重产品的发展，到注重公司结构的发展，到注重医药人成长的发展，现在到关注金融资本带来的时代冲击的发展，"变与不变"就在我们身边存在和发生着。

2017年是贯彻落实全国卫生与健康大会精神和实施"十三五"深化医药卫生体制改革规划的重要一年，是形成较为系统的基本医疗卫生制度框架、完成医改阶段性目标任务的关键一年。2017年医药产业发展势头良好，虽然主营业务收入到11月末达到了11.9%的增长，但是实现利润总额却是17.12%的增长，主营业务收入利润率增长了11.15%，出口达到了10.60%。

在过去的一年中，涉及医疗服务、药品生产、流通和支付四大方面的相关政策陆续出台，制度的完善将对医药行业的未来产生深远影响。顺势而为，是智者的选择。当今中国医药产业最大的"势"，恐怕非新医改莫属。支撑国家新医改政策，也是广大医药人应承担的社会责任。

回顾过去与展望未来，此时笔者仍然相信，行业的又一个春天正在酝酿。近几年来，伴随着经济总量的增长，国家政策更强调以人为本，重视提高人力资源收益，面对更加艰难的下行压力，国家的监管思想更为成熟，各方面的法制也逐步加强。

职业篇

笔者愚见，一个以人文优先，不重资本优先，捍卫百姓健康，尊重医药行业的国家肯定是大有前途的。

结　语

几十年来，中国医药行业在稳健发展，不急不躁，脚踏实地，更像是一首在岁月中积淀而成的温暖的颂歌。

静而思之，何为医？何为药？而医药人，又是怎样的？

想来，医者，本质是助人，是扶危，也是抚慰；药物，本质是益人，是救人于病困，是增益健康；医药人，可以是一份职业，也可以是一个产业，可以是一个生命科学的奖项，甚至可以是创新科技与守护健康的荣耀，是精确诊断，是个性化医疗服务，是健康管家，是你我一起寻找的更好的健康解决方案。还可以是一家以提供健康保障为己任的企业，是卫生制度，是荣耀，是献身，是专业、信赖、关爱的化身，是每个人幸福的依靠！

医药人可以是关注你我健康的父母亲友，可以是启迪安慰心灵的鸡汤，也可以是激发我们砥砺前行的正能量。当然，医药人也是普通人、社会企业，是需要社会、政策、人文等环境养成的普通个体、经济实体。

其实，医药人也是一种精神：关爱、博学、严谨、扶持、守望相助！

一个人、一群人，一个企业、一群企业，很难生而伟大、百年不朽，但完全可以因为彼此坚持高尚信念、胸怀共同的理想，而成为健康事业的伟大捍卫者。这个信念可以是"修合无人见、存心有天知"，也可以是"不忘初心"，还可以是"做好人、做好药"。

我们常说医改是世界难题，究其原因，有人认为，如果医者无德，医改是无解的。其实，在一些对于未来社会贫富分化前景预测的言论中亦不乐观，大概是有些人对于大众义利博弈的结果缺乏信心吧。

白居易有言："寄言立身者，勿学柔弱苗。"在这里，笔者想对广大医药同道者说，请坚守自己纯洁的初心，跟随我们高尚的理想，牢记我们特别的使命与责任，为了自己的幸福、为了广大人民的健康、为了整体社会的和谐。

医药行业本身有着救死扶伤和仁心爱民的优秀传承精神，笔者相信，未来会有更多同道者遵守行业道德，共同成为百姓健康的捍卫者和可信赖的服务者，在

唯变不变
医药人的梦想接力 (1988—2018)

2018 年及今后更开放的时代，共同在传统医药、大数据、互联网、医疗服务联动的创新驱动的基础之上推进大健康事业多的元化发展，为百姓健康提供更优质全面的服务。

张涛，中国国学院大学管理科学院客座教授、研究员，海川会副会长兼器械分会会长，壹创会联合创始人。

选择大于努力

——医药行业从业 20 年有感

胡 兵

海川会发起"唯变不变"主题的书籍众筹，旨在记录中国医药激荡 30 年，也展现中国医药人各自的视角。

记忆中，仿佛是在 2004 年北京凯因的一次营销会议上，在北京大兴靠近亦庄开发区的一个度假村，我对着当时凯因的全体营销人员讲了一句话——"这个世界上永远不变的就是变"。

打开记忆的闸门，我们一起来看看中国医药过去 30 年中的变与不变吧。

1988 年开始出现医药代表和学术推广的概念，最早的一批弃医从药者大概就是这个时间段出现的，这批人当时勇敢地从体制内的公立医院走向体制外外资药企，从数人民币到数美金、从身着西装革履到频繁出入星级酒店、从步行公交自行车到出门打车，尝到了"变"的甜头的。

1998 年国家药监局成立，也开启了 GMP、地标升国标时代，药品批文就像被圈了很久的猛兽突然被放出来一般，现在的很多医药行业富豪也差不多是在那时捕获到了这个"变"，尝到了"变"的大甜头。

2005 年《中国医药报》首次出现了"第三终端"的字眼，快批快配三员促销也瞬间变成了热词。OTC 领域的 GPO 开始冒头（PTO），只不过最终从 OT 到 GPO 思想中大获裨益的只有今天的中国医药物资协会，它的成功也应归功于领头人的"变"（从原来 PTO 差价获利变成平台模式）。

2008 年，靠贩卖批文营生的一大批 CRO 瞬间从天上跌落地下，但那时发改委还主掌定价大权，医保部门也正酝酿着新一版的国家医保目录，而主导随后近 10 年医药风云的基药制度也酝酿待出。

2012 年限抗令颁布、2013 年基药从 307 升级为 520，这两个大变跌落了许多人，也把许多人捧上了天，而彼时全国独一份两票制的福建省并未引起众多医药人对两票制的关注。

2015年天象陡转，这回看来新政府是动真格的了，铺天盖地的政策刀刀见血、剑剑直指行业顽疾，两票制、分级诊疗、零差价、药占比耗占比、ABC证从有到无、一致性评价、新版医保、医生自由执业、中医诊所备案制、独立影像检验透析中心等等，让许多混迹于药圈数十载的老医药人都不由得感叹（拼命奔跑还只能停留在原地）。只不过这一次有些人停留在原地、有些人倒退回去了，而有些人（围绕两票制和一致性评价大做文章的第三方服务们）已开怀大笑、有些人（新版医保预期获益者、从药改医者）还在憧憬美好的未来……

回到中国经济全局更大的格局里，纵观改革开放40年，几乎每一个阶段成就的富豪级别人物，大致上都会遵循如下脉络：

1978～1998年，贸易、批文成为先富起来的手段。这就致使当时的许多人认为：搞导弹的不如卖茶叶蛋的，知识、科技似乎没有价值；

1998～2010年，住房从分配制改为完全市场化，土地GDP是这十余年里的主旋律。当初一猛子扎到海南的下海者、先知先觉者扭身北上杀向房地产，于是乎几乎都赚个盆满钵满，而之后的新入者和接盘侠们就只有哭的份儿了；

2010年至今，国家科技奖的连年颁发、BATJ新富崛起，彰显着科技的力量，知识、科技终于值钱了。

比对中国医药行业30年与中国经济全局40年脉络，似乎可以看出类似的轨迹：简单纯粹的机会主义关系至上仿制跟随逐步移向技术至上原创领先，而且随着新农村时代的到来，越来越多的大佬们着眼于农村、农业，与之相对应的是分级诊疗新国策也导引医药人扑向基层，只不过如同医药行业的互联网化远远落后于其他领域一般，这个行业机会主义依然大行其道。

海川会这次众筹书籍的主题是"唯变不变"，而我的题目《选择大于努力》似乎与主题不相及，然而您若读完上面洋洋洒洒千字后，是不是体味到了医药行业30年"变与不变"里所蕴藏的更深刻含义呢？

不变的是政策和商机，一直在变的是每次变革总有人麻雀变凤凰，也总有人跌落崖下。

通过观察医药30年风云人物变幻和跌宕发现，每次踏上塔尖的人中翘楚其实并非比其他人更努力，只是他们能够踩准时代的节拍。

职业篇

如果你觉得过往的选择有所偏颇，那么未来的医药新时代，您是否又重装蓄势待发了呢？

　　这篇文章与所有还坚守在医药行业的同道者们共勉，也送给已从青年变成中老年但依然坚守行业并再次做出新选择的自己。

专注基层医疗服务基层医生

学医从医 9 年 + 药械 20 年的医药老兵

胡兵写于北纬 27°红海边

我的高管十年

曾兆辉　中科生物副总裁

弹指一挥间，时间总是那么巧合：1998 年 -2008 年的第一个 10 年，2008 年 -2018 年的第二个 10 年。从 1998 年那个火热的夏天，我满怀激情和理性走出校门步入社会至今，已经参加工作整整 20 载了。20 年的时光承载了我太多的感恩、感动和感怀！感恩亲人、朋友、同事、领导的支持和关爱，感动自己 20 年如一日在医药领域的坚持和坚守，感怀"岁月如梭，韶光易逝"的无奈。

2018 年春节前接到四哥、"海川会"会长王海发来的信息，关于海川会系列书籍第一辑《唯变不变》定向征稿，其中信息内容"我们送给大家的不只是一本书，而是一辈子的梦想！您将是点亮后来者心灯那个人"很是打动我的内心，感谢四哥，让我重新梳理心绪，对自己 10 年的高管生涯做一些审视和回顾……

"夫生者，天地之大德也。医者，赞天地之生者也。"这句医者名言一直影响着我！

1998 年，我从临床医生跳槽到医药企业做一名医药代表伊始，便坚信我的选择是正确的，因为所从事的职业是光荣而神圣的，医药代表虽然不像医生直面病人的疾苦，但他可以提供专业前沿的医药知识，是医生治病救人的有效武器。因此，不管医药环境发生怎样的表化，我都一直以努力拼搏、自信坚定的心态面对我每一天的工作。从 1998 年到 2008 年这 10 年是我成长的十年，也是我从一名医药代表、区域主管、地区经理、大区经理、销售总监磨砺成公司高管的蜕变历程，这 10 年也是中国医药市场发生天翻地覆变化的 10 年。这 10 年间，我有太多的难忘记忆，初入职场时的领路人刘学余总经理对我恩重如山。虽然现在我做管理工作已经 10 年，但管理最实质最本真的理论都是建立在刘总对我的教导和影响之上。德国勃林格殷格翰的"糖适平"也是在他的带领下，20 年前就成为了中国内分泌领域降糖药第一品牌。由于军人出身，他对我们的管理极其严厉，这也无形中历练了我们做事情的意志并提升了我们的品性——不管面对任何困难，都要竭尽全力，不言放弃；做人大于一切，做事就要扎扎实实。

2008年3月-2018年至今也整整10年了！这10年的高管职业生涯，也是我收获和升华的10年。回顾这10年的职业生涯，可以划分为五个阶段：华润双鹤的内分泌板块——北京万辉双鹤药业有限责任公司；华润双鹤的儿科线及创新药板块——北京双鹤药业销售有限责任公司；华润双鹤的自主推广板块——华润双鹤医院推广部；西藏诺迪康医药股份有限公司；中科生物制药股份有限公司。虽然我这五个时间段所工作的企业属性、组织结构、产品类别、销售模式与领导风格都迥然不同，但是这段不同环境的工作经历都给予了我铭刻于心的记忆。这种记忆给予我成长的磨砺，给予我收获的幸福，当然也给予了我独行的孤寂和失败的自责。我感恩这一切，感恩遇到的每一个人，感恩所经历的每一件事。

每一段记忆都会因一段共同奋斗的岁月和一群打拼市场的兄弟情谊而深存于我的脑海。2008年3月，我有幸升职为华润双鹤三大核心战略板块之内分泌战略板块"万辉双鹤"的高管。从此，我的所有时间几乎都与华润双鹤内分泌领域的发展和糖适平、卜可、列洛的销售密不可分了。"万辉双鹤"作为国内最早通过美国FDA验证、拿到CGMP认证的医药企业，承接着华润医药打造中国降糖药第一品牌的重任。"万辉双鹤"全员经过三年的拼搏努力，使糖适平单品在2010年销售突破2亿元，同期向市场导入卜可（缓释二甲双胍）、列洛（吡格列酮）、合平（降糖复合制剂）等一系列降糖产品；建立并打造了一支专业、果敢的内分泌专业销售团队，也建立起全国内分泌专家及处方医生网络，覆盖全国3600家医院终端，这一切举动为双鹤药业内分泌板块的发展奠定了坚实基础，亦为本企业在外企林立的糖尿病治疗领域树立了中国民族医药品牌。在"万辉双鹤"做高管的五年是收获最多的五年，我在此也经历了盲目自信所遇到的挫折和打击，如果糖适平在核心办事处自主推广的基础上实施"2010年创新营销模式"，在销售薄弱区域上利用社会优势资源匹配有能力的推广公司，那么糖适平到今天应该单品销售已超过10亿元。但由于我个人的盲目自信，一直力推自建团队自主推广，而不相信代理商的专业能力，使糖适平错过了最好的增长机遇，这也是我作为高管在职场上最大的遗憾。在这里要特别感谢聂文辉总经理对我的包容和理解，也特别感谢华润双鹤李昕总裁对我的信任和支持，也要感谢在万辉双鹤一起陪我拼杀市场的兄弟姐妹们！"万辉双鹤""糖适平"，这些字眼将永远渗透在我的血

唯变不变
医药人的梦想接力（1988-2018）

液里！此阶段我认为能与同仁分享的最大经验就是选择和努力同等重要，当您感觉最成功的时候，一定要静心思考，审视自己且认清自己。

2011年3月，由于华润医药整体战略的调整，万辉双鹤将承担华润医药国际化生产代工OEM的主要职能，万辉双鹤整体重组整合，李昕总裁3月下旬在双鹤总部就任命康总和我为双鹤销售公司管理班子，我配合康总拓展华润双鹤儿科线、新特药产品线以及华润医药新收购企业上海长富产品的市场销售。这次调整转变，使我从单一产品线运营管理提升到了多领域的产品组合管理，从自主专业推广模式到适应市场多元化营销模式的转变，并负责双鹤药业儿科、骨科及心脑血管领域的市场拓展及营销模式的创新。

我通过自主学术推广＋精益化招商代理＋专业化的市场学术支持服务＝深度整合社会优势资源，最终掌控终端，完成销售指标。通过如此转型改变，来自IMS的数据显示，儿科线产品珂立苏三年复合增长率达60%，在PS制剂市场份额中占43%，2012年单品销售收入过亿元。小儿氨基酸系列产品2013年市场份额达62%，处于行业主导位置，为中国儿科营养支持建立了中国的氨基酸使用标准和循症医学证据。2013年北京双鹤药业销售公司销售收入达5.2亿元，新药部儿科、骨科及心脑血管领域的销售规模达2.6亿元，这使2012年及2013年双鹤药业销售公司在双鹤各业务线中指标达成及增长都表现最佳，并使儿科领域被确定为华润双鹤的第四大业务战略板块。

在双鹤销售公司三年多的时间里，让我重新理解了销售的定义"销售是阳春白雪，销售是下里巴人"。中国的市场太大，没有统一标准的模式，只要有市场需求，把产品卖出去，满足客户及企业发展的需求，就是成功的销售。这看似简单的道理，可都是我在市场拼杀中总结出来的，这是销售公司康总的口头语，也是她实践出的真知。

尽管一切对于我的高管生涯而言都显得顺风顺水，然而最终也还是在销售公司，我决定离开我已工作近15年的企业。这也要感谢康总对我的历练和指导。真心而言，没有销售公司的三年历练，我没有信心离开华润双鹤。而在双鹤销售公司的三年，我认为与同仁最大经验分享就是，管理好你的老板与管理好你的团队同等重要。工作业绩是你骄傲的资本，但不是唯一。

我离开华润双鹤后，由好友"创新梦工厂"的人力资源总监李心霞推荐，本着试一试的心态，于2014年6月入职到了西藏药业。

职业篇

西藏药业是西藏第一家上市医药工业，也是我入职的第一家民营企业。我任职西藏药业股份公司的副总，兼任西藏药业销售公司的总经理，负责西藏药业四家生产基地所有产品的市场运营及开拓销售，负责心脑血管线－诺迪康、骨科线－金罗汉涂膜剂、肝胆线－十味蒂达胶囊、儿科线－小儿双清颗粒等六个核心产品的整体市场规划和销售。经过对市场深入调研和充分研讨，我借助过往的专业积累，明确了适合西藏药业快速发展的营销模式，重新搭建医药公司组织架构及运营团队，并制定了西藏药业未来五年的发展规划。

可以说，在西藏药业我的每一天都信心满满，每一天都激情满怀。虽然我在那里工作只有一年时间，但是西藏药业的创新务实的销售模式、专业合规销售体系，使产品品牌和企业形象在市场上重新强势回归，同期销售额也有大幅度增长，同时也使西藏药业的整体运营团队精神面貌焕然一新。

但最终由于股东间的权益斗争，我不得不选择离开。然而，令我最难忘记的却是西藏药业销售公司团队那质朴的笑容和热火朝天的工作干劲。在这里我要特别感谢一起陪伴我在成都春熙路的金茂大厦度过艰难时光的原西藏药业商务总监刁洪峰、销售总监刘立斌、销售副总监陈学军、产品经理矫阳和于嘉辰，感谢这些兄弟们的不离不弃，一直支持我走到了今天。西藏药业的"宫斗"也让我明白"资本是硬实力，市场销售的主导是一个医药企业的重中之重"之道理。

2015年6月，随着石总对中科生物的收购，我也正式进入到第一家生物制品企业，任职中科生物副总裁，主管中科生物疫苗及血液制品的市场拓展及销售。疫苗的销售与医药市场完全不同，销售模式由于山东疫苗案而彻底颠覆，因为国家的一票制要求生产疫苗的企业直接配送至区县级CDC。

于是，2015年-2017年三年时间，我们团队重新搭建起中科生物的营销体系，重新规划疫苗的销售模式及市场支持方案。果然大有斩获：从2015年销售额3700万元，到2016年7900万元，2017年实现销售1.5亿元，继而确定了中科生物原代地鼠肾狂犬疫苗的市场地位及品牌优势，也为中科生物梳理并搭建了自主专业推广及CSO专业推广相结合的全新营销模式。我从最初对疫苗领域的一无所知，到带领中科生物营销中心抢占了同领域基质疫苗70%的市场份额，自然也使我负责的中科生物的营销体系得到了疫苗行业及市场的高度评价。我在中科生物的三年管理，每一年都是挑战，每一年都是突破，三年的心路历程每一天都值得回味和反思。我要特别感谢杨建勇董事长及陈曦总裁的支持和帮助。

我在中科生物从事三年管理工作的最深警示，就是，企业内部的协同要大于一切，绝不能管理大于业务。在遵守企业流程法规的前提下，公司全员一定要有市场观念和客户意识。

作为拥有 10 年管理经验的医药老兵，每一次朝阳的升起都是全新的开始，必须要有务实的工作态度、良好的组织能力及崇高的精神情怀，对各项管理任务和指标能顺利地承上启下，高效完成组织目标和任务。在管理活动中，能明辨是非，公平公正，公私分明，赢得员工对管理及制度的认可和尊重。在不断出现的困难与挫折面前，要积极面对，接受自己，再激励自己、发展自己，从而活出最好的自己。

高管 10 年，是一段时间，是一段记忆，更是一段灿烂的生命历程。

随机应变，驾驭变化

仲崇玉

回顾自己从事医药行业这几十年，无论是驾驭变化，还是随机应变，都可以说是医药人的痴心妄想。口号容易提，做起来却太难。我想就以这个痴心妄想的开头，分享一个从业 20 多年的医药人所经历的变化和思考。

第一部分　客户，还是客户

医药行业的客户，最基本也最核心的就是医生，过去现在将来都是如此，其余的只不过是市场准入的关口而已。

尽管市场准入的力量在生意上的权重越来越大，但我们还是先按下这头，优先讲讲医生这个客户群里的变化，失去这个基本面，医药代表的存在价值都是个问题；而离开医药代表去谈医药行业，也是不着边际的。

医药行业里，很多人都有一个错觉：医药代表的水平在逐渐下降。甚至随着沸沸扬扬的医药代表的备案制度的推出，认为医药代表这个职业要么趋向回归，要么趋向没落。

公平一点说，与过去的医药代表相比，现在的医药代表要强太多了，无论是知识结构、行业视野、专业技能，还是应对复杂环境的能力。

唯一不同的是给客户的感觉，无论是拜访、开会，还是其他学术活动，客户的感觉与过去已有明显的不同。可是这种不同，医药代表单方面能负起多大的责任？行业无情地向前发展，医药企业的管理体系，让团队可支配的资源和使用方式只会更加有局限性，医药代表被赋予的权利和责任应该如何关联？

包括我在内，很多老一批医药代表都觉得当时自己做得不错，而我们把这种不错的感觉与自己的能力挂钩，现在回想起来不会觉得脸红吗？

那时，市场准入没有现在这么大的权重，客户的求知欲旺盛，竞争对手还不需要突破底线来增加各自的竞争力；行业的高速增长也掩盖了很多尖锐的冲突，人与人相处还以温文尔雅为主色调。公司的规定就是合规条款，公司的每一场活动对于市场来说都是新鲜的，也恰好迎合了客户自身的发展需要。这不是那个时代医药代表的辉煌，而是市场的辉煌。

不幸的是，这样的和谐发展的局面已逐渐变成了人们习惯的预期。这些预期来自我们自身、来自高层、来自总部，也来自投资方。觉得这一切都是可以持续的，直到难以为继的指标与现实发生了激烈冲撞。

开始的不顺，是从团队中的某些个人开始的。那个时候，管理者还可以责怪他们的能力有问题，因为其他人毕竟可以完成任务，解决方案就是辅导他们、培训他们、开导他们，给他们压力，敦促他们进步。微小的进步都可能会更加刺激这些"管理"力量的升级，直到发现完不成任务变得越来越普遍。

团队无助感的弥漫，引发了部分人对于公司战略的质疑。可是，这些质疑只会带来傲慢的无视或者粗暴的反击，他们认为负责执行的人没有能力评价战略，甚至会将质疑者划归为问题员工。

难道以上这些就能得出医药代表的辉煌不如过去吗？这些都只是现象，说明不了什么。可是有一个问题不容易回答：什么是好的医药代表？对照医药代表的工作职责描述，是不是可以评估？恐怕很难；对照医药代表的胜任力模型，是不是可以评估？恐怕也不能；更不要说产品知识考试、产品演讲，或者角色演练的打分、销售技巧的考试、报表的填写情况了，原因是众所周知无须解释的。

如果过去这么多年的实践都不能界定好的医药代表，那么过去的医药代表很难把"辉煌"据为己有。唯一的希望，就是看未来。有人说，现在呢？其实行业现阶段彰显的不是医药代表的能力，而是公司的决策能力。市场规则在改写，要出面应对新规则的不是医药代表，而是公司的决策层。把医药代表推到风口浪尖，可能会彰显出决策者的不作为。

作为药企的代表，医药代表对客户的价值恐怕也需要重新界定。所谓学术、关系、内容为王，显得太过抽象，或者太过自说自话。客户需要什么？客户仍然像以前那样缺少前沿的诊疗信息吗？客户仍然像以前那样缺少学术交流吗？长期的习惯，已经扼杀了我们的想象力。这种想象力的坚硬边界，也严重滞碍了公司内部的支持部门和管理体系的创新。

我们的讨论到了这里，又不知道会引发多少人冲动性地提问：那你说现在的客户需要什么？这个提问代表的是传统思维的惯性。我们唯一能假设的，是假设客户的确有学术上的需求。至于那需求到底是什么，我们需要与客户一起去发现。

和客户一起发现学术需求。这句话实际上重新界定了医药代表的崭新能力。这个新能力也许就孕育着医药代表即将到来的辉煌。

要和客户一起发现？代表，你凭什么？管理者又给了代表哪些支持？

第二部分　应变，先要"随"与"机"

随机应变，是常常被挂在口边的习以为常的一句成语。深究起来，这里面的很多东西都很大，甚至可以说很复杂。

"随"，并不是人的本能，"抗"才是。细想一下，无论是工作还是生活，是不是这样？遇到变化，我们莫名就变得挣扎；遇到批评，我们本能就要争辩；遇到不知道，我们会自动装作懂得；没听懂的笑话，不由就跟着笑起来。作为成人，不挣扎、不防御才算是超越了本能，是后天学得的能力。

"机"是什么？机就是透过现象看到的真相：团队士气不高只是现象，而真相呢？这个季度业绩不好只是表象，真相呢？某人是个刺儿头只是假象，真相呢？在没有真相的时候就做出反应是本能，而不是后天的能力，看见真相才算是训练有素。

没有"随"，也不知道"机"，很多人照样"应变"，活生生地诠释了愚蠢，成就了自大傲慢假强势的印象，事后无论结果如何还会振振有词。很多企业叫嚷着转型、学术推广，都值得深究，是不是这种傲慢的再现？

如果把镜头拉近了看，每个医药代表都在面对不一样的销售局面，每个人都有所不同；如果把镜头拉远一些，每个医药代表的行为无一不是反映出整个行业的销售现状，每个人又都差不多。

把时间快速回放，有几个节点，我们一起经历过合规元年，自那一年开始，每家公司都要重视财务上的规范；我们也一起经历过上市新品速度下降的那一年，于是，人均产出压力上升，行业人数到达峰值，之后过不断爆发的事件仍然在记忆里，就不多说了。

在这其间，终端客户的话语权在下降，准入的重要性在上升。管理从指南向目录转移，考核从市场份额向人均产出转移，合规从书面向行为转移，培训从实质向形式转移，裁员忽明忽暗地进行。销售和管理都发现，曾经有效的办法无法带来预期的结果，开始探索从结果向过程的转移。

有人说，你说得不对，我有不同的观点。

行业就是万花筒，每个人看到的风景都可能不一样。不一样的风景有不一样的感受，不一样的感受带来不一样的解释，对了，如何解释现在的业绩？不一样的解释会带来不一样的行为。

这是一种错觉，医药行业本身并没有走到困境，只是走到了一个更加规范的道口。这个道口，引发了很多混乱和困惑。所以说，这是人的认知困境，而不是市场本身的困境。确切地说，是当事人的困境，旁观者并不觉得。

感觉到医药行业的困境，并非来自合规、市场准入、新政策的颁布，甚至也不是来自于激烈的竞争，而是巨大的惯性遇到了弯道。可以从以下四个方面寻找解释这个困境的具体线索。

第一，公司高层：指标设置没有反映市场的现实

指标总是"高"的，因为这是普遍的现象，而这个现象掩盖了很多现实的东西。很少有人公开探讨公司设置指标的合理性，或者，指标设置的依据是什么？

这是完全可以讨论的议题，有的老板不喜欢，但是喜欢与重要并行不悖。指标设定，没有什么藏着掖着的东西。

指标的作用很大，代表公司对市场动向的整体判断，以及公司的意志。指标一经公布，就可以看出公司希望从什么角度建立自己公司的市场地位，是虎口夺食，还是另起炉灶，从中一定可以管窥公司的战略走向。指标，是解释公司战略的另一种语言。

指标的信息量也很大，不只是战略层面那么高远，也透露出管理层的小心思，比如管理层对自己的团队能力是怎么看待的，对资源投入总量是如何不放心的，对资源的分配和使用又有哪些意见。

指标透露的信号，也不只是现状，也在明确管理层对已经取得现有业绩的解释。另外，有人抱怨说公司的指标确定没有让自己参与，其实参与也没什么用处。指标确定的过程，无非是自下而上或者是自上而下这么来回折腾而已，最终还是要有人拍板的。

如果你真的相信以上所说的，那么就应该能够迎来一场关于指标的讨论，事实上是想多了。很多指标是年底之前就拍板的，拍板的主要依据是上一年的实际销售和增长率。在实际业绩的基础上，加上一个超过市场的"自然增长"的增长量，就变成了下一年的指标。这么做也不是一年两年了，以往总是行得通，为什么今年就不行了？

一，行业没有自然增长，都是每一个市场参与者共同作用的平均增长；二，比市场平均增长要快的心情可以理解，而条件更要明确；三，行业发展不是一条笔直的路，有一些弯道需要预见，也需要应对。

当指标行不通的时候，比如市场准入因素、政策因素，指标如何继续发挥激励团队的作用，就要重新审视了。在原则性和灵活性之间保持一定的弹性就显得十分重要，否则，给团队带来的伤害是完全没有必要的。

你公司的指标偏高吗？这是高层难以忽视，需要明确态度、明确立场的问题，这需要勇于承认，既定的指标是不是已经远离初心？如果不能回答，很可能预示着公司战略缺位的窘境。

第二，公司中层：管理没有反映团队的现实

这里所说的中层就是指的二线经理。而二线经理夹在公司高层与基层之间，最难作为。

很多二线经理都是一线经理升上来的。很难做到全须全尾地提升，往往会拖泥带水。角色变了，思维没变；职责变了，行为没变。从管理销售人到管理管理者，方法变了，方法论没变，非常别扭。

具体的事情，由一线团队做了；战略的事情，有高层去做了，二线经理管什么？于是很多二线经理行为上去查漏补缺、语言上变成励志的布道者。只要思维没变，二线经理的管理效果就不会出现。

在二线经理的思维中，排在第一位的是注意力。二线经理看什么听什么？这比做什么来得更重要，因看不见就做不到，看不见却忙个不停，只会让人感到身上发冷。这不是什么危言耸听，不然就说说二线经理到底应该注意什么？或者，二线经理注意到的，哪些是一线团队没有注意到，高管团队也注意不到的信号呢？

简单来说，二线经理不是一线经理简单的放大，而是维度的提升。

唯变不变 医药人的梦想接力（1988—2018）

二线经理首先需要注意到的就是团队的现实，包括团队所处的不同阶段、业绩以及市场活动的节奏；其次要考虑如何增加资源的总量，明确资源的分配，考核资源的使用；最关键的是要摒弃简单的结果或过程管理，研究如何提出要求才能让每个人有事做、不抓狂，有底气、不张狂，而不是整体收集和转发励志的段子。

二线管理者不该管任何具体的事情，但要确保事事都可具体、事事都可落实。这是难点，也是重点。总之，要防止管理上的缺位。

第三，公司基层：一线团队的参照系，没有反映竞争的因素

当一线团队感觉不好的时候，多半是参照了过去，比如过去我就是这么做的；或者参照了同时期的同行，比如大家都是这么做的。参照过去或者同行，可以让自己处于无辜的状态，可以理所应当地归咎于环境。

一旦可以归咎于环境，我们就有话可说了，如数家珍地述说行业的趣事，这些趣事无一不暗暗指向了一个结论：我们在业绩上的平庸非常合理。

这么说都已经让人不开心了吧。早晚的事，总要过这一回的。可是，竞争对手没闲着！我们的业绩可能因为环境的变化而显得平常，但是我们需要做一个决定：我们的市场份额是不是应该下降？

有的主管说，市场份额下不下降要看公司的战略。那么，我们希望是哪一种呢？没有人希望自己的公司市场份额下降，因为那样一来团队将很难管理。

即便公司市场份额的下降是总体趋势，也不是所有的区域市场都会下降，还是有事在人为的空间。同时，也不能把决心当管理，还是需要找出竞争条件。

我曾目睹了一场对话，是发生在销售人与主管之间的对话。销售人问主管，面对仿制品的疯狂进攻，原研产品应该如何应对？主管讲了半天仍然不知所云，最后销售人说句"好吧"收场了。我相信这样的问题在那个团队里再也没有人会讨论，可是那个问题却从未消失。

当然不是所有问题都有答案，也包括这个问题。可是，既然没有答案，何必浪费时间去解答？既然没有答案，身为主管为什么不去继续寻找？也许因此触动了公司的战略调整也未可知。主管的责任，是参透公司的战略，让战略不模糊，竞争保持优势，执行没有苟且。

我们依旧可以参照过去、参照同行、参照同级，也可以考虑参照一下自己的竞争对手。要防止竞争缺位。

职业篇

第四，公司销售：销售没有反映客户的洞察

很多销售人只是关心怎么见得到客户，或者见到客户说什么才有效，如何应付强势的客户。总以为自己缺方法、缺经验、缺少好产品，缺少好政策好战略，而我们对于最最缺少的却视而不见，那就是对客户的洞察。

销售人不见客户的时候，智商绝对远远高于见到客户时候的智商。好像见到客户就断片了似的，大失水准。为什么？就是因为在客户和销售人之间隔着什么，那就是"自我"。当销售人想着自己的指标，想着自己的活动、自己的产品、自己的事，就妨碍了对客户的了解。

每个销售人要想渡过难关，就应心系客户。这是一句口号式的思维方式，因为太像口号，所以很容易被忽视。再说得拗口一些，就是以客户之心为心、以客户之念为念，心心念念，只为客户就对了，竞争的优势自然就可以确立了。

每个人都是环境的孩子，但是每个孩子也都在环境中成长。成长的速度，决定了每个人内心不同的感受。

"随"是一门值得拥有的功夫，只有先"随"，才能"见机"，才能应变。

第三部分 驾驭改变，先找到不变

找不到不变的东西，变就失去了中轴；失去了轴心，变化就会失控，那种失控的感觉让人时时想要停下来，改变当初的决定。

在这个唯变不变的现实中，果真有什么不会变化吗？有，那就是人性。具体来说，一，客户关注自己的热度不会减少；二，客户的注意力稀缺，这是事实也不会改变；三，客户的需求依然需要探寻；四，客户需要更多更深的合作也不会变。

沿着这个思路，我们现在试着去界定医药代表下一阶段的能力框架吧。这是屡试皆爽的动议，任何人都可以选择漠视、评判、质疑、嘲讽或拒绝，也可以选择加入我们一起探讨。

在崭新的发展阶段，医药代表的行为目标是什么？

第一，悬置客户的需求

不要武断地认为客户需要什么。这一点，目前的任何公司内部恐怕都有。我

唯变不变 医药人的梦想接力（1988-2018）

们明确惯了，很难去面对不确定，很难在不确定的情况下开展工作。不确定，似乎就会被认定为战略上的缺陷。这简直是对战略制定部门的挑战，是对支持部门的挑战，是对管理的挑战。这也的确是个挑战。

过去，我们总以为知道客户的需求。所谓探询，实际上也只是印证，因为我们的解决方案是现成的，以资料为证；过去，我们总以为客户的需求是问出来的，实际上问出来的只是客户的观点，而观点是随着不同的场合而变化的。

第二，引起客户的注意

长期以来，医药代表能做什么、想做什么，都已经形成了客户的固有印象，或者说是一种模式。这种模式一旦被识别，客户的注意力就滑掉了、走开了。对于医药代表而言，就已经失去了客户的注意力，至于你接下来做什么，只是在完成自己的任务而已，与客户没有关系。但是引起客户的注意需要付出一定的代价，如果事实上没有什么值得注意的，客户是要反感的，甚至比反感更强烈。

过去，我们总是用通用的语言与客户沟通，让客户一下子就辨识出我们的行为模式，也一下子就消除了客户的任何好奇。没有了好奇，也就没有了注意力；过去，我们习惯了效仿别人的做法，结果就是言行的严重趋同效应，因为特立独行是需要实力也需要代价的。当然，更大的代价是失去了客户的注意力。

第三，引发客户的共鸣

时下要与客户有共鸣，对于很多人来说恐怕难于上青天。迄今为止，只有人教我们如何讲道理、讲故事，却从没有人教过我们如何与对方产生共鸣？共鸣的发生需要三个条件：有值得共享的信息，有值得认同的共理，有无须思考不由自主的共情。没有一定的洞察能力，想要共鸣，几乎是不可能的。

过去，只有少数的人能够做到与客户共鸣，而大多数人则来不及做。再说，公司也不考核这个。再说，客户稀罕与我们共鸣吗？我们何曾真正在意过客户呢？

第四，深入对话的能力

我们多久没有就一个话题与客户进行交流了？哪一次不是打个招呼就被弹出去了，哪一次不是频频地转移话题？表浅对话，这是关系难以深入的直接原因，或者说关系难以深入的明显特征。深入对话的能力，谁又曾训练过我们，考核过我们，都说内容为王，难道不是对话为王吗？

过去我们讲究过对话吗？客户问"什么事"，我们如何接才能把对话引向深入？有人问客户：你的处方习惯是什么？我们准备如何接住对方的各种反应？如果对方说："我没有习惯，该说什么用什么"。或者霸气一点："谈不上习惯，想用什么用什么"。那么这样的对话可能持续吗？还有人想知道客户的处方观念，那要怎么通过对话发现？都不轻松，不是吗？

第五，构建信任的能力

这是几近废话的忠告，提及这一点只是因为我们太容易忽视了。我们一直以为信任是双方的事情，实际上是默认为单方面的事情：对方不肯信任我。单方还是双方，我们不用再争论了。信任是很重要的，而且信任源于自信，我信任自己、信任对方，信任才会发生。构建信任需要用更加结构性、更加系统性的方式去一步一步地做。没有信任，一切方法都不会有效；有了信任，一切方法都是多余。

过去我们把什么情况当作信任，熟悉就是信任吗，有关系就是信任吗，有合作就有信任吗，有学术上的交流就是信任吗，有情感才算信任吗？或者，我们真的信任客户吗？对照周会讨论，谈起客户时的场景。

最后，不要忽视技术。任何辉煌都需要以最新的技术为内核，无论是数据、人工智能，还是客户关系管理系统。拒绝技术，也就等于自毁前程。

唯变不变，所以更需要驾驭改变，从容应变，随机应变。

仲崇玉，思谋医药咨询创始人。见证了行业20多年的变化，从一线代表到总经理，从中国市场到亚太地区总部，从不同的视角经历了这场变化，其间著有《医药代表的五把利剑》以及《销售经理的22条军规》。

唯变不变

—— 一个人与一个时代的变与不变

杜 臣

2017年自己真的变了，就在"中国医药舌头圈"三周年庆典的当日（7月28日），我办完全部内退手续，轻松参加了这个医药界朋友圈的庆典。此时距离我参加工作首日（1982年2月6日）已整整35年半。就在当时我深切地感到，内退乃至三年后的正式退休不是自己职业生涯的结束，而是职业生涯下半场的开始，而且是刚刚开始。

如果说自己职业生涯前半场的使命是提升能力，带领一家企业走向巅峰，那下半场的使命则是支持和辅导人才挖掘自身潜力及价值，实现自我；支持和辅导企业凝心聚智，创造辉煌。

如果说践行职业生涯前半场使命需要自己身体力行，既要明画深图，又要带领队伍冲锋陷阵；那践行后半场使命则需要自己把握住教练、导师和顾问位置，忍住行动的冲动，开发人才和企业的心智模式及内生潜力，引导并推动人才使企业做有价值和远见的前行。

这就是变。是自己主动选择的变，但是这种自己选择的变化却丝毫不会减轻对自己的考验。从职业经理人向顾问、教练和导师的定位转型，从自己身体力行向引导和推动人才及企业转型转变，从直接创造业绩到间接创造业绩转轨。

如果说在变化中有恒定的因素，那就是自己的价值观在上半场被发现，在下半场去主动践行而且不会改变，只是随着时间和历练更加坚定与明晰。

自己的价值观是什么？价值、自由、成长。

价值。是自己对社会、事业、朋友、家庭和自己的内心承诺。不虚度光阴，不欺骗自己，不欺骗别人，不破坏环境。不做让自己后悔的事，不做因小失大的事，不做给未来造成麻烦的事。做对社会、事业、朋友、家庭和自己有价值的事情，点点滴滴积累，为社会进步贡献自己的力量。

自由。努力创造思想自由、时间自由、人身自由、经济自由的环境。自己深信只有在自由的状态下才可以发挥出自身的潜能，才能为社会、事业、朋友、家庭和自己创造价值。

成长。成长无关年龄，成长不仅仅是身体的成长，还应该包括技能的精湛、心智的成熟、经验的内化，所以即使你身体衰老了也不会影响到你的内在成长，而这种成长会有益于价值、有益于自由。

主动退休不是自己职业生涯的第一个变化，也不会是最后一个变化。往前推的第二个变化是自己从技术工作者向管理者的转变。虽然这种变化是缓慢、有些漫长而且没有一个关键时间点，但现在回想起来，仍然庆幸且甘苦自知。

现在我经常与从事专业工作的年轻朋友讲如何主动适应从专业工作者向管理者的转型过程，如何避免陷阱和弯路，而自己当初则是懵懵懂懂走过来的，甚至是没有预知和感觉到这种转型。

第三个变化则是工作和生活地的迁移，在从参加工作到 1991 年在黑龙江依兰县，从 1991 年到 1999 年在唐山市，从 1999 年到现在在北京，这中间在昆明生活了四年多。地域的迁移虽然是外在的变化，但是对自己内心的影响是不可估量的，每一个城市都有其独特的生活习惯和韵味，每一城的山山水水都造就了那里的人，而自己每天都要与这种文化的人去接触并要依靠这种文化的人实现自身的业绩和价值。

这三种变化就是我人生的三个台阶。支撑这三个台阶的是以下三个不变的方面：

第一，农民的朴实与勤勉。许多人不愿意承认自己的农民本色，而我却视此为骄傲。父母是农民，所以我的农民本色是与生俱来的，自己也做过农民，而且一直在使用农民的产品。这个特点体现在职业生涯中，遇事的总是从正常和朴素愿望出发，即使对方有"异常"想法，我也是照常朴实和勤勉。

第二，读书。自己也不知道此生到现在读过多少书，有几年是有记录的，每年大约 600 万字左右。从依兰到唐山、从唐山到北戴河、从北戴河到北京，几次搬家都丢过许多书，但现在仍然是"书满为患"。工作有时烦，写文章有时也烦，而转为读书则从来都没有烦过，所以说读书是我最后的幸福和快乐。

读书可以呆也可以不呆，可以记得住也可以不刻意记。五十几年下来，感觉很多书的内容都忘了，但是深刻感到许多内容都进入了自己的潜意识，不时流出来，自己有时都诧异。

第三，总是寻找改进方法。不论是工作上的还是生活方面，满足而又不懈怠，劳而不累。不断总结，不断进取，不断改进，不断自我激励。

回首总结36年的职业生涯，发现没有白费的努力，没有无用的积累，无论是经济上还是心理上，无论是知识方面还是人际关系方面，无论是经验还是教训。

自己36年的职业生涯起始点与国家改革开放的时间非常契合，庆幸自己有机会见证并亲身参加国家波澜壮阔的历史进程。如果说有成就，首先是社会环境和社会机制的转变给予了自己诸多机会。在历史长河中，自己就是一滴水，在芸芸众生中自己就是普通一员。因此，自己不要过高估计自己的努力，不要自以为是，不要好为人师，不要给人无所不知、无所不能的印象。

这就是自己的变与不变，唯变不变。

职业篇

杜臣，资深职业经理人，高管教练，历任跨国药企董事、央企控股药企董事总经理、上市药企高管、民营药企总经理，具有36医药工业企业工作经历，24年药企高管历练、12年药企董事总经理经营和管理经验。在药企战略变革、转型、扭亏为盈、人才培养方面多有建树。

变与不变

——仿制药市场规划及战略

荷花制药　李　彦

医药的发展环境一直都在变，尤其是 2015 年到 2017 年，医药企业突然要同时面对这样一些问题：两票制、药品一致性评价、医保调整、招标 GPO。这几个问题每一个都很重要，而且实质性地影响着市场。更重要的是，国家对医疗领域的改革正在加大力度，加快节奏。

在这样变化的节奏里，仿制药企的市场推广该如何来做呢？笔者提出"以不变应万变"，具体如下：

一、仿制药产品尽量集中在一两个领域

仿制药的价格往往比原研要低不少，另外，在中国特色的医疗环境中还要支付不少的渠道、推广费用。如果仿制药产品面对的科室过于分散，无论是自建团队还是招商代理的企业，都需要花费更多的市场费用。

建议仿制药企在自己的产品中选择几个在同一科室里集中推广。不仅可以建立企业在领域中专业的形象，同时还可以形成合力，专家学者的维护成本、营销队伍的管理成本、公司的培训成本、技术研发成本等也都可以下降。

在目前的几个制药公司中，比如在皮肤科口碑非常好的重庆华邦，精神科领域的江苏恩华、圣华曦，肿瘤领域的山东新时代等等。

二、对于原研在国内有一定基础的产品，重点还是强调性价比，这是不变的、永恒的论调

在医保逐渐控费的今天，仿制药的市场还是很有机会的，尤其是通过一致性评价的高品质仿制药。医生处方仿制药，主要考虑的基础还是医保、性价比，当

唯变不变 医药人的梦想接力（1988—2018）

然也有升华到对于民族工业的认同感。当然，对于这些产品，尤其是基础医院，原研的推广队伍往往覆盖不到，还是需要去做产品的教育工作。

例如在浙江华海，厄贝沙坦、氯沙坦、帕罗西汀等产品已经在美国上市，生产工艺及生产设备也是世界一流的。甚至还为原研企业做CMO，厄贝沙坦（安来）价格又是原研的7折甚至一半。甚至有不少客户参观了华海后，便激发了对于民族制药的认同感。因此，这些人不仅处方药开华海的产品，也购买了华海的股票，而成为华海的股东。其实，在其他领域也有这样的品牌和公司，如网易严选的推广点就是如此。

三、对于原研在国内没有一定基础的产品，得把自己作为原研来推广

不少的仿制药，原研产品没有在国内上市，或者在国内推广得并不完善。尤其一些原研是日本的企业，产品很有特点，但是却没有进入国内。仿制企业在这样的产品上可能需要投入比较高的学术推广费用，不排除需要去做一些课题甚至是多中心临床，为后续的专家共识、指南、路径等做一些支持材料。

另外，对于这样的仿制药企业来说，如果销售渠道是代理商，应该加强自己的市场部配置，对于一些专家学者的维护还是需要有自己的力量。

短期内，公立医院的采购还是必不可少的，尤其对于针剂、精麻毒放产品而言。所以对于这些产品，尤其要考虑市场准入问题。尤其是自2017年轰轰烈烈开始的公立医院二次议价，这个会使不少产品面临洗牌，同时也给一些优质仿制药提供了机会。

一致性评价其实对于仿制药企，尤其是对有一定实力的仿制药企来说是一个不错的调整机会。因为他们可以舍去一些不在自己主线上的产品，逐渐调整自己的企业定位，进而使自己的产品真正获得市场的认同。

职业篇

唯变不变：从控销到动销

西藏天晟泰丰药业有限公司事业部总经理　郑　佩

在 20 世纪 90 年代初，一些有品牌意识的老牌药企借助自己强大的品牌运营能力，包括持续的大众媒体的广告投入（央视、卫视），使自己多年的市场渠道运营取得了巨大市场份额。有这些基础在，品牌企业的知名产品往往在政策设置的时候忽略了渠道和终端的利益，上游渠道的大中型公司依靠自己巨大的资金实力代理一个省甚至多个省的产品销售，靠销售规模赚取利润。下游渠道的商业公司因为使用上游渠道的资金，或者因为终端客户需求而被动经营这些品种，这样没有利润空间所以没有动力去推动，自然渠道仅仅承担着"搬运工"的角色。

那么终端是什么情况呢？药店为什么愿意卖非品牌或者品牌企业的二线药品，主要原因是这些药品符合药店对经营品种"高毛"的需求，品牌厂家的药品因为价格透明、渠道混乱，用户有需求，所以药店竞相拿这些产品进行价格倒挂做促销以吸引顾客，提高药店的人气。因此，大部分品牌厂家的知名品种在前期推广得都很快，到后期就稳定在一个临界量上，每年保持 10% 以下的增长，对厂家而言，是比较稳定的"金牛"产品。

新兴控销企业的崛起

2000 年以后，新兴品牌企业正是抓住了老品牌企业的特点，绕开老牌企业的分销渠道而独辟蹊径，直供终端。在央视等主流媒体的广告轰炸下，迅速占领品牌高地，销售渠道分省级总经销、地级总经销、终端经理的三级架构体系，实行严格的市场保护和冲货保证金制度，迅速扩大市场份额，并且形成了新的销售模式——控销，此时的控销有控价格、控终端的特点。

此时的控销特点是——"控品种"，按产品线分，一个事业部有几个主打的品种，再配几个终端常用普药产品当作新药做。"控价格"，制定严格的价格体系，确保销售链条上各个环节的利益。"控渠道"，划定销售区域，并且通过市场保证金和严厉的处罚制度，来确保渠道的纯洁性。"控人员"，省级总经销管理地级总经销，地级总经销管理终端，定时召开周会、例会，每个地级总经销配市场部，加强对终端经理和店员的培训，确保政策一致性和决策层的思路得到落实。"控终端"，并不是所有的终端都供货，谁要货都给，而是在指定区域内确定一家药店经营，以确保药店的利益。第二终端有货就不放第三终端，第三终端有货就不放第二终端，把诊所终端和药店终端严格分开来。

如果说老牌企业的模式就像腾讯公司的软件 QQ，那么新兴品牌企业的模式就像腾讯公司的另一个软件——微信。看到微信用户的疯涨，就知道当年新兴品牌企业在医药 OTC 市场的疯涨了。但是另外一些新兴品牌企业在夹缝中也走出了自己的模式，从工业的角度出发，低价流通，规模取胜。我们可以称之为另类品牌企业。另类品牌企业也走上品牌建设的路子，同时也走上"反控销"的路子，媒体品牌广告照打，而且力度还很大，但是依托自己强大工业生产能力和上游原料药资源的整合，渠道还是选择全国的主流商业公司，价格做到最低，甚至更低，迅速冲开渠道并抢占市场份额。然后，品牌企业对所经营的品种结构进行调整，逐步把产品分为低毛利流通和高毛利赚钱，最终的目的是高毛品种上量。同时归拢渠道，进行一二级渠道的分销设置——终端增加分销人员，同时也要进行产品价格的维护和协助终端做店面活动，继而走上"控渠道"的路子。

老牌控销企业的反击

老品牌企业在新兴品牌企业和另类品牌企业的双重压力下，金牛产品的市场份额在不断萎缩，曾经的疆土也在不断被蚕食。因此，老牌企业除了奋起反击之外别无出路。因为市场从来就是没有硝烟的战场，你死我活……

当一头熟睡的雄狮睁开惺忪的双眼，接下来便是一声怒吼，惊天动地。

因此，老品牌企业依托自己强大的品牌沉淀和资金实力，并有强大的政府在后台撑腰，那么老品牌企业要想真正成为一头醒狮应该就是思路和方法的问题了。思路，新兴品牌的经验模式，是最好的参考。方法，就是"控渠道"，以省区行政划分，每个省只设置一到三家一级代理商，确保大区域代理商的唯一性，并按照百万级以上的标准收取巨额保证金，制定严格的冲货处罚制度，完不成任务还要扣保证金、取消代理权，这样压力就将全部转移给渠道代理商了。

这些有实力拿下渠道代理权的代理商哪个不是地头蛇，多年的市场拼杀形成了一套严格的终端和价格体系控制能力。因此，这些企业"控终端"和"控渠道"可谓是轻车熟路，他们与终端的对接和掌控自然是没有问题的。举例说明，太极集团藿香正气液，仅从四川省代理商手中就收到了3000万元保证金。当老品牌厂家价格透明、市场乱的问题解决以后，终端不用费力推广就能赚取可观的利润，自然就没有做非品牌厂家产品的动力。在品种一样的情况下，这对一些没有特色的中小生产企业却是致命性的打击。

资本整合下的控销发挥巨大威力

当新老品牌厂家手持"控销"利刃在市场上攻城略地的时候，资本大鳄们将"控销"的视野向整个产业链转移，控销从单纯的市场营销行为转变为企业的战略思维，纵向控制产业链，以产品线为单元，对从原料药生产到制剂生产，再到渠道流通，甚至对终端销售整个过程进行控制。如果原料生产厂家较少，就以原料供应为切入点，进而整合制剂加工企业和流通企业。如果原料厂家很多，制剂生产企业较少的，那么制剂企业就联合起来，共同规划、运营市场。横向来说，以强大的资本为依托，大鱼吃小鱼，或者优势互补，进行相互参股式的"控股"，比如连锁大鳄不断并购中小连锁企业；全国性大型商业公司不断参股，并购区域性中小商业公司。

本着"谁投资，谁说话"的原则，只有控股才能使"上层"的意志和战略规划顺利执行下去，这就把控销从单纯的市场营销行为上升到品种全产业链运营高度，再上升到资本运营的战略高度。但是医药市场是巨大的，单单从工业中的成药和化药来讲，其整体体量已经突破2万亿元。显然，这么大的"蛋糕"不可能一家吃完。如果说前面是医药行业"做蛋糕"的阶段，那么后面则是淘汰整合——分蛋糕的阶段。

天下大势，分久必合，合久必分，控销也该如此。因为控销的背后是实力和利益的博弈。

适合企业的控销策略才是最好的，切忌盲目跟风。

唯变不变 医药人的梦想接力（1988～2018）

控销在企业发展的不同阶段都具有战略指导意义。因此，控销应当上升到企业发展的战略高度，而不是仅仅作为渠道层面和促销层面去看待，这样才能保证控销战略实施的方向性和持续性。通过控销成功转型的品牌企业都是英雄、是榜样。榜样的力量是无穷的，英雄是时势造就的。还没有涉及控销的企业，应谨慎跟风，根据自身的销售规模、品种结构、资金实力、管理水平等因素综合考虑，在不同的发展阶段选择不同的控销策略，才能达到事半功倍的效果。

从控销时代全面进入动销时代

从终端控销到终端动销是未来医药行业的营销核心，是终端销售的支撑点。动销相对于控销而言，更注重从终端压货到消费者实际购买的环节，以解决最后一公里的问题。其实现的方式多种多样，主要包括常规促销活动和而学术推广活动两大类别。

常规促销活动，主要在宣传上包括店面生动化、买赠活动、礼品促销、抽奖活动、会员制活动、以旧换新活动等，以增加消费者让渡价值为主要方式。学术推广活动，则包括义诊活动、检测活动、会员日答谢会活动。针对诊所老板则有学术推广会、特色专科医疗项目、从业再教育等活动。

总之，只有控销和动销结合起来，才能系统的解决药品销售的问题。

职业篇

经理人应该做正臣、能臣

孙大正

职业经理人（Professional Manager），其中 Professional 是专业的、职业的意思。专业，就是精通相应的领域；职业，就是以此谋生。

然而，当今许多人，甚至是职业经理人本人对职业经理人的认识和对职业经理人的价值认知都有一些误区。因为有很多职业经理人虽然记住了职业，紧扣谋生，但却忽视了经理人的专业精通（也不考虑专业的精通与否）。

在现实中，一些职业经理人和老板忘记了等价交换，双方都想以最小的投入获得最大的产出：经理人想以次充好，想占老板们的便宜。于是，老板们就只购买他们的青春，用完就扔，互相不负责任。

怎么当老板我们不谈，因为成功的老板半是天生机缘，半是个人献身努力。我们探讨一下职业经理人应该怎么选择企业。

一要修身以诚，问心无愧：在本领上实事求是，别忽悠，诚信交易，货真价实。

二要义利结合，创造价值：选择是否合作要从公司事业发展和个人职业发展两者"合宜"的角度切入，不要为利而动，有所为有所不为。

三要忠于公司，忠于自己：遵守契约精神，为老板干也是为自己干，着眼于自己的人力资本增值。

四要以道事君，不可则止：坚持事业的价值，不逢君之恶，作六正之臣，不作六邪之臣。刘向在《说苑·臣术》中提出来臣子有六正六邪，可以作为今天经理人的镜鉴。

"六正"的第一类，是指能在事情开始之前或在未见端倪的时候就预见到将产生的结果，尤其是在有关存与亡、得与失的重大问题上能够防患于未然。

第二类，虚心诚意向君王进言，献计献策，并疏通进谏渠道，用礼义奉劝君王，对君王讲述长远的国策，弘扬君王的美德，纠正他的缺点。事业成功之后，将成就归功于君王，绝不自吹自擂、夸耀自己的功绩。这样的臣子就是"良臣"。

第三类，不顾自身地位低微，身体有病，废寝忘食地为国家操劳。为了举贤荐能，不厌其烦地列举古代贤人禅让选材等美德，处理问题按君王意旨行事，这样做是为了有利于治国安邦。这样的臣子就是"忠臣"。

第四类，对事情的成败利钝有着敏锐的洞察力，善于早做准备，防患于未然。堵塞漏洞，断绝祸根，变不利为有利，使事情向好的方面转化，让君王放心，根本用不着担忧发愁。这样的臣子就是"智臣"。

第五类，遵命守法，忠于职守，谦恭礼让，绝不无功受禄，还能将君王的赏赐转让给他人，不接受馈赠礼品。与此同时，还能衣冠简朴整洁，饮食节约俭朴。这样的臣子就是"贞臣"。

第六类，当国家混乱，国君昏庸，而别人对国君的所作所为不敢劝阻之时，敢于冒犯君王天威，批评其错误行为，不顾自身安危，只要换得国家安定，哪怕是粉身碎骨也毫不后悔。这样的人就是"直臣"。

"六邪"指的是这样六种人：

第一种人，心安理得地做官而无所用心，只知贪图富贵，一味牟取私利，而置国家大事于不顾，有知识不肯用，有良策不肯献，有能力不愿出。君王如饥似渴地寻求治理国家的高见和良策，而他却不肯尽一个仁臣的职责。他追逐自在，庸庸碌碌，混迹于普通人之中，随波逐流，还不时窥测方向，见风使舵。这样的人就是"具臣"。

第二种人，君王说的话，他都说好；君王做的事，他都说行。背地里摸清君王的爱好是什么，立即奉献上去，使君王赏心悦目，让君王收留，与之往来，寻欢作乐，根本不考虑这样做的恶果。这种人就是"谀臣"。

第三种人，内心相当阴险，但貌似恭谦，处处谨小慎微，花言巧语，妒贤嫉能。对于自己想举荐的人，就夸耀他的优点，却把他的缺点隐匿起来；对于自己想排斥的人，就大肆宣扬其过错，却把他的优点掩盖起来，致使君王由于胡乱行事、用人失察、赏罚不当而号令不行。这样的人就是"奸臣"。

第四种人，智谋足以用来文过饰非，辩才足以用来游说撞骗。对内，离间骨肉亲情；对外，挑起妒忌，搅乱朝廷。这种人就是"谗臣"。

第五种人，利用权势，独断专行，打着国家大事的招牌，重其所亲，轻其所

职业篇

疏，结党营私，掠夺财富，以此来显示声威，扩大势力。更有甚者，还擅自伪造君王的诏令来显耀自己尊贵。这样的人就是"贼臣"。

第六种人，诬陷忠良，助长邪气，使君王陷于不仁不义的境地；纠集朋党，狼狈为奸，蒙蔽君王。在朝廷上巧言令色，只说好话，在朝廷之外又出尔反尔，当面一套，背后又是一套，使人黑白不分，是非颠倒……这样的人，就是亡国之臣。

对新入职和提拔的经理人有三点提醒：

1. 师傅领进门，修行在个人：忠于公司，忠于自己，无偏无党。怎么进公司只是机缘，不要背负起额外的人际关系因果。

2. 沟通无边界，做事有组织：主动积极地建立与老板的私人关系，与一线、基层人员，融洽感情，促进沟通和工作。不越级汇报，不越级指挥，要学会运用组织体系的力量，遵循组织体系的规则，不伤害组织规矩与团队合作氛围，不做目无组织的人。

3. 边修路边开车，边磨刀边砍柴。成长中的公司有很多方面没有章法规矩和战术积累，就是路不好甚至没有路，刀不快甚至没有刀。经理人就是一边解决问题，一边建立和完善制度、规矩、流程，既不要抱怨公司没规矩，却处处钻制度的空子，也不要做"制度万岁"的教条主义者，用制度为借口来掩盖自己的不作为和懒惰。也就是说，经理人既要引进其他公司的战术打法，不断学习专业理论实践战术打法，向一线学习提炼战术打法，又要领会老板智慧与意旨，不断总结经验优化战术打法，勇敢面对挑战创造战术打法，主动沟通协作运用战术打法。

相信职场新人或刚被提拔的经理人有这七把"刀"，磨快这七把"刀"，就一定可以创造价值，筑就平台，成就自我。

希望经理人们对得起工资，对得起岁月，对得起自己，对得起老板，对得起同事。我们加盟公司的初心要明确，不忘初心方得始终，唯有此，我们离开时才会问心无愧，做到善始善终。

追求工匠精神　打造营销文明

东信医药　李建军

医药行业与人民的健康和生命息息相关，因此，医药产品的研发、生产、运输、销售和服务更需要工匠精神。工匠精神要求医药企业的研发部门在品质、工艺、技术上追求更高的境界，生产部门在各个环节更加规范、更加精准，营销部门在市场研究、品牌培育、客户服务方面更加细致、深入。

随着医改的深入和市场的发展、变化，东信医药集团在营销系统推行精细化管理，不断完善制度和流程、标准，强化过程管理和绩效考核，用"工匠精神"的高标准来提升营销部门的职业素养、专业技能、工作效率和服务质量，逐步形成了具有东信特色的营销精神。

一、统一思想，提高认识，消除"差不多"的消极思想

工匠精神是一种对自己的产品或服务精雕细琢，追求完美和极致的信仰。工匠精神的内涵包括精益求精；对此定义细而化之，应该是"严谨与专注"，即耐心、专注、坚持、专业、敬业等等。

在培育工匠精神的过程中，东信医药集团在企业文化建设和日常的经营管理中，用理念、制度和考核来统一思想，树立对职业敬畏、对工作执着、对产品负责的态度，通过抓细节管理和过程管理，将一丝不苟、精益求精的工匠精神融入到每一个环节中，不断追求完美和极致。

二、从待人接物做起，打造一支服务型的营销团队

营销的最高境界是什么？不是掌控渠道，不是掌控终端，而是为客户提供优质的产品和周到细致的服务，与客户形成和谐、默契、心心相印、互利共赢的合作状态。

职业篇

工匠精神是一种境界，是一个高度。要具备这种精神，医道同仁就需要从点滴做起，从最基本的待人接物做起。

东信医药集团致力于建设学习型的营销团队，每年定期组织营销系统的全体员工进行系统的学习交流，通过优秀营销经理的言传身教和教官的模压训练不断提高营销人员的综合素质与素养。从为人处事、团队建设、行业政策的学习到对市场商机的临场把握，简而言之，只要能提升员工的综合素养与素质的内容，都会成为东信医药集团营销团队学习和培训的内容。

三、脚踏实地，虚心学习，不断提高专业水平

药品营销人员不但要具备较强的业务沟通能力，还要掌握良好的专业知识。这些专业知识的获得，没有捷径，只有脚踏实地，每天记几个，日积月累就一定能掌握、熟知相关产品的主治功能和特点。东信医药集团通过会议、集训、自媒体和现场传帮带等多种形式开展各项专业知识的学习，不断提高全体营销人员的专业水平。

在引导员工掌握产品知识、医学知识的同时，东信医药集团的营销团队要求所有营销人员随时关注国家的政策动向，把政策研究透，找出应对方法，并时时按照上面的规范严格要求自己，不触犯红线。

四、严格遵守制度、规则、流程，打造一支高效执行的营销团队

没有规矩不成方圆。大到一个国家，小到一家企业、一个家庭，都有一个规章制度。培育工匠精神，必须要从遵章守纪、规范操作做起。

针对驻点或流动销售人员分散、难以监管的问题，东信医药集团借助自媒体技术，结合办公管理工具，将分布在全国各地的销售人员牢牢地掌控在一个小小的平台上。通过工作圈签到、周月季和年度计划、总结制度、OA流程审批制度，销售管理部门对一线销售人员的管理提升到了一个新的高度，活动、专项工作、费用开支的执行力明显提高。

五、尊重标准，抓好细节，打造一支工匠式的营销团队

细节决定成败，细节的重要性众所周知。德国制造的成功是追求标准、追求细节、追求完美的成功。量杯、天平、游标卡尺、滴管、计时器是德国人最基本

的生活工具，德国人尊重标准、重视细节的良好习惯为德国制造独步天下注入了强大的精神动力。

东信医药集团的营销管理团队用这种"工匠精神"来规范团队的每一项工作，逐步制订不同岗位的工作标准，完善流程和制度。及时复制、推广成功的经验、方法，及时处理工作中出现的各种哪怕是非常微小的问题，并不断修订和完善各种标准、流程。

六、重质量、守信誉，用工匠精神培育东信品牌

培育工匠精神，既是一种社会责任，也是医药企业健康发展的必由之路。

为客户提供的产品是否合格、运输是否规范、手续是否齐全、到货是否及时，为客户提供的售前、售后服务其是否满意，直接关系到企业和产品的品牌形象，这一切都需要营销人员和公司的生产、质管、运输等部门密切合作，高标准、严要求，一丝不苟，精雕细琢，不留死角。而这一切都离不开"工匠精神"的塑造与培养。

东信医药集团的营销管理团队通过言传身教，将这些文化理念渗透到了日常的经营管理和销售工作之中，进入到各项工作标准和流程的监管中，将精细化管理融入到东信品牌建设之中。

七、立足长远，执着坚守，用工匠精神规划前进的方向

人无远虑必有近忧，如果一个人没有长远的打算，一个团队没有长远的规划，就会像在大海上航行的小船，经不起大风大浪的考验。

东信医药集团每年都会制定年度销售任务，并分解到每个月、每个区域、每个产品。营销团队则通过精细化的管理，督促团队成员在做好每天、每周、每月计划的同时，还要结合公司的长远规划，制定各自区域的中期市场规划、品种规划，进而做到长短结合，一步一个脚印地推进。

八、勇于承担责任，用工匠精神推动企业发展

无论从事什么行业，只有勇于承担责任，全心全意地付出，才能在自己的领域里出类拔萃。勇于承担责任也是敬业精神的直接表现，任何企业和个人不讲责任都是没有前途的。

职业篇

东信医药集团要求每位员工将公司的产品当成自己的孩子般来呵护，从内心深处承担起呵护孩子健康成长的责任。时刻关注公司产品的动态，保养、装卸、运输货物时轻放轻拿，不让其受潮。随时关注公司产品的效期，效期产品要想方设法在有效期前处理，以免给公司造成不必要的损失，浪费社会资源。

　　在推进精细化管理的过程中，东信医药集团用工匠精神的标准加强管理，将工匠精神融入企业的日常经营之中，融入每一个部门、每一个岗位的工作标准、流程规范之中，成为东信医药企业文化的重要组成部分。这种精神必将推动东信医药集团走上健康发展的阳光大道，成为营销人员走向成功的宝贵精神财富。

明确的方向和全力以赴是实现职业价值的核心要素

海川会贵州分会秘书长　赖芳林

对于职业发展，我个人认为核心的两个要素是自己内心要有明确的方向以及对现有工作的全力以赴。当自己付出不亚于任何人的努力学习和工作的时候，往往会有意想不到的收获，这适用于人生的任何阶段。

大学阶段自己对医药营销职业已有初步认识

学校的就业环境让我有机会了解医药营销

我 2005 年进入国内"产学研"人才培养模式的特色高校、教育部本科教学工作水平评估中获"优秀"评价的中医药院校、教育部批准的首批有资格接受外国留学生的高校——江西中医学院（2013 年更名为江西中医药大学）的中药学（国际交流方向）本科专业学习。每次提到我的母校我都会非常自豪地加以介绍，因为学校的就业环境让我比多数其他学校的大学生有了更多的职业方向的思考。在校期间，我们会经常听到老师们给我们讲述校办企业江中红旗制药厂如何一步一步发展壮大成为国内 OTC 单品（江中健胃消食片）销量第一的上市公司，学校如何"产学研"特色办学等辉煌事迹；我们非常有幸地可以在每年的毕业季聆听到优秀的师兄师姐毕业后返校所作的就业或考研的经验分享讲座。

我幸运地成了"产学研"校企合作受益者

大学期间我非常积极地参与了各类学生组织及社会活动，参与了江西省医药学校及江西中医学院国际教育学院的教学工作，母校专业以外的培养让我更早地思考了毕业后的职业发展方向。大学三年级时，江中集团在学校选拔学生成为"江

职业篇

中营销特训班（第四期）"学员，实现企业与学校联合培养的定制员工，我第一次在申请表中将自己的职业方向填写为"医药营销"并面试表述为"医药学术营销"，很幸运，在 2000 多同学参加的选拔中，我成为了 40 余名"江中营销特训班（第四期）"学员之一。

实习阶段系统地学习了医药营销理论和实践

作为"江中营销特训班（第四期）"学员，我在大三暑假及正常学校安排实习阶段有幸实践实习（培训），在校期间每月的第一个周末在江中药业参加营销理论培训。在上市公司、国内 OTC 单品（江中健胃消食片）销量第一、国内探望病人礼品第一品牌拥有者（初元）的企业营销管理体系下，我系统学习了医药营销相关理论并结合营销实践，快速地让自己从大学毕业生实现了向医药营销职业人的转变。

在公司人力资源部培训经理、销售市场省区经理、区域经理的指导下，根据品牌拓展目标开发区域市场、完成回款任务，以 CTR 工作模式开展终端工作、实现产品动销，促进品牌成长，这是我的主要职责。在此期间，我先后被外派至山东、江西、河南，历任实习代表、实习销售主管、实习区域经理等职位。经过努力，在山东实习期间，我所负责的区域四次被评为"全国市场周销量十佳标兵"，其中某终端两次被列为"全国终端动销标杆店"；当年（2008 年）商业回款完成率达 200%，列山东第二、全国前十。在河南期间，我所负责区域实现达成动销增长 253.33%，目标完成率达 177%。在此实习工作期间，我所实现的业绩和获得的职业能力奠定了自己未来职业发展的重要基础。

这个阶段，在公司领导及同事眼中，好学、勤快和努力是我最典型的标签。那个时候的我总是不会觉得累，即使一开始跑几天全身疼，可我在同事们的鼓励下，第二天照样精力旺盛。

虽然江中这样的企业是非常值得尊敬和效力的，但是年轻气盛的我总有些任性，由于销售市场分配不能如愿的问题，还是选择了离开。

职业发展初期的努力实现了职业能力的形成

在上市公司、国内拥有 OTC 品牌最多的医药企业（优卡丹、妇炎洁、闪亮、仁和可立克、仁和清火、仁和正胃）仁和药业股份有限公司（江西仁和药业有限公司、仁和（集团）发展有限公司），我先后担任了产品经理助理、品牌经理助理、品牌经理、省区经理、全国推广经理、部门经理等医药营销职位，实现了市场部、销售部、市场推广部等医药营销细分部门的轮岗，并荣幸地对接公司各类外部公司，让自己在产品管理、品牌管理、销售推广等职业能力上有了质的提升。

在仁和这样一个快速发展的企业，公司敢于用新人，愿意让年轻人去尝试，领导更是无私辅导下属。因此，我非常有幸地遇到了职业发展过程中对我启发、帮助最大的几个"贵人"和"职业师傅"。

在这个阶段，"好学、努力"同样是重要标签，是实现自己能力提升的重要保障；机会一样要自己用业绩来把握，而在业绩方面我是自信的。

我认为一个优秀的医药营销管理人员一定是具备相对全面的职业经历和能力的。而这个阶段正是让自己完善职业经历和能力的阶段，用四年半时间实现了从员工到营销管理岗位的晋升。显然，我这样一气呵成地在一个企业实现这种进阶是幸运的。

我回想毕业 3～5 年这个阶段，如果在有一个不错的企业和职业提升平台的前提下，尚未实现职业能力的完善之前不宜跳槽，应该坚持让自己成长到羽翼丰满。

蓄势和调整之后将有机会迎来职业更广阔发展

为获得更广阔实现自身价值的平台，我 2013 年 2 月加入缺血性疾病品类第一品牌（恤彤®）拥有者贵州拜特制药有限公司。作为以处方药为核心业务的拜特制药，面临医药行业的发展形势，老板决定发展品牌 OTC 类业务，并给予我充分的信任和授权，我受命开创痔疮用药洗液品类（知己系列产品）。

一切顺风顺水之后，在即将于全国推广 OTC 类业务的时间点上，浙江康恩贝制药股份有限公司控股贵州拜特制药有限公司。公司基于对股份公司的利润承诺等战略原因暂停了"费钱"的新品上市项目。

在这个时间点上，我的内心是充满了煎熬的，一个月之内将组建的销售队伍解散，将所有花钱的项目暂停。但是我内心又是充满了期盼的，因为老板告诉我新品项目还将重启，只是需要过了利润保证期。

职业篇

揣着对老板、公司领导的期许和自己对未来的信心，自己进入了蓄势和职业调整期。

在公司的支持下，我 2015 年至 2016 年在北京大学"全国医药行业高级研修班"、国家食品药品监督管理总局高级研修学院"全国医药、医疗器械行业高层管理人员工商管理 EMBA 高级研修班"学习，2016 年开始在贵州大学工商管理硕士（MBA）研究生专业学习，自学财务、法律等相关知识。

同时，根据公司业务发展需求，进行"跨专业执业"协助公司常务副总经理进行处方药营销管理工作，具体负责协调各部门进行公司合规推广体系建设。

功夫不负有心人。

在国家陆续于各省（区、市）推行"两票制"的大环境下，拜特制药的营销模式将面临巨大的变革。自己有幸作为两票制落地负责人、推广部（销售部）负责人、合规推广落地方案的主要组织者和实施者，正有序推进企业营销模式的转型升级。"跨专业执业"的工作通过努力也得到了公司领导的充分认可，为此我获得了康恩贝集团公司和股份公司的 2017 年度嘉奖。

在新的企业环境下，虽然原项目暂停看似职业发展受阻，但同时也获得了提升自己以及"跨专业执业"的机会，并且在新的企业环境下，新发展机会也即将开启。

在这个阶段已五年多，每一个选择都将决定未来的道路，但是我不会轻易放弃自己的坚持，因为坚持下去将可能迎来更加绚丽多彩的明天。

如火青春心不老，似水流年爱已深

——王春鹏的梦中酒话

王春鹏

我似乎不是一个爱怀旧的人，托因无暇，实缘无胆，如不是老友余江舟先生再三邀嘱，或许真不知何日能顿下这孤旅天涯的脚步，向蜿蜒的来路做一次驻足深望，回味一下这倏忽过隙的 20 年百味时光。

江舟先生说，好东西要拿出来与大家分享，独乐乐，不若与众。也好！20年的时间，即便是一坛老酒也足可以升华些什么、淡定些什么、珍藏些什么、放下些什么，虽然依然在路上，前面是花柳繁华也好，山重水复也罢，成败荣辱，都可先不去管它，且把这双十春秋，和了乡愁做酒，斟满同道师友的山杯海碗，趁着今夜皓月鉴心，繁星明志，且歌且吟，老师小友们忘俗一醉，不亦乐乎！

这第一碗，当须举杯过顶，敬 20 年前把我"拐"上医药营销这条"贼船歧路"的关彦斌老爷子，1998 年寒冬初见，关总一如我今时年岁，刚将濒临破产的五常制药厂收入囊中，改名为葵花药业。百废待举，偏居五常，弹剑四顾，虎卧鹰扬。其时我尚未大学毕业，如小家碧玉待字闺中，初生狂犊也没见过什么当世英雄，只一个回合便被关总生擒活捉，自此身披葵花战旗从医药代表到市场总监，从百姓好药到五常贡米，前后八载，追随关总左右，得言传身教，恩宠有加，亦师亦友，如父如兄。自此国家少了一个靠谱的机电工程师，药行多了一个疏狂的营销策划人。

如今葵花药业已是名满天下，药满天下，桃李满天下，我作为葵花第一代核心创业团队非主流小元老，也借势水涨船高，薄取微名，葵花当年趁我疏忽绑架了我的青春理想——"在中国大地竖起中国的品牌大旗"。殊不知，追求卓越始终如一成就了我们的共同梦想——"让有太阳的地方就有葵花"！

我未曾负君，君亦未负我，正如我曾写给葵花的诗云"百亿葵花，不是梦，

职业篇

树一座丰碑见证你我：百年葵花，不是梦，炼一炉浩气传给后人"！20 年情浓于酒，来！关老爷子，敬你——满饮此碗！咱们不破楼兰终不还，开启葵花新 10 年！

这第二碗、第三碗、第四碗，当避席稽首，敬于刘天威大哥、杨阳大哥、程继忠大哥座前。天威大哥是我职业生涯启蒙恩师，20 年来以长兄厚德时时提点，甘苦与共，并肩创业，情同手足。杨阳大哥引我领略营销圣境，思维奇景，今又开辟鸿蒙复兴玉糕，创业巴蜀孝治天下，为我辈以身垂范。程大哥待我以伯乐之礼，用我以长，宽我之偏，提携无限，厚爱有加。三位大哥使我有幸以 AOBO、东阿阿胶、九芝堂三大上市公司市场总监之段位运筹全局，日夜精进，方有今日春鹏之胸怀抱负，小慧薄才。知遇之恩，重不言谢，唯连浮三白，略表寸心，江湖不老，初心不易！陈醅新酿，皆是豪情！请三位大哥满饮此碗！

店家！店家！筛酒来！

这第四，不，第五、第六、第七碗要敬郑毅、王雪光、赵忠海等诸位兄弟，自 2013 年至今五年以来，我们一同披肝沥胆，筚路蓝缕，从天瑞科健到三珍堂，从智慧工厂到健康管理，从鹿寿文化到人参科技，走过了一条何等崎岖坎坷而又充满了希望的征程！虽然伟业未竟，但信初心不改，我们要开创引领中药制造新工艺，成为"中医药现代化的科技引擎"，我们要做最有价值的中医药产品和文化，为"中华不老"——中国的抗衰老事业做出我们独特的价值创造，我们已经走过了九死一生最艰难的一程，不变已变，未来已来，"创业艰难百战多"，来！咱们同饮出征酒，再写碣石篇！

呀，痛快！

最后这碗收杯酒，一定要倒满！我要敬给矢志不渝"让阿胶再传三千年"的秦玉峰大哥，你不仅是传承九朝贡胶炼制国家非遗技艺的大国工匠，更是开创跨时代千亿阿胶产业的战略大师。我想，如果要找一个中国人都认识的来和你相比，最合适的一定是大侠郭靖！

在中医药行业，东阿阿胶是一个奇迹般的存在，东阿阿胶的高度就是传统中药的高度，东阿阿胶的未来就是传统文化的未来。而秦总，你！正是守护这奇迹的定海神针！"厚道，地道，传承，创新"，这四个词，在东阿阿胶，不是口号，是标准！在真正伟大到极致的产品面前，营销唯一该做的就是保护好产品，不让它蒙尘！

贵妃西后，皆归尘土，桑柴真火，薪火相传。昔年做东阿阿胶的市场总监，是我的大荣幸。今朝再做东阿阿胶的文化升华，是我更大的荣幸。谢谢您，秦总！让我从一个荣幸走向另一个荣幸，让我们再携手，用一个奇迹开创另一个奇迹！干杯！

如火青春心不老，似水流年爱已深。我欲醉眠君且去，万法皆非一念真。

职业篇

与医疗器械共舞二十年的日子

壹加壹商学院创始人　王　强

2018 年 1 月 2 日的武汉，迎来了新年的第一场雨，看着纷纷落下的雨滴，看着打伞匆匆赶路的行人，看着灰蒙蒙的天空——眼前的这一幕幕熟悉的场景不就是 20 多年前的重庆吗？那里有和我一起并肩奋斗的兄弟。

我的第二故乡——四川

20 多年前，业内一家知名企业的招聘启事吸引上千人报名，经过数轮面试，只有 100 人最终被录取，在总部培训一周后，这 100 人分为四个组奔赴四个城市开始为期 10 天的封闭式强化培训，我和 24 个人在总部人力资源部经的理带领下来到重庆。每天早上八点半到办事处，带着一个目标（议题）和老员工一起跑市场，下午六点到办事处集合，吃饭后集中在会议室每个人轮流汇报今天的工作，例如：如何做到有效向客户推荐产品？每个人讲完后，人力资源部经理就开始讲解公司标准的作业流程，会议经常会开到凌晨两点才结束，第二天早上八点半又开始新一天的工作，一天的睡眠时间只有五个小时，第七天就有人坚持不住，我们互相鼓励，咬咬牙终于迎来了封闭式强化培训的结业日。

Nelson、Tom 和我等七个人被留在了重庆办事处，其他人则分配到了其他办事处。Nelson 作为优秀学员在封闭式强化培训的结业日进行发言，他也是我们当中第一个当 DSM（接手区域市场第一年就让销量增长五倍以上），也是第一个离职的。还有 Tom，感谢幽默风趣、开朗乐观的 Tom，是你带给我们很多快乐。

作为营销人，第一份职业经历很重要，在知名企业工作过的营销人更容易成功，在于从一开始就能塑造良好的职业道德品牌、职业素养、思维方式和行为准则，这就是很多企业喜欢或优先招聘、重用从知名企业出来的职业经理人

唯变不变　医药人的梦想接力（1988-2018）

的原因。

作为营销人，绝大多数人的职业生涯是很短暂的，毕竟每家公司只有一个营销总监和总经理。到了40岁以后，就面临事业的又一次选择，我认识的几个朋友转型到了医疗器械生产厂家，其创业历程很艰辛。目前中国医疗器械行业85%以上的医疗器械生产企业年销售额在3000万元以下，特别是医用耗材领域，2016年以前年销售额3000万以下的企业还能生存，2019年以后因为政策带来的风险要远大于竞争带来的压力。医用耗材两票制、压缩配送商数量、持续招标降价、医疗控费、营改增、金税三期等因素会导致年销售额在3000万元以下的医用耗材生产企业和代理商将无法生存。

那么，企业要生存，就必须做差异化营销！

四招做好医疗器械差异化营销

第一招：做价格的差异化，闭着眼睛抄袭

90%以上常规类医疗生产企业采取的策略是依葫芦画瓢，而且是不动脑筋，把竞争对手产品设计的缺陷和错误也一并照搬，然后以低于竞争对手20%左右的价格推出市场，这种企业短期能生存，因为中国市场太大了，但生存得会很艰难，会面临招商难、费用大、利润薄等困难。随着竞争对手越来越多、价格越来越低，弱小的企业会随时死掉。

第二招：性价比优势，造就知名国产医疗器械一线品牌

在常规类医疗器械领域，国产品牌最终会占据领导地位，如监护仪领域的深圳迈瑞、心脏支架的上海微创、北京乐普和吉威，进口品牌会因为技术门槛低、竞争对手过多而使价格下滑严重，利润过低无法支撑企业的运营而放弃鸡肋市场。

第三招：用微创新来切割市场，成为蓝海市场的领导者

深圳迈瑞虽然是中国监护仪市场的领导者，但是深圳科曼用"微创新"在新生儿监护仪领域做得风生水起。在十多年前就有很多人说B超很难做，厂家太多，但是无锡贝尔森的超导可视人流仪一年轻轻松松做几千万元且没有竞争对手，超导可视人流仪不就是妇产科专用B超吗？只是针对妇产科的特点做成小探头而已，进行一点点产品改进，睁着眼睛抄袭。目前这种细分市场很多，如脑血管B超、麻醉B超等。

第四招：整合资源，做某一类产品的整体解决方案

从 2007 年开始，就有代理商做某一类别医疗器械整体打包项目。如把妇产科所有的设备和耗材一起打包销售给医院，近几年很多医疗器械厂家包括飞利浦都在做产品的整体解决方案。同样是完成年销售额 10 亿元，10 万元一台的医疗设备要卖 1 万台。我们了解到，2015 年左右上海康达医疗在山东的民营医院做了一个 9000 万元的项目，在广东做了一个 1.2 亿元的项目，一年做 10 个这样的项目就可实现 10 亿元的销售额。

还有更多的朋友选择做医疗器械的代理商

2016 年之前是医疗器械最好的时代，在医疗器械生产企业或代理商那里做三五年，搞定两家医院，就敢出来开公司、做代理。2016 年以后，随着医疗器械行业的日益规范，政策频繁出台。在国家和地区政府出台优先使用国产医疗器械的环境下，进口医疗器械受到冲击，销量会下滑。常规类医疗器械面临同质化竞争以及价格战。创新类医疗器械面临物价和医保等准入门槛，前期产品推广投入大、回报小，市场容量有限。

因此，医用耗材领域迎来很大转变：由"关系为王"逐渐向"产品为王"和"品牌为王"转变，由"暴利"逐渐向获取"合理利润"和"微利"的时代来临，由"渠道为王"逐渐向"大商业公司为王"转变。代理商和经销商会逐渐退出市场，取而代之的是商业物流配送商和服务商。也可以这样说，中国医用耗材领域已经迎来最好的时代，也迎来最坏的时代，未来将是强者恒强、弱者被淘汰的局面。

中国医疗器械行业的霸主：代理为王，资源整合为王，大商业为王

代理为王的模式仍将继续：高科技领域的华为、联想等企业都是先做代理起家，在中国医疗器械行业依然是这样，目前年销售额过亿元的有 40% 以上的生产企业以前是由代理商转型过来的，代表性的企业如深圳迈瑞、四川迈克、康达医疗、南京巨鲨等，在医疗器械行业为什么有 85% 以上的企业做不大，甚至亏损倒闭，在于缺乏各种资源，更在于缺乏对医疗器械行业的透彻了解、行业趋势的预判，缺乏远见、缺乏企业经营、营销战略和营销管理的水平。而深圳迈瑞等企业

唯变不变　医药人的梦想接力（1988—2018）

在做国外品牌代理商时，就不断积累渠道，如终端医院、人才、管理、资金、技术等各种资源，才能厚积薄发，才能快速成长，才能做大做强。

2016 年上海康达医疗年销售额突破 20 亿元，再次证明代理为王的模式仍在继续。

长期关注医疗器械行业现状和发展的朋友可以发现这样一种现象，近五年成长快速的企业负责人是来自于国内外知名医疗器械生产企业的高管，典型代表是上海联影，创业第四年的销售收入就达十多亿元了，其公司创业团队主要来自西门子医疗等跨国公司高管，上海联影是资源平台的整合者，特别是整合国资背景机构的投资。第一次知道上海联影，源于 2014 年 5 月习近平主席在上海视察联影，经媒体报道，当时不知名的上海联影一夜之间就火遍了整个医疗器械圈。

大商业为王：早在十多年前，国药就开始在全国各地收购本省排名第一、第二的代理商，这几年因为推行两票制，提高商业配送度，收购的频率越来越密集，还有九州通、华润、上海医药、山东瑞康、海王等大型商业配送公司的收购兼并案此起彼伏，预计医疗器械的跑马圈地运动与渠道的市场格局将在 2020 年左右完成。2017 年国药器械实施区域化管理，成员企业达到 148 家，员工总数 6800余人，经营收入突破 300 亿元，九州通医疗器械集团公司年销售额也突破了 50亿元。

我的转型之路：做医疗器械营销的商业培训师

在 2010 年 1 月的一个晚上，我就问自己，对未来五年的职业生涯该如何规划？五年后我还是做医疗营销管理吗，还是转型做代理商，还是创办企业？我有哪些优势、劣势、机会和威胁，经过一周的深思熟虑，下定决心，做医疗器械营销的商业培训师。培训是我最喜欢做的事、最擅长的事。在二十多年的职业生涯中，我参加过很多培训，也给我的下属、代理商和医院的医生做过无数次培训、得到了绝大多数人的好评。

2011 年我在中国医药联盟和医谷发表了我的第一篇文章《中国民族医疗器械企业的生死门》，到现在已发表五十多篇关于医疗器械市场分析、政策和营销管理方面的文章。

而这些都将成为我转型做培训师的丰厚财富与实践基础。

我培训的第一个企业是山东威高集团。山东威高是一个以 20 万元起家的村办企业，以注射器等大耗材为主，不同于 95% 的医疗器械生产企业采取代理制。因为山东威高的核心子公司是做直销，每年新增几十个产品，2017 年销售额达到 336 亿元，即使企业做得这么大，山东威高依然把人才建设放在首位。

　　第一个培训的外资企业是全球领先的家用医疗器械企业——美国英维康医疗。在给全球知名牙科品牌——松风齿科培训时，在小组研讨环节，第三组用一幅漫画来阐述他们的观点，形式新颖，令人印象深刻。

　　给中国国产医疗器械标杆——深圳迈瑞的代理商和区域经理做培训时，了解了深圳迈瑞是如何建立强大的渠道网络的。

　　在给全球知名的血糖仪品牌——三诺生物培训时，听取其建议，在做习题的时候，随机请学员上台分享小组的观点，取得了非常好的效果。而这种办法将在我以后的培训中一直沿用下去。

　　在给成都瑞琦做培训时，了解到以前成都瑞琦和其他做真空采血管的企业一样，年销售额始终在 2000 万元左右徘徊，自从实施了对全体销售人员的激励后，年销售额做到了 1.2 亿元并成为上市企业。

　　20 年，在历史的长河中只是短暂一瞬。而这"一瞬"，对于我们医疗器械营销人来说却是一段漫长的历练过程。回眸 20 年走过的路，其间有坎坷，也有坦途；有风雨，也有彩虹；有荆棘，也有花香。然而岁月摄录更多的是，我们对实现心中梦想的那份执着！在祖国广袤的土地上，山山岭岭，沟沟壑壑，到处都留下了我们高低曲折、深浅不一的脚印，我们饱经风霜，洒下汗水！经历了一次又一次风雨的洗礼，得到了一次又一次新的突破，实现了一次又一次的跨越，依然可以让别人欣赏到我们跨越时矫健的身姿。

唯变不变　医药人的梦想接力 (1988—2018)

汲取洞庭煮凡尘　世事浮沉迷做真

——重识自己再赴征程

石家庄博欣医药　谢　帅

第一篇　经历篇

因为懵懂中在高考报志愿填上了"药学"，于是开始了四年的求学之旅，很荣幸进入第一家省内较大的公司 S 药业，从事质量分析（俗称化验员）工作。自己还觉得待在摆满试剂瓶、理化分析仪器的实验室里比较自在，驾轻就熟地对药品、原辅料等上百种进行质量检验、出具报告。如果没有一则公司内部公开竞聘的消息，我可能会一直从事药品质量和生产工艺相关的工作。在上班 19 个月后，S 药业招聘政府事务人员，虽然我不懂具体工作内容，但至少看起来职位很高端。经过数轮面试终被录取，我就离开了实验室，不再和仪器、乙醇、硫酸、氯仿、红外光谱等打交道了。与此同时，我开始了 48 个月几乎走遍全国的市场准入工作之旅。也是在此期间，我对医药行业所属细分环节有了全面认识。

第二份职业经历是 42 个月的产品经理、销售经理的职位。B 公司不大，但有着明显的产品特点和研发优势，我也参与了与产品研发、生产、市场、销售、售后、培训、财务相关联的工作。大概是具体事务太多，虽忙碌还算安逸，感觉难以抽身且无大志。因此，我自己告诉自己必须得去寻找目标和理想了。这种紧迫感在 2015 年尤为强烈。因为我当时参与了业内不少的学习、社群，所以我见了很多这方面的高手，看到了自身的不足和短板。

第二篇　悟识篇

在国家"十二五""十三五"规划中，也给予医药医疗行业重点扶持。我所

职业篇

从事的行业在市场（健康问题、消费意识、支付能力）、政策（医改政策、产业政策、监管政策）、资本、科技四方面都面临着很大机会，产业增长、产业整合、产业升级是拦不住的趋势。

我们的行业是医药行业，职业理想必定是在这个行业深耕细作。因此，参与一个企业的高速发展、打造一个国内知名大品牌、开创一个成功的行业案例、整合一个匹配自身需求产融互动的平台、组建一个各司其职相生相长良性运转的团队，这"五个一"就成为了我的职业理想。

如同钓鱼，我们为了钓到更多更大的鱼得寻找鱼多的地方。抛鱼饵的地方就是未来，鱼饵就是现在，从抛鱼饵的地方到我站的地方就是通向未来的轨道。于是，我的职业理想逐渐清晰。因为此刻我至少明白了两点：1. 我已经站在通往职业理想的路上了；2. 现在与未来、现实与理想其实是没有清晰的界限的，我只需要沿着轨道往前走就够了；3. 鱼饵扔到天上是不可能有鱼的，空想实现不了目标，想做的事情必须要付诸实施。

第三篇　省身篇

曾经自视甚高，侃侃而谈，聊产业链整合和资源运作的宏图壮志，现在的我才明白那时自己不知道想干什么，更不知道自己能干什么？以为在行业接近10年的资历，有点"本事和圈子"，就可以在外面混饭吃了。当时的我似乎没有不知道的天下事，也没有我不认识的人，整天忙着在圈子平台做活动，总觉得能有个大的项目等着我、能一把投机个大的。

人靠本事吃饭，没有功夫上身只靠假装强大做事儿，有事没事去混圈，在那个地方不会有什么结果的。张口闭口我认识谁，和谁照过相签过字，跟谁吃过饭。那个是没用的，一毛钱都不值。尤其与行业这些人混久了，想要找回一点自尊都很困难。因为在那些高大上的圈子里，没有真本领的自己充其量就是一个屌丝，个人的存在却成了他们彰显自尊的吃瓜群众。

我明白了真正我要做的事情，就是拿出时间和精力去学习，多钻研自己的专业和工作。应用各种知识、经验和技能于自己的专业工作之中，不遗余力力争精益求精。这样的人生就进入了良性循环，财务就自由了，也就是说不会再为钱而忙碌、被钱所困扰了。

活着是标准也是动力

人大医药行业 EMBA 校友会河南分会会长　常卫华

接到江舟兄的邀请，万分荣幸，同时又非常忐忑，因为《唯变不变》这个话题实在是太大了，虽然只是表达一下从业近 20 年对"变化"的思考和认识，但细思极恐。同时也很感谢江舟兄，江舟兄是虔诚、持戒的居士，更是良师益友，和江舟兄在天台寺禅修与共游南普陀寺的情景历历在目，江舟兄发此大愿，更是敬佩。

最早接触"唯变不变"其实已经有十几年了，当时是听陈春花老师在一次论坛上的演讲，对"世界上唯一不变的就是变化"这句话印象深刻，也有人说这句话出自马克思，倒是我们的孔圣人在《易传·系辞》中对《易经》的论述评价即表达了"唯变不变"的思想精髓——不可为典要，唯变所适（不可固执于一种典常，唯有观其变化的所往）。

为什么会有变化？积累！趋势

任何一件事物，积累到一定程度都会发生变化。作家格拉德威尔在《异类》一书中提出的 1 万小时定律被读者所广泛接受，就是不管你做什么事情，只要坚持 1 万小时，基本上都可以成为该领域的专家。按比例计算就是：如果每天工作八个小时，一周工作五天，那么成为一个领域的专家至少需要五年。当然，时间并不是标准的分水岭，在一件事情上的长期坚持才是关键，在一家公司或一个岗位上做不到五年，或者更甚连一个行业都做不了五年的话，当然谈不上什么所谓的积累。所以，有些年轻人频繁地换行业、换公司希望能找到一个更好的发展机会，却忽略了自己真正的职业价值积累。殊不知，职业价值不是履历的丰富程度，而是深度，一条道走到黑的所谓"傻根们"其实恰恰选择的是"捷径"，这样的例子在我们的生活中已经屡见不鲜。

积累就是从量变到质变的过程

尤瓦尔·赫拉利的《人类简史》一书让他一举成名，我们可以从人类的进化

职业篇

发展史体会一下量变到质变的力量。人类经过250万年进化积累拥有了现在的成就，远古人类在当时和其他的生物并没有什么差别，就像现在同样有一些生物也拥有几项共同的人类特征一样，但是人类的大脑要明显大于其他物种。对于60公斤的哺乳类动物来说，平均脑容量200立方厘米，但早在250万年前的男女就有了600立方厘米，现代的人类更高达1200-1400立方厘米，这似乎说明了一件事情，那就是脑容量越来越大是物竞天择的选择，巨大的脑容量能带来强大的力量。因为大脑的容量可以说是诞生高级心智模式的基础，也就是说大的容量不一定能产生高认知能力的心智，但高等级的心智必须要拥有足够大的脑容量，这才有了认知革命。

积累带来认知变化，而认知决定命运

医药行业这两年的变化虽说不上翻天覆地，但也有点变天的感觉，加上一些别有用心的人在不断地唱衰医药行业，标题党横行，搞得行业同仁无所适从。其实还真要感谢这些别有用心的人，因为他们的努力使行业认知的变化提速了。就像漫天的两票制、营改增解决方案中强调的合规经营、专业化推广等问题一样，同样的问题很多企业已经做了几十年，根本感受不到或不care所谓的两票制、营改增带来的震荡，而对于另外一些企业却像大山一样不可翻越，甚至部分企业负责人还在纠结两票制和营改增对经营有什么影响？这已经不是后知后觉的问题了，这是认知的差距，而这种认知差距其实是源于经营的积累。没有积累就没有主动改变，而被动地改变总会不尽如人意，核心还是积累。没有一蹴而就的经营转变，很难能有企业在所谓的两票制解决方案中完成华丽转身，没有商务团队和市场部，从来没有关注过循证证据的建设等，这样的公司就算有顶级的体系设计，想顺利落地也无异于在建空中楼阁。

那是不是我们只能随波逐流？这时就需要探讨改变的第二因素——趋势了！

势是老子的道家学派里面的一个哲学概念，老子说："道生之，德畜之，物形之，势成之"。

从古到今，人们一直都在使用"势"这个字，觉得它不可或缺、无可替代，但又拿不准它的确切含义。在相关词语后面加上"势"字，通常可以表示静态的或稳恒行进的事物的演变趋向，如趋势、情势，《孙子兵法》中所说的"转圆石于千仞之山者，势也"，所以才有了一句成语——势不可挡。医药行业这几年可以说是经历了巨变，看似林林总总、纷乱繁杂，但其实都指向了一个核心：控费！

唯变不衰 医药人的梦想接力（1988-2018）

医药行业在快速发展的同时我们必须要正视一个问题——过度医疗。不管是医药从业人员的推波助澜还是医疗技术水平的发展，不管是国家买单还是老百姓买单，过度医疗所带来的影响已经不仅仅是医保透支的问题，所以国家怎么可能放任不管？如果把雷军那句"站在风口猪都能飞起来"的互联网名言放到医药行业，就需要反过来理解，被风吹起来的那就真是"猪"了。

既然是趋势，那就一定势不可挡

打击辅助用药、严查涉税非法经营、严控药占比、强推分级诊疗、取消药品加成、限制公立大医院发展等等，所有的这些组合拳还有可能停止吗？一套组合拳下来不是为了把医药行业揍得鼻青脸肿，因为行业发展的数据已经说明了问题，大量的企业业绩逆势上扬，总量同样在健康增长，那行业里的哀嚎说明了什么？如果说医药行业是个病人，现在发烧只是治疗的正常反应，那发烧烧死的是什么，激活的是什么？不言而喻，发烧是烧不死人的，所谓的牺牲也是为了更健康，我们能做的就是不牺牲。不要再存有侥幸心理了，也不要再纠结，应正视企业自身的问题，找到自己的位置，明确企业未来的发展方向和竞争力建设标准，有助于竞争力建设的就多做，不利于竞争力建设的就少做，活着最重要，可以身体虚点，慢慢调养，但不要透支，更不要饮鸩止渴，在生龙活虎时突然挂了。

不管是因为积累而变，还是因为趋势而变，都是为了明天更好地活着，活着不仅是衡量的标准，也是进化的动力，祝愿大家都好！明天更好！

职
业
篇

丑小鸭变白天鹅

——"东维力"左卡尼汀口服溶液上市成功营销案例亲历

辽宁远大诺康医药有限公司　王　东

应余江舟兄弟邀请，将自己十余年的营销经历总结出来分享给业内朋友。

回想起自己近 18 年的营销历程，是伴着产品的成长而成长的，作为内资企业成长起来的医药人，深刻感受到了国家治理能力的提升对整个医药行业的影响，企业治理能力及营销模式随着政策环境的变化不断提升改进，如今医药营销回归医疗本质已成为行业共识。这 18 年本人历经了三家上市企业即东北制药集团、广东一品红药业有限公司、辽宁远大诺康生物制药有限公司。东北制药是我大学毕业后的第一家任职企业，工作了近 20 年，从医药代表成长为销售总监；在一品红任职虽然不到一年时间，但一品红由区域代理商转型成为工业企业并成功上市，给我留下了深刻印象；现在任职的远大诺康，主管的企业主力产品注射用血凝酶（商品名巴曲亭，以下简称巴曲亭）产品线，既有自营又有代理的混合营销模式，丰富了自己的营销认知。幸运的是这 18 年能够有两个成功作品，即任职东北制药期间把一个全新自费处方药左卡尼汀口服溶液（商品名东维力，以下简称东维力）从零做到 3 亿元成为同类产品的市场领导者，是左卡尼汀类产品市场主要创始开拓者；任职远大诺康把止血药物巴曲亭从 5 亿元做到 10 亿元成为同类产品市场第一。原创了四个营销分析管理模型，即销售——学术推广分析模型（P2M）、营销价值链系统分析模型、医院生意管理模型及营销方案解决五力模型。

从国有大型上市公司到家族式创业板上市公司再到曾在纳斯达克上市的中外合资企业，不同的企业性质及治理模式丰富了自己的营销阅历，同时我也不断地在思考，企业如何能够从野蛮生长到基业长青。企业成长通常有七道坎儿：研发技术坎儿、营销坎儿、管理坎儿、人才坎儿、战略坎儿、文化坎儿、资本坎儿。而摆在国内企业面前最直接的是营销坎儿，经过多年在销售一线的工作，我体会到了要越过这道坎儿，不是有好产品、好渠道就能解决的，需要系统盘点、整合及规划资源。这里通过总结我曾经亲自操盘的产品"东维力"的营销得失谈一点体会，希望能通过这一案例的分析，为业内朋友处方药上市销售提供一点借鉴。

奶酪是否存在——东维力上市前景预测

2002年初，我由医药代表转任市场部经理助理，接手了东维力产品上市方案策划。我在接手东维力之前对市场营销相关知识及新品上市规划一无所知，对此类产品市场的了解更是无从谈起。

当时东药总厂缺乏新药销售推广经验，有人建议将产品批文出售，并与太太药业基本上谈妥了，但老厂长、全国五一劳动奖章获得者、全国人大代表陈钢表示"报批一个新药不容易，我们一定要自己把它做成功"，于是这项光荣的任务便落到了我们部门——东北制药总厂新特药部身上。虽然我们部门也缺乏新药上市经验，但我们对我厂的产品有一个基本认识：东药研发能力在国内医药企业中名列前茅，拥有唯一企业自己培养成长起来的中国工程院院士——安静娴，东药产品的科技含量和临床应用的先进性毋庸置疑。但一个好的产品不一定有好的市场，实例比比皆是，因为当代的市场早已由产品导向型向顾客导向型转变。因此，我们对产品市场机会调研的工作重心是寻找合适的产品成长空间及路径。

在完成了产品知识及营销相关知识的自我学习及培训后，在总厂企划部的营销文案基础之上，我进行了较为细致广泛的文献检索及市场调研，调研对象为上海、北京、天津、广州、沈阳等城市中具有代表性的三甲级医院专家。经过近三个月的调研，我分析了市场现有同类产品、竞争对手、临床应用及价格等，抓住时机，适时介入推出自主产品。

奶酪在哪里——确立产品的细分市场及定位

分析东维力的产品特点可知，其核心功能为促进脂类代谢，外在表现为用于防治左卡尼汀缺乏。那么，左卡尼汀缺乏是什么样的概念呢？经过检索文献研究发现，左卡尼汀缺乏分为"缺乏状态"和"缺乏性疾病"。缺乏状态包括禁食、耗力运动、肥胖、妊娠、男性不育、婴儿使用未加肉碱的配餐，以及透析患者；

而缺乏性疾病，如心脏病、高血脂、肾病、肝硬化、营养失调、甲亢和某些肌肉与神经失调等疾病中，左卡尼汀的减少也是其发病、转归密切相关因素。而从市场调研中我们了解到，同类产品（针剂）临床上主要用于肾病维持性透析患者、心脏病患者、肿瘤放化疗患者等。左卡尼汀的临床应用如此广泛，那么他们都是东维力的目标市场吗？显然，如此广泛的目标市场定位对于一个新产品的前期市场推广是不利的，势必会造成营销资源的分散与浪费。经过检索资料与请教专家，我们了解到：

1. 左卡尼汀在《美国孤药法》中是治疗终末期肾病患者肉碱缺乏治疗的唯一用药。

2. 左卡尼汀作为代谢治疗心肌病的药物，被列入《欧洲心衰治疗指南》。

3. 左卡尼汀作为治疗心肌缺血的新药，载入《中国药典》二版2部临床用药须知。

综上所述，结合同类产品临床应用情况以及我厂报批的药品使说明书，我们将东维力的目标市场定位为：

第一目标市场：肾病维持性透析患者、心脏病患者。

第二目标市场：脂肪肝、肝炎、肝硬化、小儿生长发育不良、孕妇产后恢复、男性不育、肿瘤放化疗、糖尿病性心脏病、甲亢等。

第一目标市场是我们前期市场开发的重点，第二目标市场是我们深度市场开发的后备增量。

按照如上的市场定位，我们制定了相应的市场营销策略，保证了营销资源的有效配置。

如何寻找奶酪——营销方案策划

都说好的营销方案策划，是产品市场推广成功的一半，尽管有了市场调研作为保证，但我们当时对东维力的营销方案策划仍可说是尽智尽力。根据对现有营销资源的整合，我们共提出了三套营销方案：

方案一：主打OTC市场，定位在中老年心血管疾病患者，当时蒙派打法大行其道，我们也比较熟悉该运作模式；

方案二：围魏救赵，一石二鸟——医院与OTC互动，定位以医院为主，辅以

OTC市场拉动，并以样板市场效应引爆全国市场；

方案三：招商营销——借船出海，寻找合适的代理商共同开发市场，定位以医院为主。

经过我部门的反复论证，并报请厂领导批准，时任东北制药集团副总经理现为华润双鹤药业总裁李昕拍板决定——以招商营销方案作为东维力市场推广的最终上市方案。

主要依据有：

1. 招商营销是当时医药市场产品推广被普遍采用的一种营销模式，可以绕过耗费大、耗时长的自身推广队伍建设过程；

2. 东维力产品对学术要求较高，公司现有营销队伍难以达到这一要求；

3. 产品专家资源不足，学术准备不足；

4. 市场投入风险难以估计，招商可以降低这种风险；

5. 同类品种雷卡、可益能市场已开始启动；

6. 医院市场可操作性强。

时至今日，我都深感厂领导决策的英明，当时也深感为完成东药这种新的营销模式的尝试之责任重大，决心为这种模式的最终成功殚精竭虑！

智者当借力而行—招商营销，产品市场推广的利器

诸葛亮是大智者，所以他能借来"东风"，其实他的成功更多的是源于经验和科学，而当时我们对能否借来船甚至借船出海心里并没有底。因为对于单品种全国范围的招商这种营销模式，不说是我们部门，就是对东药总厂而言也是一种新的营销尝试，毫无经验可言。

于是，我们怀着那种初恋约会时的忐忑与兴奋开始了新的营销之旅。

我部门于2002年5月至8月间分别在《中国医药报》刊出三期招商广告，当时巴里莫尔制药的招商广告和我们一样如豆腐块大小并排出现在报纸不抢眼的位置；《医药新特药信息周刊》一期招商广告；《三九健康网》投放一年的招商信息。接下来便是如何挑选优秀的代理商，对此，我们主要把握了以下三点原则：

1. 要求代理商具有较强的新产品推广能力，即，有单品种成功运作区域市场经验，并与区域销售终端及专家保持良好的合作联系。

2. 要求代理商有良好的商业信誉，有承担产品推广的经济实力及专业化队伍。

3. 代理商能认同东药的企业文化，双方的合作建立在诚信、互利互惠、同舟共济的价值理念基础上。

在以上三点中，我们尤为看重的是代理商对东药的企业文化和营销理念的认同。因为如果双方的价值理念相去甚远，那么双方很难进行长期合作，市场也不可能健康持续发展。

经过三个月的招商信息发布，我们共接到招商咨询电话近200余个，经过筛选，将其中的30个客户列为考察对象，通过对重点客户进行市场实地考察和面谈，最终确定2个客户为战略合作伙伴和10个客户为东维力省级区域代理商，其中一个战略合作伙伴为当时促红素产品市场老大——沈阳三生制药，三生制药为了丰富产品线代理了我们近半个中国的市场，当时三生制药年销售额只有1亿多元，而经过15年的成长，已成为受人尊敬的行业翘楚；另一个战略合作伙伴为上海安圣投资咨询有限公司，该公司总裁为前国控上海总经理蔡仲曦，副总裁为前康维信、浙江大冢制药市场总监沈景敏女士，沈景敏女士专业的市场背景及广泛的专家资源，使东维力产品学术营销一开始就站在了巨人的肩膀上，为产品上市成功奠定了坚实基础。到2002年底，东维力第一阶段招商工作结束，而所签代理商的经销区域基本上覆盖了全国医药市场。这样我们用半年的时间就基本完成了产品全国市场的战略布局，而同类国产产品"雷卡"完成此项工作用了近两年时间。这就是"凭风好借力，送我上青云"。

巧妻常伴拙夫眠——与代理商结成战略合作伙伴关系

从表面上看，仪表堂堂的男人好像是女人心仪的白马王子，可事实上，"巧妻常伴拙夫眠"却是人间常态。这是因为赢得"巧妻"的那位"拙夫"更能讨女人喜欢，因为大多数时候女人真正需要的是男人能够给予的那种最能拨动她心弦的感觉。如果一个女人喜欢谈情说爱，她就会接受一个风流才子；如果一个女人喜欢权势，她就会接受一个官宦子弟；如果一个女人喜欢财富，她就会接受一个商界巨贾。同样的道理，代理商需要的是通过代理产品实现他所能够得到的利益。而我们当时的代理政策便是围绕代理商的这一核心需求展开的。

经过调研得知，我们的主要竞争对手是"雷卡"（由上海第二军医大学附属长征医院与常州三维工业技术研究所合作研制，由常州兰陵制药有限公司生产），与其相比，我们的东维力便是"拙夫"了。但东维力依然赢得了"巧妻"（代理商）的心，这更多的是源于我们对左卡尼汀产品市场的了解、对竞争对手的了解，并制定了合理的营销策略。

雷卡与东维力比较，其优势主要有三个方面：

1. 上市时间早，在全国市场已有一定覆盖及知名度。

2. 学术准备充足，学术水平强，有充足的专家队伍，发表了多篇国家及国际级产品临床应用文章，并出版了两本学术论著，分别是心脏病方面的《心肌能量学》、肾病方面的《肾脏疾病的营养与治疗》。

3. 产品剂型全，包括针剂与口服溶液两种剂型。

但通过调研我们依然可以发现雷卡的不足之处，主要有：

1. 与代理商缺乏信任，合作关系脆弱。

2. 代理条件比较苛刻，在一定程度上削弱了代理商的市场推广积极性。

3. 由于雷卡自身经济状况有限，对市场回报期望过高、过急，销售政策不稳定。

4. 由于针剂推广不利，口服溶液不敢投放市场。

5. 生产方常州兰陵制药有限公司生产许可超范围，GMP 认证进展缓慢。

6. 产品为委托加工，营销队伍及水平不足；同时，三维研究所老板顾书华与兰陵制药合作并不愉快，这为后来发生的震惊药圈的上海大陆药业取巧收购兰陵制药、顾书华与兰陵制药产生漫长的法律诉讼埋下了伏笔。

据此，我们制定了合理的营销策略，主要有三个方面：

1. 诚信为本，加深与代理商的相互了解，求同存异。

2. 同舟共济，制定合理并符合行规的代理政策及销售政策。

3. 增值服务，学术为本，为代理商提供全方位的学术支持及专家支援，弥补东维力学术不足的缺陷；为配合全国市场开发，展开东维力全国多种心大样本相关适应症的临床验证。

通过市场开发实践，我们与代理商建立了良好的合作关系，为东维力产品市场的稳定发展打下了良好基础。

搭建学术平台，打牢市场基础——以学术营销为手段，产品强力促进市场

新产品，尤其是对学术要求较高的产品，要顺利完成产品的全国市场战略布局，在竞争日益激烈的医药市场中站稳脚跟，并拥有较长的产品生命周期，就必须有很强的学术优势为基础、完善的产品证据链及循证依据，现在已成为业内共

职业篇

识。而这恰恰是东维力早期市场开发中所缺乏的，并随着市场深入而日益突出的问题。应该说，在营销之初我们便制定了以学术拉动市场的营销战略，而2002年下半年的营销实践更坚定了我们夯实东维力学术基础的决心。

东维力营销初期学术情况是：

1. 虽然说明书中的适应症包括肾透析，但缺乏东维力在肾透析方面的实际临床验证资料。

2. 有心脏病方面的临床验证资料，但未在任何刊物上发表，没有什么影响力。

3. 对于第二梯队目标市场中的临床应用更是缺乏第一手的临床学术资料。

在市场开发过程中暴露出的学术问题有：

1. 缺乏相关方面的临床验证资料。

2. 临床医生对左卡尼汀口服液的临床作用缺乏了解。

针对以上情况，结合市场实际开发情况，并经厂领导批准，我们当时有计划有步骤地于2003年2月底开展了东维力相关适应症的多中心临床验证。验证区域为学术水平相对较高并有市场辐射力的中心城市，如上海、南京、北京、武汉、成都、西安、广州、长春等；验证内容包括东维力在肾透析、心脏病、脂肪肝、男性不育等方面的临床应用。

尽管当时"非典"爆发影响了产品临床验证的进度，但在北京、上海已完成的"关于东维力在肾透析、男性不育及脂肪肝方面"验证项目却得出了比较积极的阳性结论，文章发表在了《中华男科学杂志》等核心期刊上。其中肾科权威钱家麒等教授对东维力在肾透析方面的临床应用给予了一致肯定。男性科权威，中国驻WHO前官员、前上海第二医科大学校长王一飞教授对东维力在男性不育方面的临床推广给予了大力帮助。

应该说，临床验证工作的开展实现了我们的预期目标，包括：

1. 获得相关适应证的第一手临床资料，弥补学术不足；

2. 扩大东维力在相关医疗领域的知名度；

3. 培养我们自己的学术专家队伍；

4. 增强了代理商的市场推广信心。

产品的学术价值通过临床实验得到验证，为产品销量爆发式增长、最终发展成为行业领导者完善了循证依据。

兵无常势，水无常形——营销策略的适时调整

兵法中有"兵无常势，水无常形"之说，意思是行军打仗的战术并不是一成不变的。那么，营销过程中的营销策略也该如此，必须随市场的变化做出相应的调整。

在营销方案策划中，我们将肾透析作为第一目标市场、男性不育作为第二目标市场，但产品在华东地区尤其是上海地区推广过程中所面临的现实问题是肾透析为医保范围内，肾透患者非医保药费的开销是非常有限的，三生公司代理区域遇到了同样的问题。临床虽做了大量工作，花费了不少人力物力，但收效甚微；而产品在男性不育方面的应用则不受医保限制，且由于作用确切，市场潜力巨大。因此，我们与代理商达成共识，对营销策略做出调整，在全国范围内将东维力在男性不育方面的应用作为第一目标市场，并加大市场推广力度，取得了明显效果，自然产品在肾透析方面的应用便成为次要目标市场。北京地区由于儿科权威专家集中，专家一致认可产品在儿童遗传代谢疾病治疗方面的价值。于是，我们将第一目标市场增加了儿童遗传代谢疾病及小儿生长发育不良目标市场，这个调整也为儿科市场成为产品增长的双引擎埋下了伏笔。

通过市场营销实践，男性不育及儿童遗传代谢病成为产品市场拓展的双核心领域。通过持续的学术营销，系统地建立了从国家到区域到终端医院的分层专家体系，其中男科领域当时合作的学科全国青年委员已成长为学科全国主委、副主委、常委等，他们在产品上的原创性学术研究多次获得国家级研究基金，可以说我们共同成长了起来，进而使企业与学会及权威专家建立了比较扎实的战略伙伴合作关系。

在学科专家的开拓性研究推动下，我们建立了完整的循证体系，包括产品相关适应症多中心临床观察并在核心期刊发表，开展并发表了产品在男性不育方面的疗效及安全性的系统评价，进入相关教材《人类精子学》及编撰了继续教育教材《精子能量学》，进入2004版《基本药物目录》《中国国家处方集》，进入《男科疾病诊断治疗指南与专家共识》等等，是当之无愧的行业标杆及市场领导者。

行有不得　反求诸己——东维力营销反思

产品经过近十年的发展，产品销售额从零增长到了接近三个亿。产品发展进

职业篇

入快速成长期，我的营销阅历也随着产品的成长而不断得到升华，至此我在东药的职业生涯也接近了尾声。

我于2011年底辞职离开了东北制药集团，洋洋洒洒写了近万字的辞职报告，东北制药培养了我，尽管有诸多不舍，但我对外面世界的向往坚定了自己离开的决心。之所以写了那么长的离职报告，除了不舍外，更多的是尽管产品早已成长为行业领导者，但限于能力及资源，有些想法未能付诸实施，还是留下了一些遗憾，希望自己的想法能给领导及后任者以启发。

遗憾一：未能坚持推动产品增补适应症及改变剂型。我们在营销工作开始之初，受制于说明书没有明确适应症，男科医生处方产品患者依从性很差，影响了产品的市场推广进度。我们向国家食品药品监督管理局提出了修改说明书的申请并进行了专业答辩，专家给出的建议是增加新的适应症。然而如果是这样的话，投入巨大、周期长且风险未知。除此之外，如果用口服溶液增补适应症即使获批仍然是四类新药，没有任何行政保护。因此，经企业高层研究决定，我们放弃了改变剂型及申请新适应症的计划。

这个决定对于我来讲，不能不说是个遗憾。

遗憾二：未能坚持推动商业渠道转型，实现终端精细化管理

2009年初受国家药品出厂价核查影响，我主导推进产品商业渠道转型，搭建全国性商业体系，不巧的是6月份集团决定进行制剂营销改革，即将集团下属的十一个销售子公司或部门进行整合，成立一个新的销售平台——东北制药集团销售有限公司。由于整合过程中的人员变动，造成代理商佣金几个月都难以审核下发，严重影响了市场销售，不得已又重回原有的商业销售模式。而这些变动打乱了我期望通过商业渠道转型进行市场精细化管理的初衷，当时如能转型成功，产品无疑会驶上更快发展的道路，也会为销售模式转型奠定基础。

遗憾三：未能坚持营销模式转型

2009年底制剂营销整合工作基本完成，当时我也认识到了代理销售存在问题，开始尝试组建自营队伍，区域选择在辽宁、吉林、黑龙江。之所以选择这三个省一是因为企业有地缘优势，二是这三个省代理商不强市场覆盖不好。应该说从自营队伍市场开发进程上看是一个不错的开始。不巧的是到了2011年下半年，集团经营状况出现了问题，按照沈阳市政府对环保的要求，集团在投入10个亿对制剂生产进行搬迁改造后，计划再投入30个亿对原料药的生产进行搬迁改造，

而且受资本市场大环境不好、上市公司定向增发计划迟迟得不到证监会批准的影响，致使企业运营资金捉襟见肘；同时国际原料药市场进入下行周期通道，国际原料药价格不断下降，原料药利润不断下降，对于以原料药见长的东药来讲无疑是雪上加霜。而这对于企业领导希望以原料药的稳定来支撑制剂营销改革的期望无疑是个沉重打击，使得制剂营销不敢有大的改革动作，因此，自营队伍建设计划戛然而止。

时空是很奇妙的东西，在东药未能实施的想法，在远大诺康基本上都在逐步成为现实，在国家两票制的要求下，我们完成了商业渠道转型，搭建起了完善的全国性商业网络架构；医药代表备案制也促使我们企业在推进代理销售模式向自营模式转型……

环境变了，我们也得变，作为医药人自当顺势而为并有借势而起的勇气！

这么多年的营销磨砺，我坚信"事虽难做则必成"，希望通过自己的分享能给业内朋友以启发，如您有收获我将备感欣慰！

职业篇

职业生涯规划

王高俊

什么才是最好的职业生涯规划？这个话题值得好好思考，这是每个人都必须面对的问题，也是我认为大家必须要了解。相信大家也会经常参加一些关于职业生涯规划的讲座，但是很多讲座都是今天听了明天忘，听了三天透心凉，没有对自己产生影响力。而俊哥微课堂就是要解决大家长期心智修炼的过程，俊哥所讲的职业生涯规划简单实用，容易操作，影响深远！俊哥认为，最好的职业生涯规划就是每天问自己三年之后你在干什么，五年之后你在干什么？然后从现在开始做起，你现在做的如果不是你三年之后想要的，不是你五年之后想要的，就应立刻停止行动！

我每天都会结识很多人，有政府官员、企业老板、行业精英和刚毕业或者即将毕业的大学生，我发现他们其实很孤单，没有谁能帮他们进行职业生涯规划，他们也急缺职业生涯规划，所以我今天的这堂课打乱了课堂计划，把"俊哥观两会"的系列话题推迟了，先给大家讲讲职业生涯规划。

前两天，我们政府部门某个局的领导带队来云之滇商贸检查指导工作，当我给他汇报完云之滇商贸的发展思路以及他看到了云之滇商贸的"零成本创新创业""轻资产"战略后，忘掉了他是来检查的，竟然主动要求和我进行私聊，他给我诉起了苦，其实他现在很惶恐，他的职业生涯遇到了危机，他还有一年就退休了，原来在这个位子上众星捧月，而现在他的团队成员也开始陆续站队了，也就是说你今天在这个位子上大家都捧你，但一旦要离开这个位子，你的下属还能不能跟着你死心塌地，会不会也有树倒猢狲散的尴尬结局，还真不好说！而且我敢肯定，像这种现象会有很多，有的人想到了利用现有的职权捞一把，但也有可能伸手必被捉，晚节不保，但如果不想方设法保住自己的江湖地位，可能自己即将面临贫下中农的社会地位，毕竟公务员的工资水平是不高的。因此，针对这个

唯变不变

医药人的梦想接力（1988—2018）

问题，我给他开了三个处方：一是二次开发平台（资源变资本的平台）；二是走经济决定政治的路线（有权就有钱，有为才有位）；三是重走长征路，二次创业。具体方法就不论述了，毕竟每个人都是有差异的，但我相信，这个群体不会小。云之滇商贸在这方面也进行了大胆的思考和探索，按照我解决这类问题的办法，就会诞生两个大的消费群体和创业创新群体：即将退休的政府官员和公务员，即将退休的科教文相关人员，云之滇商贸可以给他们提供退休后的职业生涯规划方案，让他们继续为社会做贡献，继续发挥他们的价值，帮助他们开启第二次光辉岁月！我相信这个群体会越来越大，从另一方面也可帮助国家在解决养老的问题方面做出有益探索。

那么，今天的话题既然是职业生涯规划，我们就谈谈如何进行有效的职业生涯规划，我在这里不讲概念，只讲思路。我认为，做好职业生涯规划要记住"四句话、八个词和两份礼"。首先请记住四句话：把握自己的缘分，发挥自己的天分，锤炼自己的勤奋，守住自己的本分，这也是我在华北制药集团工作期间我们的老书记王兰云老先生送给我们年轻人的。

当时王书记没有对我们展开讲解，我今天也不展开讲解，很多道理就是这样，一听就明白，关键在执行。

把握自己的缘分，就是要善待你身边的每一个人。不管他性格和人品好坏，把小人当君子处，把君子当圣人处，把圣人当教科书，不断用自己的涵养去感染人；遇事态度一定要好，事不一定要办；高调做事，低调处理人际关系，珍惜自己身边的每一个人，都把他当作以后你能进行资源整合的对象，深度挖掘他们的价值，并做好记录和总结，最好能够分类留存，为将来自己建平台做事情打下群众基础；要善于使用老乡会、读书会等社交平台，进行资源整合。

发挥自己的天分，就是要给自己做一个精准定位，就是问自己，你能做什么，你想做什么，你想怎么做，你想要的是什么结果？然后根据自己的能力去做，先动脑筋，再动腿，最后动嘴，把自己的天分发挥出来，专业的人干专业的事，自己不熟悉或者不了解的行业不要轻易进入，在自己擅长的领域继续进行资源整合。

锤炼自己的勤奋就是要告诉自己应不断努力，不断奋斗，进行生命不息奋斗不止，我明确告诉大家，一切穷都因为一个懒，勤能补拙，15 年职业生涯，我从来不开除任何一个努力工作的人，即使他没有业绩或者成绩，那是管理的问题，要对员工的管理办法进行私人定制、分类管理，员工的智商和老板（领导）都是差不多的，差的是阅历和情商。

我给大家出个主意，其实你只需要经常学习，走进社会，比如去参加一个大学的继续教育学习班等等，不断地提升自己，不断地去接触社会，你就会发现自己其实很优秀。

守住自己的本分，这是一个原则性话题。昨天一个做刑警的好朋友来我这里喝茶，通过和他的聊天得知，他经手办的案子，好多都是非常简单的案例，犯事的大部分是因为"钱"进去的，而且一不小心就犯错了，如职务侵占、高利贷、人情债等等，都是因为最后的环节没有把持住。因此，一个人再优秀，如果没有很好的职业生涯规划意识、没有清醒的头脑、没有控制力，也很容易晚节不保，把最后一步踏进了监狱的大门，显然是很悲哀的事情。这就是我讲职业生涯规划的重要性及意义。

讲职业生涯规划，我们不讲概念，这个社会不缺概念；我们也不讲理论，这个社会亦不缺理论，我们只讲一些观点和方法。

现在我们来谈谈8个词：包装、环境、作秀、实力、机遇、助人、习惯、沟通。这八个字，是助力职业生涯规划的。

首先看包装，一个人是需要包装自己的。即使你再优秀，如果没有人包装你，没有自我包装的意识，你会付出很大的努力也不一定能够出类拔萃。好多出去讲课的清华大学、北大等高等学府的老师们，他们的白发是从来不用染的，那是学问和智慧的象征，这是一种包装。

说到环境，环境可以改变一个人。你所处的环境对一个人的职业成长至关重要。古有孟母择邻，说的就是环境对人的影响。很多企业，特别是大中型企业，领导层多多少少都有政治斗争，如果长期处于其中，甚至会沦为政治的牺牲品，往往会断送自己的职业前程。因此，我认为作为职业经理人一定要注意这一点，居住环境讲究风水，生活环境讲究风趣，工作环境要有风度，职业环境要雷厉风行、干净利索。

我做了15年职业经理人，平时奉行一个处世哲学：唯中唯下不唯上。唯中，就是把我的团队管理好，唯下就是把我的客户维护好，不唯上就是不一定全部按照领导的意思办，不拍马屁，不拍桌子，只要你把团队管理好，把客户管理好，就是对老板最大的负责。不站队，不战斗，所以我带领的团队都知道，在我工作的环境里会感到很舒服。

唯变不变
医药人的梦想接力（1988—2018）

著名的职业经理人，也就是我们所称的"打工皇帝"唐骏曾经说过一句话，一个人要成功，得记住几个字：会做人、会做事。

会做人会做事才能站住脚。

特别是做营销的人，在社交上比的是情商，在判断事情上比的是智商，偶尔包装一下自己未尝不是个好事。

当然，我们不断提升自己的综合实力，这里面是有技巧的，书非借不能读，资源非借不能用，要抓住一切机会充实自己。

值得肯定的是，现在的互联网让很多人走得很近的同时，无疑也增加了人与人之间互相学习的机会。

截至目前，我已经在各大媒体上发表过文章148篇，大约30万字，这就是我的实力，有很多人是活在别人的嘴巴里，其实就是在封闭自己。

当然了，除了以上这几点外，你还需要善于把握机会，抓住每一个机遇，不要怕犯错误，要大胆尝试、大胆探索，错了总比没做过强，大不了从头再来，同时要注意多和他人沟通与交流。因为很多商机都是在你"走出去"后才会发现的，所以闭门造车是干不出来事情的。

在锻炼自己的同时，一定要尽最大可能地帮助别人。因为你帮助别人，就等于给自己铺了条路，自然你的路也会越走越宽。

我其实不太赞成很多企业家把扶贫当作新闻来宣传，而应该当作一种救赎，当作一种公益，而不是拿出来做文章的，帮助别人是一种修养，对一个人的职业操守的培养至关重要。

另外，你还需要把勤奋当成习惯，把创新当成习惯，把改变和突破当成习惯，把读书当成习惯，把总结当成习惯，这些都是一些好的习惯。我每天都保持5点半起床、10点半左右睡觉的习惯，每天早上起来写作一小时、读书半小时，习惯了，没有觉得是种负担，反而收获是很大的，所以习惯很重要！这就是我要给大家讲的八个词，记住这八个词并不断地和自己的生活及工作对接，相信你会越来越完美。

最后，给大家两份礼，也是两点忠告，一个人要想走得好、走得远就必须注意这两点：一是要把自己打造成新时期的四有新人：有激情，有想法，有道德，有执行！不做解释，一看就懂；第二点就是时刻要有风险意识，不论是什么职业都有风险，风险无处不在。因此，任何人都要知法守法懂法护法，有所为有所不为。

职业篇

再祝所有朋友都能有一个健康的职业生涯，一个能复制的职业习惯，一个可以当作故事的精彩人生，谢谢大家！

王高俊，江苏沛县人，清华大学医药行业 EMBA。河北云之滇商贸有限公司董事长。医药行业知名营销专家，先后在江苏正大天晴药业、河北东盛英华医药集团、华北制药集团、内蒙古亿利天然药业集团担任高管。2015 年开始创造了"零成本运作多家茶楼"的商业模式，成功实现跨界转型，被多家电台、媒体多次报道。2017 年被文化部下属的文化信息产业杂志评为《榜样中国 40 人》、并入选河北双创人物榜。国内多家培训机构、大专院校特约讲师，2013 年度标点咨询 - 米内网首批特约讲师、医药观察家报特约观察家、上海交大继续教育学院高级顾问等。

人生如歌　踏浪而行

以岭药业　闫卫东

人生如歌，那是一首说不尽道不完的歌，一首生命之歌。每一次生活历练，每一次学习探索，每一次工作进步，每一次思想碰撞……都使我们的生活更加美好，人生更加精彩！

因此，我们不应该仅仅重视结果，更应该咀嚼生命的过程：从年少无知到青春洋溢再到不惑之年，年华飞逝，岁月如梭，忆往昔峥嵘岁月，而如今，展宏图再创辉煌。

诚信做人　专业做事

回想起十几年前，初出茅庐，不禁感慨万千：相对而言，我能够顺利进入医药行业——蓬勃发展的朝阳行业，找到一份与专业对口的工作，更重要的是自己感兴趣的销售工作，实属无比幸运。殊不知，就在我暗自庆幸的时候，第一次的学术推广会议就给自己上了印象深刻的一课——让我对"诚信做人，专业做事"有了全新而且是终生难忘的理解与体会。

那是我接手的第一家医院，一家刚刚开户的医院，按照办事处李经理的要求，首先，要进行半个月的基础拜访，让十余位目标客户对公司、对我自己和产品都先有个基本的了解；然后组织学术会，进行系统的交流沟通，从而推动销量快速提升。

半个月的基础拜访，还是非常富有成效的。因此接下来我就按照既定的策略开始筹备学术会议，预订酒店，准备资料，预约客户，一切都在有序开展。

但意想不到的事情竟然在那第一次学术会议当天发生了：

我们一共邀请了 12 位客户，最终只来了 1 位，而且这一位老师看到大家都没有来也最终选择了提前回家。面对已经准备停当的幻灯演讲，面对即将准备上桌的饭菜，面对特意邀请帮忙的领导，曾经信心满满的我简直是无地自容。

到底是哪里出问题了呢？经过彻夜未眠的反复思索，我仍然不得要领，只好第二天一大早就去请教客户，才真正弄明白：细节是魔鬼——我只是提前两天口头邀请了一次，并没有发邀请函，也没有在学术会议当天再次确认。

面对如此的常识性失误，我连夜向领导递交了自我检查与整改报告，并且再次按照标准流程认真完成了准备、组织、跟进等一系列工作。真的，非常感谢李经理，她是如此宽容，没有批评，有的是耐心的分析指导；也非常感谢各位同事，他们不仅没有嘲笑我，而且还努力安安慰我、鼓励我；更要感谢各位老师，他们非常给力，尽管只有一周的时间，但还是帮我完成了既定的销售目标。正是大家的支持与帮助，让我不仅深刻地体会到了团队的重要性，更重要的是真正使我理解了"诚信做人，专业做事"的道理。

从古到今，人们都很重视诚信。孔子说过："人而无信，不知其可也"，直到今天，诚信已经成为我国的社会主义核心价值观之一，足见它在我们生活中的重要性。

"专业创造价值"，我们只有真正具备专业能力和专业精神，对本职工作做到精通，发扬工匠精神，成为行家里手，讲究职业素养，为所有客户提供高品质的创新服务，才能更好地面对市场的激烈竞争，提升客户满意度。

深入一线　率先垂范

经过一年半的洗礼，我不仅牢牢占据了办事处销售第一名的宝座，而且对区域销售管理工作也逐渐有了更多认识。幸运之神再次降临，非常感谢时任大区经理许总的提携与公司各级领导的信任，给了我对基层销售管理进行实践的机会。

带着无限遐想与满腔激情，我开始了新的征程。

"深入一线，率先垂范"，这是我对基层销售管理的核心感悟。

古人云："行之以躬，不言而引"。率先垂范，顾名思义，就是带头示范，它是基层管理者的成事之基、立身之本。它体现的是一种态度，树立的是一面旗帜，展现的是一种作风，凝聚的是一种力量，引领的是一种风尚。"上梁不正下梁歪"，凡是要求员工做到的，管理者自己应首先做到、做好；凡是要求大家不能做的，自己坚决不做。只有自己行得正、站得端，事事率先垂范，时时以身作

唯变不变
医药人的梦想接力（1988-2018）

则，处处严于律己，才能形成一种人格魅力，让人心悦诚服、上行下效，从而带动整个队伍的作风改善，形成高效的战斗力。

针对当年的自己，我尽管自认为有较丰富的销售经验，也有对基层销售管理的一定认识，还有大区经理的指导与支持，但毕竟我在管理岗位上还是新手，如果想带领队友完成既定的学术目标和销售目标，只有实践出真知！因此，协访客户占据了我 90% 的工作时间。除了白天的晨访和科访以外，晚上我们还开展了夜访与家访工作。在此基础上，我们的学术活动也定期开展。

为了能够进一步提高工作效率，充分发挥每一位员工的积极性，我们每周还要组织两次自行命名的"焦点访谈"和"我是擂主"活动，专门与员工一起对目标医院、目标科室、目标客户进行工作排查，对重点项目推进中存在的突出问题和实际困难进行研究分析并制定专项措施，对员工的产品知识、医学背景知识和 PPT 演讲技巧、销售拜访技巧等进行学习演练，让新老员工全面参与，收到了非常好的效果。

在近三年的工作时间里，经过大家的共同努力，我们不仅取得了骄人的业绩，也为公司培养了一批后备管理人员。

曾记得有人说过："少说空话，多做工作，扎扎实实，埋头苦干"。要想实现基层团队的业绩目标，对于基础销售管理者而言，就必须牢记"身教重于言教"的道理，以自身的模范行动影响和带动员工。

高效整合　追求卓越

大区经理是公司的"封疆大吏"，往往决定着一个市场生存和发展的命运。因此，对于大区经理的选拔，公司也是极其慎重的。经过当时直接领导纪总、尹总的举荐，人力资源部的考评和公司相关领导的层层把关报批之后，我辗转南北，从一名基层销售管理者走上了中层销售管理者的工作岗位。

业绩才是硬道理，这是大区经理的生存价值！

那如何才能真正实现自身的价值呢？经过近七年的探索，我总结出了以下三项核心工作：区域市场规划、销售团队建设与管理和内外部资源整合。

古人讲：不谋全局者，不足谋一域；不谋万事者，不足谋一时。大区经理作为企业的市场管理者，不能仅仅要求自己是一个出色的指挥官和执行者，还要努

职业篇

力成为一个运筹帷幄的谋划家。因此，必须具备对区域市场的专业分析与决策能力。首先要做好市场调研，了解客户需求和竞争对手的策略变化，进行市场预测，把握市场机会，同时又要有效地觉察各种市场威胁或危机，从而及时规避市场风险；然后要制订正确的区域营销策略，落地合适的区域营销活动，确保区域市场朝着正确的方向发展。

强将手下无弱兵，大区经理还要做好销售队伍的选、育、用、管、留相关工作，通过正确招聘、系统培训、现场辅导、适时激励、定期业务评估培养一支优秀的销售团队，确保提高销售总体绩效。

如何选择人才，激励人才？曾国藩曾有言："衡人亦不可眼界过高。人才靠奖励而出。大凡中等之才，奖率鼓励，便可望成大器；若一味贬斥不用，则慢慢地就会坠为朽庸。"

信赏必罚，建立钢铁般的纪律是首先必须要做好的事情。然后要充分尊重下属的想法，多给他们鼓励和欣赏，激发每个员工的斗志至为重要。

上下求索，左右逢源，协调整合内外部资源，争取各方支持和投入，以促进区域市场的良性快速发展，是大区经理的第三项核心工作。对内而言，是如何准确领悟总部政策的精髓，摸透总部关注的核心问题，处理好和总部各相关部门的关系；对外而言，则要编织好销售网络，包括分销渠道和终端客户等。要想做好这项工作，就必须要调整好自己的心态，夹起尾巴做人。

当然，大区经理管理水平的提升不是一蹴而就的，需要持续学习营销、管理、政策、法规等知识，将所学不断运用到管理实践中进行修正完善，从而内化成自我的实际能力。与此同时，也要积极修炼自身的卓越领导力。作为一名管理者，不能仅仅通过职位所赋予的权力进行管理，更要通过塑造个人的威望，形成自身的领导风格，从而激励下属愿意跟随团队，共同努力完成销售目标。

勇于创新　敢于突破

2011年初，我奉命北上，开启了职业的创新之旅。接下来的七年里，我好像一直都在与"创新"这两个字较量，从销售一线到总部二线，从医药到大健康，从SFE（销售队伍效力管理）、IT（营销信息化管理）、CRM（客户关系管理）等销售支持到电话营销、网络营销、直营加盟招商营销等不同部门与板块，都是融入新环境、组建新部门、挑战新事物，我把这些都看作是在公司的内部创业，乐在其中。在一路走来的风雨兼程中，我深刻地感受到了创新的力量。

爱因斯坦说："踩着别人脚步走路的人，永远不会留下自己的脚印"。在人生的旅途中，我们需要不断创新。

创新是进步的灵魂，是推进各项事业发展的不竭动力。只有勇于创新的人，才是生活中的强者。只有敢于担当，才会有自我革新的勇气和胸怀，勇于跳出条条框框的限制，在探索中不断突破。只有敢于突破，才能创新思路、勇往直前、攻坚克难。

筹建不同部门，进军不同板块，对我来说，这都是一个个全新的领域，又是一次次全新的挑战，于是我挤出时间来看书查资料、参加相关讲座论坛、找关系去实地考察、向咨询公司请教，每天脑子里几乎没别的事，就是想着怎么样才能把这个部门快速建立并高效运转起来。

但任何一个新组建的部门都会面临着各种阻力，任何一项新开展的业务必然都是困难重重。尽管我已经做了充分的心理准备，但还是被接踵而来的各种问题所击中。数据、产品、团队、系统、物流、会员、管理、品牌等，每一个因素都会影响前进的脚步。

不得不钦佩董事长的高瞻远瞩与务实求新，董事会的每一个决策都彰显了对未来趋势的准确预测和对目前市场的全面洞察。公司提供了如此宽广的平台，让我大展身手、展现才华、实现价值，我还有什么理由不继续奋力拼搏呢？

在公司领导的指导与支持下，我们迅速理清思路、完善方案、强化执行，取得了最终的胜利！

今天，以岭健康城网已上线几年，地面的以岭健康城也傲然矗立，以岭健康城科技有限公司全面启程远航，大健康产业的宏伟蓝图正在一步步变为现实。

等待是一个寂静的过程，在辛勤耕耘的背后，收获也慢慢悄然而至。"从大区到总部"，十几年的以岭职业生涯，在不同的岗位经历着不同的创新，我也顺利完成了从大区经理到部门总监，再到以岭健康城副总的华丽转身。回顾这一切，我发自肺腑地感谢董事长与公司各位领导对我的信任，也感谢所有相关部门的支持，更感谢不同团队的配合，才让我将"创新"两个字写得更加有力，为自己的人生添上了精彩的一笔！我也深深地暗下决心，要自觉地把创新作为一种不懈的追求，始终保持一股闯劲、冲劲、韧劲，以"长风破浪会有时，直挂云帆济沧海"的宽广胸怀与气度不断地去开拓创新人生。

职业篇

不惑之旅　再度创业

凡是过往，皆为序章。四十而不惑，不惑而心定。因为岁月沉淀下来的，是成熟的理性与品位，告别了年轻时的狂放不羁，也告别了年轻时的不可一世。孔子曰："知者不惑，仁者不忧，勇者不惧"，其实，40 岁左右是精力、人生阅历及知识储备的黄金结合点，仍是奋斗的黄金时期。"人生的意义在于折腾"，需要继续心怀梦想，朝着既定目标一往无前……

考虑到这些年家庭的压力全部由爱人承担，苍老的皱纹爬满了老丈人的脸庞，自己也疏于对孩子的陪伴与教育，于是乎我做了一个痛苦的决定，离开自己曾经奋斗了十几年的公司，回到武汉再度创业。

面对国家医改政策的不断落地，我们也不必过多焦虑，因为它给整个医药产业链带来了更多可创新的环节。从医院到医生，从药企到药店，从研发生产到流通销售，整个行业的每一端都有着迎接新政策红利可开发的新点子。特别是中医药事业，有着巨大的发展前景。

2017 年 7 月 1 日，《中医药法》正式实施，以法律的形式明确了中医药事业的重要地位。中医药逐渐成为国民经济与社会发展中具有独特优势和广阔市场前景的战略性产业。

而科技创新推动中医智慧化、现代化、标准化将是接下来的重要创新方向。将中医与现代技术进行结合，构建技术体系，从大数据研发、智能化应用平台和智能诊疗设备等方面为传统中医赋能，释放中医药产能。

相信随着中医药健康服务在治未病中的主导作用、在重大疾病治疗中的协同作用、在疾病康复中的核心作用得到充分发挥，中医技术体系如中医治未病、康复、仪器、中医药大数据开发及中医药"互联网"服务技术研究等将全面构建接下来的辉煌未来。

作为中医药的坚定信仰者与积极推动者，在接下来的创业征程中，我将常怀感恩之心，常保进取之情，常存敬畏之念，用心唱好自己的人生之歌！永不言悔！

人生旅途几多风雨彩虹，这个时代从不会辜负任何一个人，它只是磨炼我们，磨炼每一个试图改变自己命运的人。有人叹息青春散场，但是更多的人会开始吟唱：世界如此之新，一切尚未命名。让我们携手，共同唱颂人生长歌吧！

唯变不变　医药人的梦想接力（1988—2018）

生死时速

——医药代表与这个时代的赛跑

罗开瑞

作为一个资深的医药人，我认识很多医药代表。说实在的，我打心眼里佩服这些游走在医院中的特殊群体。他们，真正地做到了视医生为亲人；他们，熟谙江湖事，视"客户（医生、医院）虐我千百遍"为等闲；他们，是多面手，帮助医生解决各种问题，甚至包括买菜、房屋装修监工、接送医生子女放学、交电话费等诸多生活中的杂事；他们，为医生搭建学术会议、培训等平台，帮助医生掌握前沿、客观的医疗资讯。他们，也是医生的心理治疗师、发泄怒气的出气筒。当然，还有被大家所诟病的回扣、人血馒头、助推高药价等负面丑闻。在领着高额薪资的同时，他们承担了极大的压力、指责、鄙视、甚至是践踏。然而，所有的医药代表都已经习惯、麻木，甚至认为理所当然。本来嘛，想赚钱，受点气算什么。

正当所有人都认为这种通过带金销售、人脉交际、客情销售、"优质服务"可以一招鲜，吃遍天、甚至吃一辈子的时候，一场风暴突然袭来。

2017 年 2 月 9 日，国务院办公厅发布了《国务院办公厅关于进一步改革完善药品生产流通使用政策的若干意见》，业内俗称国十七条。国十七条中最为核心的部分是：医药代表只能从事学术推广、技术咨询活动，不得承担销售任务。这意味着：1. 习惯了带金销售的医药代表们此前赖以生存的绝技——"红包""回扣"将被连根斩断；2. 医药代表从推销型转向学术型、技术型已成必然，相应的，医药产品推广模式绝对会被颠覆性扭转；3. 以前属于违规，而现在属于"违法"。要清楚的是：铤而走险所面临的风险太大，成本太高。一旦事情败露，医药代表还会进入诚信黑名单，面临形形色色的联合惩处，严重的会被踢出医药行业，甚至坐高铁、飞机都受影响。

全国 300 万医药代表，你们是选择留守，转行，抑或离职？留给大家选择的时间已经不多了。

当变天的时候，是自欺欺人，还是改变自己

面对国家层面的政策性改变，医药代表们究竟是怎么想的？我问了很多身边的医药代表朋友。他们的回答莫衷一是，但可具体归为下列几种：

回答 1：没事，上有政策，下有对策，国家总得给咱一条活路。

回答 2：我们是外企，很早就开始有目的地向学术转型了。可怜的是那些中小型企业。

回答 3：没事，不管怎么改，这个事情的本质是无法改变的，无非是换一种方式。

回答 4：有这么多人，国家肯定会妥善安置的。别人都不怕，我怕什么。

回答 5：不管怎么变，最后还是要回归到人际交往，即"为人"方面。

这些回答，或自欺欺人，或自我安慰，或消极逃避，或"胸有成竹"。然而，现状却是：裁员风波愈演愈烈，外资合规愈发严苛，许多医药代表都被淹没在不断增加的销量指标中；网上的数据表明，2015 年 11 月 23 日 -29 日新注册的 879 份简历，其中医药销售类求职者占比达 80%；8 年以上工作经验的求职者占比高达 31.55%，从数据看已经超过了应届毕业生简历的数量，这似乎违背了经验越丰富越好找工作的规律。其原因只有一个：老兵们手上已经没有什么市场了，只能将其交给新人。在这场风波中，300 万医药代表有多少因为跟不上行业发展的步伐而被时代抛弃，这个数字是多少，未来的路到底在什么地方？

新的使命

当我们面对一个复杂的问题时，往往下意识地会去想通过一个更为复杂的方案来解决。然而，很多时候之所以无法解决这些问题，不是因为我们想得不够多，恰恰是因为我们想多了。其实，国十七条已经给这些医药代表们，这些老兵、新兵、正规军、游击队指出了一条明路。毕竟，跟着国家走，跟着政策走，只会让你未来的路越走越通畅。让我们看看国十七条中的明文规定——食品药品监管部

唯变不变 医药人的梦想接力（1988—2018）

门要加强对医药代表的管理，建立医药代表登记备案制度，备案信息应及时公开。医药代表只能从事学术推广、技术咨询等活动，不得承担药品销售任务，其失信行为将记入个人信用记录。因此，医药代表未来的出路就在"学术推广、技术咨询"这八个字上面。如何进行学术推广，如何提供技术咨询，如何从带金销售、人际奉承、低三下四变成平等、有尊严、成为医生的好伙伴、好战友？

问题一：学术推广如何进行？

目前我们国家医药界的学术推广有下列几种形式：1. 赞助学会举办学术会议；2. 赞助医院举办学术会议；3. 与学会或医院联合举办学术会议（以上三种合称"赞助及合作办会"）；4. 自主或委托第三方会务机构举办境内外学术会议；5. 自主举办科室或者城市药品推介会（以上两种合称"自主办会"）；6. 赞助医生参加境内外学术会议。然而，无论是赞助及合作办会、自主办会还是赞助医生参会，它们各自都有着不同的组织环节和活动内容，也对应着不同的合规要求，稍有不慎，变相"行贿"的风险就将降临。这不是现在、未来医药代表的正确学术推广的打开方式，而是在玩火，在找死。未来的正确学术推广，是切实地帮助医生进行学术活动，辅助其进行临床研究。医药代表在其间起到的作用，是作为药品销售企业与临床的桥梁。在此过程中，医药代表必须要掌握一定的临床研究知识和科研素养，可以为医生提供正确的帮助、建议，并收集药物使用的相关资料，在大数据方兴未艾、如火如荼的当下，通过机器学习等手段为厂家、为患者、为临床医生提供更多的支持。大洗牌是考验，但也是机遇。如何在新的形势、新的政策下脱颖而出，取决于医药代表们的眼光、毅力、决心。也许会有人说："如果我懂这些，我还当什么医药代表？"而我想问的是："你尝试过了吗，你找到正确的途径了吗？"

问题二：何为技术咨询

我曾经问过很多的医生：你们觉得医药代表能为你们提供什么帮助？80%的医生会说：他们能提供什么？其实，很多医药代表也正是这样想的。我除了给医生们提供生活上的便利和实际的好处外，还能给他什么？

让我们来设计一个场景。当你和医生在沟通药物或器械临床相关事宜的时候，医生说：我觉得你们家的药物（器械）疗效（质量）不如另外一家的，副作用……你将此事告知你的上级或者销售部门的上级领导，他们会怎么想，会怎么评价，怎么解决？如果你能通过帮助医生收集数据，用数据证实我们的产品并不比另外一家的差，你的上级会如何评价，这位医生会如何评价？

现在各级药企均设有学术部，但学术部所做的真的足够起到在学术上帮助医生们，以达到提供技术咨询的地步么？试想，如果一个正在为临床研究焦头烂额的医生听到你说出的东西正好能解决其问题，如果一个医生正茫然不知所措，而你则能给他提供一个可以找到帮助的路径和突破口，这算不算帮助？

未来的路

1. 医药代表的专业化升级之路

现在要适应国家的改革，我们需要思考：如何让医药代表在合规合法的背景下面，能够阳光而持续地开展产品的推广工作。

这样就给我们提出了一个问题：我们的医药代表现在是否真正具备了专业化的推广能力？能不能够持续而有效地给医生提供相关的科研咨询技术方面的服务？

在中国现有的制药企业里面，除了不到300家企业、外资公司的医药代表可能在某些层面上具备了相对较高的专业化水平以外，国内4000多家中小企业普遍以代理制为主，300万的医药代表很多是"双非"身份：非高学历、非医药相关专业。

那么，这些代表如何在未来国家医疗改革的新形势下进行升级？必须为他们量身定做一整套从初级、中级到高级的全方位培训和辅导课程。哪怕是一个学历相对较低、非专业背景的人员，我们也要给他们提供一种培训体系，让他们具备基本的能够为医生提供简单的科研服务、咨询服务的专业能力及水平。并逐步地加强培训的深度，使他们掌握更高端、具备参与组织实施更高层次科研活动的能力，这样就能够为医药代表转型升级探索出一条有效的道路。只有这样，绝大多数制药企业才能够在行业转型的过程中，从人的这个根本角度找到可以落地、可以真正实施的医药推广的合规方式及策略。

2. 推广平台的专业化升级之路

如果医药代表已经具备了专业化推广的能力，那么接下来我们需要的是给这些人赋能。也就是给医药代表一个合适而合规的平台，即能够长远而持久地跟医院进行合作，跟医生进行协作，从而将自己的产品借助于该平台介绍给更多的客

唯爱不衰 医药人的梦想接力（1988-2018）

户（医生），给更多需要这个产品治疗的患者。因此，创立一个崭新的推广平台、一个合规的推广平台对于很多制药企业来说是当务之急。

这个平台的设计应该基于产品的价值的本真来做最基础的设计。例如，某个产品在治疗过程中间针对哪些疾病有特殊的疗效，而这些疗效还没有转化为有效的临床证据。那么，我们就可以为这个产品的该特性设计一个大规模的多中心的CER研究——基于真实世界的医疗研究平台。我们可以利用这样一个平台做1万、2万、3万甚至更多的研究，做五年、十年甚至是伯明翰式几十年的数据积累，就能够为这个产品找到有效的推广证据。同时还能够搭建一个长期的跟多家医院、多名医生在某些疾病治疗领域层面的科研合作。我们应将过去给予医生的不合规费用转化为合理合规的科研合作费用。从患者的入组到随访、到相关疾病的治疗数据的分析总结，搭建起一整套平台，就能够为医药代表真正找到一个未来合规的发展道路。

在此过程中，我们既要有很高的科研设计的能力，又需要一整套软件和知识体系去推动这样的项目和平台的发展与实施。斯录欣公司、易俪学院，在我国进行临床研究推广科研合作已经持续了五年时间。它整合了包括哈佛、霍普金斯在内一大批国内外高端专家的资源，有近万人的博士团队的支持，拥有易俪软件以及EDC软件、中央随机化系统核心知识产权系统的支撑，数十个在研项目，数百家医院客户，完全能够帮助企业完成这样的平台设计、搭建和运营。

职业篇

罗开瑞，中国医药四美未来星梦想导师、2016中国医药十佳经理人。厦门大学工商管理博士，曾经服务于天士力，是最年轻的大区经理，获"总裁特别奖"；曾任施慧达药业副总经理，在施慧达成长为10亿级重磅产品的征程中作出了卓越贡献，是近几年行业内实力派高级管理人才，对处方药、OTC有丰富的运作经验。

变化的职场人生，坚持的职业追求

Tony Zhang

当今互联网浪潮下催生的新业态、新模式已席卷各行各业，未来将有无限可能。有想法、敢实践、能坚持，你就可能紧紧抓住时代赋予你的机遇。《唯变不变》书籍编委会邀请我写点东西，为当今年轻的医药经理人职业发展提供些启示和帮助。但凡有助于年轻医药经理人职业发展的事，我都乐于支持。当然，每个人的路都是自己走出来的，别人无法也不该复制。因此，我可以与同仁分享的只是个人职业道路过程中的思考，甚至是一些零碎的感悟。

借用《双城记》中的一句名言来形容：这是最好的时代，也是最坏的时代。医药界也是如此。对我而言，在美国读完硕士、博士和 MBA 之后，1993 年入行从事医药营销行业一扎就是 25 年。头 10 年立足于美国的职业经理人定位，分别为百特、雅培、西尔、法玛西亚、Atrix Lab 的新产品全球上市奔波于美欧日主流市场，也贯穿于拉丁美洲和亚太各国的新兴市场，其间经历了四家跨国药企的全球兼并与整合。2003 年回国创立自己的咨询培训机构"贝洛国际"（BizPro），专注于中国市场医药营销品牌咨询，以及医药经理人的专业能力测评、培训和辅导。这些年我不仅见证了国外国内医药市场跨世纪间的轮回与沉浮，更目睹了中国怎样从我入道时的新兴市场（Emerging Market）上升为当今全球第二大市场的地位并仍然以超出美欧成熟市场的速度更快地持续发展。

近 15 年来，身处国内医药市场持续变化的环境之中，作为品牌咨询顾问的我参与主持了诸多跨国药企的新产品上市策划、成熟品牌的生命周期拓展、品牌传播的数字化渠道组合的咨询项目。同时，作为医药营销培训体系的研发和实践者，我在 15 年间潜心开发了近 30 门拥有自主知识产权且为企业量身定制适合于诸如中央市场部、区域市场部、医学 /MSL、销售大区（RSM）、销售地区（DSM）以及销售代表的市场培训课和销售业务计划培训课。其中的课程体系元素多样化，包括细分的营销理论、演示案例、演练模板、品牌对抗大赛（Brand Wargame）、沙盘演绎和评估量表。这些培训课程和资料不仅被广泛地采纳和应用到诸如阿斯利康、辉瑞、拜耳、赛诺菲、罗氏、诺华、西安杨森、施贵宝、诺和诺德、葛兰素史克等一线跨国药企的企业大学，也成为其他跨国药企常年采用的培训课程。

今天，我正在投入于追求医药行业数字营销模式及发展的研究。作为首位引进国际医药数字化营销峰会（Digital Pharma China）的先锋，我已持续5年通过这个国际会议论坛为国内医药经理人交流学习分享医药多渠道营销及整合提供专业平台。同时也作为主旨演讲者和大会主持嘉宾，在各大行业峰会广泛分享本人的数字化营销理念和设想。目前我潜心研究的领域为医药营销大数据模式下的闭环营销和市场推广的精准营销，旨在为药企的品牌发展、业务管理和未来型营销人才培养打造与时俱进的营销管理工具及数据应用平台。

不难看出，在从业25年的历程中，伴随着国际国内医药市场大环境的颠覆性演变，展现在我面前的机会和选择也在不断变化。然而，就我而言，唯一不变的就是坚持自己的职业追求：只做自己感兴趣并能发挥特长而又享受其中的事。

就我的接触和观察而言，由于10年前甚至5年前的成功模式今天已无法复制，因此年轻医药经理人在面对日新月异的医药大环境下对自己今后的职业发展表现出了各类急躁和焦虑情绪。这种焦虑的情况在传统的岗位如中央市场部的产品经理和销售的一线经理（DSM）身上表现得尤为典型。他们似乎没有明确的榜样可学，而又在医疗政策改革和营销合规的新要求下显得不够确定和与自信，始终放不开去大胆创新和实践。面对各种创新思维和创新举措，他们总是问什么是成功的例子、有什么立竿见影的结果，而不注重了解和分析变革新常态下开展营销活动面临各类挑战的政策属性和医患需求特征。其实，在我看来，在这种快速变化的环境和不确定的创新模式下，最好的学习和探索成功来源于自身的创新实践以及快速迭代更新，而不是等着听或看别人的成功模式。

急躁和焦虑普遍存在，今天的年轻医药经理人经历得越多、越是站在风口浪尖，就越容易焦虑不安。在此，我想提醒的是，越是这样，越应该回到根本的问题上问自己：1. 什么是我最想做的事？2. 怎样才能最大程度发挥我的优势去做？3. 做什么事情我能充分享受其过程？当你将这三个答案都统一到同一件事情上时，我相信你就做对了事情。你将会能够用你的自信去克服自己面临挑战的不确定性。你还将会遵循自己的步伐往前闯，享受过程，不急不惧。你前面的职业道路仍然可能会周折起伏，但你将会充满信心。

变化是永恒的，唯一不变的是持续在变

这些年我一直盼望着中国医疗医药行业的"变"：在我看来，相比于他的行业来说，国内医疗医药行业的变化太缓慢了。诚然，我的这种感受，即使是在国内医药行业中做了十年二十年的经理人也未必认同有同感。即便如此，这些人在当今各类外部因素医改政策和互联网技术的推动下，甚至也会像年轻人一样感觉恐慌和焦虑。不是吗？很多的变化促使他们必须要去重新适应新型的营销模式和规范流程。

作为一名25年前在美欧日市场主导环境下入行的医药营销老兵，我是在海外成熟规范的营销体系下学习和成长起来的。2003年回国后亲临中国特色的医疗医药环境，对如何展开医药品牌咨询和医药营销度身制定培训，我刚开始也是不知所措、一片茫然。好在海外学习和工作的十几年使我练就了三个基本功：1. 特征性市场分析（Analysis of Market Characteristics）；2. 差距性机会判断（Gap-driven Opportunity Finding）；3. 前瞻性创新实践（Forward-thinking Innovation）。在这种思维和分析下，我很快便发现：中国市场的特点是欧洲加非洲。沿海各省及大城市有医疗能力和资源但当地的政策和模式各不相同，而内陆区域的医疗医药条件普遍较差。我也很快便做出了判断：美欧日与中国的医疗医药市场差距本质是时间差而不是地域差。换句话说，海外成熟市场当时已经盛行的医疗临床路径（Clinical Pathway）、DGR、PBM，以及医药营销中的CSO、MCM等逐步也将会在国内发展起来，只是时间早晚而已。同样，国内沿海省份和大城市与内陆的医疗医药差异，也将随着中国持续的经济发展而逐渐缩小。因此，我做出了明确的决定：借鉴海外成熟市场营销模式的理念和逻辑流程，结合国内市场的现阶段特征，自主独立开发适合中国医药营销环境的咨询模块和培训体系。

回首我过去的15年创新实践，基本上可以分成三个阶段。

第一阶段是头五年，我的目标是以最快的速度把我在海外工作中学习的基础模式运用到中国医药行业的营销实践中。我把它称之为"知道不知道什么"时期——我知道那时中国的医药经理们不知道什么是他们应该具备的完整基础

医药营销理论和工具。

中国医药经理人与海外医药经理人的差距在基础训练方面是显而易见的。拿我自己为例，我在进入市场部品牌组之前不仅具有 MBA 学历，还做了两年医药销售代表，更是在外围的非品牌组团队——新产品规划部（NPP）训练了近 3 年的策略性思维（Strategic Thinking），才进入品牌组的。而这也是美欧医药市场营销经理人的职业路径。再比如医药一线销售经理（DSM），几乎没有从当地的销售代表中直接提拔的。典型的 DSM 培养路径是经历一至两年销售培训部的过渡准备，再外派到不是他原来负责的地区做一线经理（DSM）。因此，基于中国及海外医药经理人基础能力上的差异，我清晰地知道国内医药经理人那时需要补充什么元素。在 2003 年贝洛国际还只是一家中国医药市场上营销咨询和培训的初创机构，我依然决定大胆进军开发当时还是处女地的医药外企市场营销基础培训内训课。我的目标很明确，就是要为一家一家外企量身定制一套与其总部要求一致的基础品牌规划课程和品牌计划模板，设法弥补总部材料和要求与国内市场因素及现状脱节所造成的隔阂和缝隙。现在看来，当初研发的数门基础医药营销课程都为后期的十几年乃至现如今奠定了坚实教学基础。

第二阶段是第二个五年，我从基础营销培训转向深入的医药品牌咨询，把我在海外积累的全球医药品牌上市和管理经验运用到中国市场运作的品牌上，根据产品的差异化特点和市场的竞争格局给出突破性的咨询方案或运作指导。第一阶段的前五年间，由于我广泛地渗透到了几乎所有医药外企的营销培训内训课中，而且在我的课上都要求产品经理或销售经理用自己真实的产品案例做课堂练习。这样的机会使我能站在一个客观、理性及跨品牌之间的视野看清每一个课堂讨论的品牌挑战、发展机会和进一步突破的成功关键因素。作为一名独立的医药营销咨询师，那个时代很少有人像我那样幸运有机会对各医药外企的营销运营有如此深入的接触和了解。

2008 年之后的数年，我向深入而持续跟踪的医药品牌咨询迈进了一大步。通过各种品牌咨询项目，我更加看清了中国市场所特有的机会与挑战。我开始理解中国医生在国内的环境下与海外同行们不一样的职业发展需求和学术交流模式。我对当时的医药营销有效模式归结为两点：会海、人海。每个周末各大星级酒店或会议中心都是各个治疗领域的学术会议。产品经理和销售经理们几乎没有周末休息日。那些年各大外企每年有数百位新增销售代表上岗。那个时期通过参

职业篇

与各类咨询和培训项目，我目睹了中国领先医药品牌的销售额都在每年以双位数增长，确实造就了一批率先突破年销售额 10 亿、20 亿元的经典品牌如波立维、拜糖平、立普妥等。同期，不少新型肿瘤药物如易瑞沙、特罗凯、爱必妥、安维汀等和抗病毒药，例如博路定都在上市后短短两三年就达到 5 亿元的年销量。

同时在各类品牌咨询和辅导过程中，我又有了更多机会持续跟踪产品经理和销售经理，一头扎进他们的日常工作中去，我的思维和眼界也随之被打开。我看到了他们的许多最佳举措（Best-Practice）。我注重研究那些领先品牌是如何把握当时患者最大的未被满足的治疗需求，怎样高效地将产品独有的治疗理念和患者获益传播给各级医生客户，以及在中央市场部、医学部、区域市场部和销售团队之间应该以什么样的方式合作和互动才能获取协同效应最大化。

有了咨询项目中素材的积累，我开始修订和增补以前的基础培训课件，更新了适合中国医药市场环境的理论框架和分析原理，大大增补了反映国内市场成功特色的案例集。在针对各种营销案例素材加以深度分析、归纳提炼的基础之上，我开始进入营销课程精细化的二度开发，目的是希望将中国医药市场特征和营销模式特色充分反映出来。随后，数门要求学员深度课前准备课堂全方位互动的咨询式培训新课程被研发推出，如成熟产品生命周期管理、医药品牌传播、医药品牌大战、二线经理业务管理 -RSM ETM、一线经理业务管理 -DSM ETM 等。

与此同时，我也总结、提炼、开发了一系列适合国内医药品牌发展的咨询模块，比如患者流杠杆点的定量计算、医生品牌接受度的瓶颈分析（Brand Adoption Bottleneck Analysis）、产品属性认知差异性分析（Gap Analysis on Product Attributes Recognition）、情景驱动的销售预测（Scenario Driven Sales Forecast）、SWOT 策略对应图、产品生命周期矩阵分析图等等。因此，我将自己在国内营销咨询实践的第二个五年称之为"知道知道什么"时期。通过深入接触和研究，我知道了医药营销经理人在那个时代对于实现成功品牌上市和发展所掌握的最佳举措（Best Practice）。

第三个阶段是我在国内从事营销咨询实践的第三个五年。从 2012 年开始很重要的一点，是互联网思维在全方位冲击着传统的医药营销模式和品牌传播渠道。原来不存在的独立第三方网上医生间或者医患间交流问诊平台，如丁香园、医脉通、杏树林、梅斯医学、好大夫、春雨医生等像雨后春笋拔地而起，各类患者疾病管理的 App 更是遍地可见。互联网呈现的平台属性是透明开发、自主参与、互动交流以及对话主题和内容深度由参与者自主决定，且在移动端上体现无时不在、随处可见的特点。与传统的"会海人海"医药营销品牌传播途径相比，互联网的多元化渠道来得如此迅速，一下子让许多医药营销经理人深感不可掌控、不可评估、不可预测、甚至不可应对。

因为互联网的发展催生了各行各业的巨变，它会以什么样的速度带来什么样的影响谁都很难预估。经过前十年的咨询培训磨砺，我越来越意识到中国的环境与机遇的独特性决定了中国式医药营销模式在中国市场上的必要性。互联网的影响带来了诸多的不确定性，紧迫感油然而生，我甚至感觉思维跟进稍微一慢就可能会被完全淘汰。因此我将自己的第三个阶段称为"不知道不知道什么"时期。这意味着我那时正处于不知道自己所熟悉的医药营销经理人在互联网新时代有什么样的未来的多渠道整合营销模式中。这个时代，什么都是"新"的。我开始意识到今天的"新"和过去的"新"不一样，中国的"新"和海外的"新"又不一样，当我们面临不同环境的"新"时，美欧市场曾经的成熟和标准对今日中国已越来越无法参考和借鉴了。

面对这样的变化，我是忧喜参半。"忧"在于如何变，在我看来最大的障碍是挑战自己、挑战别人。"喜"在于我们可以尝试更多的营销创新。成功与否不是关键，怎么创新、怎样有新的思维才是眼下的燃眉之急。于是在过去 5 年中，我将互联网时代的医药营销思维归纳为五大数字化营销新思维并冠以我的个人思维标签（Tony-Mind）四处演讲。它们是：

- 去品牌中心化思维 (Beyond the Products)
- 患者中心化思维 (Patient Centric)
- 医生个性化思维 (Physician Individualized Needs)
- 信息精准化思维 (Precision Message)
- 营销闭环化思维 (Closed-loop MCM)

我将这些新思维广泛地植入了之后的各类营销课程和咨询方案中。为了体验社交媒体的传播特色，我还将自己的个人微信号改为"Tony-Mind"，针对所有行业同仁传播这种医药营销数字化新思维。

尽管有这么多的不确定性，但在这个"不知道不知道什么"阶段，我仍然坚信：不确定背后的共性远远大于异性，海外和中国之间的差异背后还是有很多客观规律、实施原则可遵循的。我们需要的是应对变化的思维和法则，最终从初创

职业篇

的不理性到理性、不规范到规范、没有逻辑到条理清晰，路漫漫其修远兮中间还有很长的路要走。在参与辅导、点评和分析了众多医药经理人开发、实施、反馈和回顾的各种形式的数字化多渠道营销活动和工具后，我花了近两年的时间开发了一套多渠道营销整合 MCM 2.0 课程和工具。这套教材注重打通品牌信息传播对各类线上线下渠道的最佳匹配和优化品牌战役多渠道间的协同与闭环反馈，而不再专注于教医药经理人如何应用多渠道开展品牌传播。在我看来，今日众多的经理人都已积累了一定的多渠道营销的实施经验，但苦于不知如何持续优化和迭代更新。2.0 版应该给他们带来众多启示和引导。目前这套课件已在十来个医药和器械外企被讲授和演练，获得了广泛认可和一致好评。

追赶时代的步伐永不停歇

很多人问我对于未来的看法，我想我谈的是中国的未来，不是美国的，也不是欧洲的，我们无法拿其他国家的发展去预测我们今后会变成什么样。马云说过一句话："能源时代靠资源，所以有一战、二战、冷战；信息时代靠眼光，所以有巴菲特、索罗斯、李嘉诚；而在互联网时代，你不知道会发生什么，因为互联网是没有边际的，你的思维决定了你的未来。"今时今日，只有认清局势顺应变化，重新找准自己的定位，才会有新的方向和突破。

2017 年是中国医药行业最波澜壮阔的一年，无数新出台的监管政策和经营规范正在重塑和规范医药行业的各个环节。我认为未来的中国医药市场最佳营销模式应该会更加多元化。这其中将不仅来源于我所熟悉的外企，也将会呈现一批内资企业的新药、内资企业的人才以及内资企业独创的运营模式。所以，我有一个愿望：希望能学习并摸索出一种能够有效支持内资医药企业品牌发展的咨询和培训模式。迄今为止的 15 年，我秉承着"以不变应万变"的行事准则获得了同事的支持、外资企业的青睐、行业的认可，但这些殊荣已是不可复制的过去，今后我依然愿意扎根于医药品牌咨询和医药经理人的培训行业，再为中国特色的医药营销模式去努力、去探索，以二次创业的心态重新起航。

江山代有才人出，各领风骚数十年

四美营销策划有限公司董事长　张新婷

医药行业的发展离不开职业经理人的推进与创新，他们是医药行业不容忽视的群体。他们用自己的青春和热血为梦想而努力奋斗，并用自己的智慧和才华创造出了无数销售神话！我国医药工业职业经理人最初出现在1990年左右，因为西安杨森、中美史克、上海强生、辉瑞罗氏等外资企业进驻了中国。一大批医生和医科大的毕业生进入外企任职。经过国外的先进管理模式和系统专业的培训，培养出了第一批优秀的销售精英和市场部负责人。这一时期是职业经理人的成长期，通过近十年的时间，他们勤奋好学，刻苦钻研，冲锋在销售第一线，积累了丰富的学术推广经验和实战案例并取得了良好的业绩。

从2000年到2006年，这一批销售精英从运用区域战术到全国战略，因此在市场分析、渠道建设等各方面日益成熟稳健。随即，这批销售精英逐渐进入众多民营企业大展身手，从而涌现出了以汪群斌、邓建民、关平、曹凤君、陶朝晖、李卫民、付钢等为代表的优秀的近百位知名职业经理人；

2004-2006年，医药行业连续三年评选"中国医药十佳经理人"，也是对第一批优秀职业经理人的高度认可和喜爱。他们成功运作了白加黑、丽珠得乐、吗丁啉、步长脑心通等家喻户晓的品牌，以骄人的业绩增长引发了行业的巨大变化与关注，从而开启了医药职业经理人的辉煌时代。因而医药工业职业经理人进入了成熟期和飞速发展期。此时的领军人物多以60后为主导，部分70后正在成长中。这一时期的大部分职业经理人还是以年薪为主，通过个人的努力和职位的提升实现年薪的增长。这一阶段，部分70后的职业经理人在品牌企业知名专家的带领下登上了发展舞台。

2008-2012年，70后的医药职业经理人的蓬勃出现代表了医药行业的飞

职业篇

速发展，修正药业、扬子江药业、天士力、葵花药业、亚宝药业、康美药业等知名企业以良好的品牌形象出现在大众视野里，中国医药行业的职业经理人如雨后春笋般涌现了出来。在这一时期，职业经理人从处方药、OTC，第三终端、连锁药店、民营医院，多模式创新，工业百强企业均过十亿规模，各个领域涌现出了许多优秀的职业经理人。他们以良好的业绩和创新的模式、先进的思维体现出了新一代职业经理人的良好职业风范。同时，这一批职业经理人敢于尝试、勇于探索，为企业的飞速发展贡献出自己的力量。于是2009年，中国医药行业知名媒体《E药经理人》重磅推出了医药经理人99强，职业经理人在这一时期空前活跃，全国各大高峰论坛上都会看到这一批优秀职业经理人忙碌的身影。

2012年到2016年职业经理人进入了平稳发展期。他们更喜欢在熟悉的领域精耕细作，少部分特别优秀的职业经理人通过自己的经验和能力开始与企业合作，强强联手实现企业产品过亿和运作上市。他们整合专业的资源和网络，助力企业快速发展，从而拥有部分期权和股份，完成了职业生涯的完美转身，这也是医药行业职业经理人的终极目标与梦想。但这也只能是少数特别优秀职业经理人的高度，大部分职业经理人还在完善自己的综合素质和全面能力中继续努力着。

2016年之后是处方药转OTC模式最热的时期，同样，工业企业的职业经理人又把目光推向医药连锁领域，医药连锁这一新的领域的职业经理人也开始飞速发展。连锁药店的职业经理人在这一时期大量涌现了出来。

为了给医药行业的优秀职业经理人数十年的优秀业绩以肯定，2016年四美营销策划团队联合行业多家知名媒体和行业协会隆重推出"2016中国医药四美十佳经理人""2016中国医药四美二十强经理人"的评选活动，此次活动历时十年之久再次出炉，引起行业十多家媒体近千家企业的巨大关注，一批75后、80后操盘手闪亮登场。正是由于医药行业职业经理人的成熟平稳过渡，2017中国医药四美未来星活动才火热开启，一批80、90后精英从百名候选人中脱颖而出，他们年轻而富有活力，医药行业的经理人正在走向复合型、专业化、年轻化趋势！期待而医药行业职业经理人在未来十年能够更加贴近时代脉搏，以信息化带动工业化，助力行业的发展，在他们的努力下涌现出更多的骄人战绩和知名品牌！

唯变不变　医药人的梦想接力（1988—2018）

80后的新一代操盘手正以锐不可当的气势蓬勃而来！相信他们在未来的十年将是医药行业的骨干力量和智慧先锋！江山代有人才出，各领风骚数十年！四美未来星必将梦想启航，闪耀未来！

张新婷，四美营销策划董事长（创始人），曾服务于天士力、先声药业、吉林敖东等多家知名企业，担任全国销售高管期间与多家知名商业、百强连锁药店、医药行业的各知名媒体建立了良好的合作关系。创立四美公司11年时间，搭建中国医药四美沙龙，拥有企业高管会员3000余人，是医药行业信息交流、人才培养、产品互动、实战提升的重要平台。2016年成功举办中国医药十佳经理人评选，引起行业多家媒体、近千家企业的广泛关注和好评。2017年推出了中国四美未来星活动。

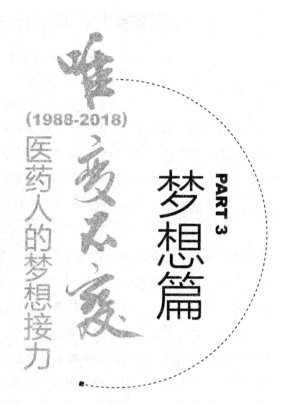

唯变不变

（1988-2018）

医药人的梦想接力

PART 3

梦想篇

梦想接力：从心出发，重新出发

京都学院北京 23 班　孙晓璇

还记得去年来和君面试的时候，先生就问过这个问题，当时我就实话实说，真的是还没有想好，自己总觉得离毕业还有很久，也没有特别明确的方向，感觉做什么都可以，虽然不见得什么都能做得很好，应该也不至于什么都做得太差，抱着这种得过且过的心态，就这般日复一日，直到今天。

其实，现在已经是博士五年级的我，已经踏入毕业求职季的队伍中，也开始思考这个问题，这也是接下来找工作一个选择方向的确定。自从发布了期中作业的公告后，我就想借着这个机会好好思考一下这个问题，我究竟想做什么，接下来的时间应该对自己有一个怎样的职业规划，确实应该好好反思一下了。

来到和君，是我人生选择很重要的一步，和君的"人生如莲，三度修炼"的精神深深吸引了我，因为我一直相信学会做人是迈向成功最重要的一步。他强调了成功只是浮在水面上别人看得到的那朵莲花，但别人看不到的确实藏在水下的根和本，然而这些根和本才是支持莲花绽放最坚实的动力，这就是"君子务本"的重要性。我也看过或者听过别人说和君就像是传销，其实我更想称之为精神上的洗礼。对我而言，这些反而是我最想要的，我一直好奇的便是究竟是怎样的和君文化才能把大家拧成如此结实的一根绳。这才是最打动我的一个点。同时，和君商学院所传授的知识则可以弥补纯理工科被称为"生物狗"的我常年只在实验室搬砖的孤陋寡闻和消息闭塞，为自己打开了另一扇大门，为今后自己的发展奠定了更加坚实的基础。

一开始的我，想从生物专业跳出来向其他行业发展，因为读了五年博士以后，我发现自己已经失去了最初刚进来想做科研的那份激情，不置可否，我确实很钦佩那些兢兢业业做科研的人，就像我的导师，如今已是花甲之年，依旧比实验室的每一个学生还勤恳，早上最晚九点来，就没有早于夜里十二点回去的，经常凌晨两三点钟是常态。可我发现这并不是我想追求的生活，我想要的生活不单单是永无止境的科研，我想我的生活应该更加丰富多彩，除了工作以外还可以有时间陪伴自己的家人、有时间去发展自己的兴趣，让自己成为一个有趣的人，过有趣的生活。但我也知道，你只有足够的能力，才能有机会按照自己的想法去过自己的生活。

来这边上了几个月的课之后才发现，零基础的我好难去理解一个全新的领域，并且我没办法脱离自己现在的生活投入全身心的精力去学习这一切，跟那些有基础的人相比毫无优势，转行太艰辛。现在的我已基本上放弃了这个念头，只想借这个学习机会去丰富自己，开拓自己的眼界，认识一群优秀的朋友，学习大家做人做事的方法和能力，来锻炼自己、发展自己，努力让自己更加优秀、更有竞争力。

也跟同学和家人聊过，现在的我也逐步想清楚了，所谓的职业，考虑的无非是几个因素：一是自己感兴趣的，二是适合自己的，三是自己擅长的。思考以后，结合自身的学习和家庭情况，我觉得做一名中学生物教师还不错，既能发挥自己的专业优势，又可以达到教书育人的目的，并且现在也能找到一个自己喜欢的引入国外办学理念的 K-12 模式的学校，能够打破我国现阶段传统应试教育的弊端，引导孩子培养独立创新能力，我觉得还不错。

也有人质疑过，读了五年的博士去做一个中学老师是不是有点可惜。其实我倒没有觉得有什么遗憾，人生本来就是一个选择的过程，有得必有失，是一个平衡的过程，你有你想要得到的，那你就有一些需要放弃的，鱼和熊掌不可兼得。我是一个很感性的人，对我而言，没有什么比家庭和感情更重要的了。我是家里的老大，家里还有一个妹妹，爸妈身体都不是特别好，这么多年家里也一直各种事情不断，爸妈这么多年的辛苦付出我也都看在眼里，真的是疼在心里，我只想尽自己最大的努力让他们有一个依靠。尤其是这一年，一直以来都是家庭支柱的爸爸倒下了，突如其来的恐惧和害怕袭上心间，现在的我仍旧不敢去回想当时的那一幕。我只能说自己很庆幸。我一直以来都坚信好人有好报，你的所有付出都会得到回报，你对别人所有的好，总有一天会在某一个时刻让你得到某一种形式的回馈。选择这个教师这个职业，可以让我在工作之余，在寒暑假有更多的时间去陪伴自己的父母，同时又可以给孩子带来一个良好的教育环境，这也是我最看重的，也是我选择这一职业的理由。树欲静而风不止，子欲养而亲不待。父母最需要的不是你有多么厉害、赚多少钱，他们最需要的是儿女的陪伴。一直到现在，

梦想篇

不管平常自己的学习生活有多忙，每周至少会打三次电话、跟爸妈视频一个晚上是我不变的坚持。我不想给自己留下任何遗憾。

说着说着好像又跑偏了，每次提到父母就感慨颇多，止不住，哈哈。转回正题，对照先生为我们总结的职业发展的九个方面，端正成功理念，选择职业方向，建设知识结构，获取从业资格，掌握职业技能，素质职业素养，持续职业历练，学会自我管理，修炼人生境界。现在的我，还处于刚刚起步的阶段，既然我定下了自己的职业方向，那么下面要做的就是如何去为这个职业做准备了。还有大把的东西需要学习，专业知识也需要夯实，同时亦要学习一些教育基本理论知识和方法技巧，同时还应抓紧时间为考取教师资格证做好基础性准备。必须端正态度，严格要求自己，努力锻造更优秀更有竞争力的自己。

也许有人看了我写的这些后会对我有质疑，要是不从事金融资本相关行业为何要来和君，我觉得这还是很必要很正确的一个决定，和君带给一个人的收获是精神上的洗礼、心的升华和重塑。感谢和君，感谢先生。

我把题目定为了"从心出发，重新出发"，就是想把自己心里最想说的话、最想做的事情表达出来。确定了自己的职业理想，找到自己的前进方向，并为之不断奋斗。最后想引用几句我很喜欢的北宋张载的几句话与大家共勉：为天地立心，为生民立命，为往圣继绝学，为万世开太平！

梦想接力：幸福充实的工作状态

京都学院北京 23 班　陈亚丽

在刚刚过去的 2017 年 11 月，我完成了职业生涯中第二次跳槽，从文化传媒上市公司 HRD 到私募基金公司负责人力的 ED。我到新的公司新的环境迎接新的挑战，虽然身体很累很辛苦，但是内心却是幸福和充实的，因为在做着自己喜欢的、有能力做的并且有意义的工作。

回顾自己的职业生涯，感觉我的生命就像是一股小溪流，不断改变自己寻找出路，积小成大，有时会遇到沙石和障碍物，于是夹裹前行，力量随之壮大，其勇往直前。遇到瓶颈也不急不躁，慢慢蓄积力量，实现跨越式的成长，其间不可避免地会经历挫折和痛苦，但始终不改变自己简单、善良的本性、坚忍的毅力和勇往直前的内驱力。如果问我职业目标是什么，我想说，我的职业理想不是一个职位或财务自由，而是在工作中能感觉到幸福的一种精神状态。

我是在中国改革开放后社会经济激荡的 30 多年中成长起来的。中国的经济飞速发展，我们这一代人经历了西方发达国家几代人经历的人生。每一个人都像只小船一样在汹涌澎湃的大海上，或奋勇向前，或随波逐流，或被颠覆淹没沉入海底……个人是渺小的，即使有明确的目标和理想也不得不在时代变迁中不断调整。变化是始料未及的，也是逃避不了的，但只要保持清醒的头脑，以不变应万变，就可以与时俱进，体验丰富的人生。因为决定命运的是自己内在的价值观、性格和态度。这些因素，决定了我是谁、我要到哪里去、我会怎么做？我始终是一个单纯善良、积极勤奋、感恩豁达的人，我希望自己活得平凡但不平庸，能够平衡工作和生活，让家人和朋友因为有我生活得更加美好；我总是在学习新东西，并为自己的目标付出最大的努力。

梦想接力：我的职业理想

京都学院北京 23 班　庄腾寒

时光荏苒，白驹过隙，转眼在和君学习的日子已经过去了一半。进入和君商学院的这半年以来，我学到了许多，也成长了许多。大势、产业、战略、资本、人力资源管理……一次次大课精彩纷呈，仿佛为我打开了新世界的大门。讲座、讨论、游学……每一次活动都"干货"满满，既开阔了视野也丰富了经历。

初入和君商学院，我作为生命科学专业的博士研究生，经历十分简单。大学从动物医学专业毕业，怀揣着见识中国最高等大学的梦想来到北大直接攻读博士研究生。那时的我谈不上有什么职业理想，只想顺顺利利地做好分内之事，走一步看一步。因为自从读研以来，每天的工作都被自己及周边同学甚至是家人朋友戏称为"搬砖"。人们都说，21 世纪是生命科学的世纪。但当自己真正接触了生命科学的科研工作之后我却发现，对于绝大部分科研工作，我很难看到它们潜在的价值。当我开始搞自己的科研时，我发现生命科学其实是一个相当年轻的学科，人们已经掌握的知识相对于生命的本质实在是九牛一毛。作为该专业的学生，不仅就业困难，工资水平也很低。因此，本专业的学生反而最不认同生命科学的时代已经来临这个说法。去年，领域内的大牛施一公教授鼓励即将踏入大学的年轻人选择生命科学专业，竟引起了该专业研究生们的强烈抵制，甚至将其言论称为"谎言"，要求他为此而道歉。

对于这些现象，我个人认为，生命科学并不是没有前途的领域。主要是因为科研向产业的转化率太低，学生就业确实也面临着很大挑战。因此，许多该专业的同学们，当然也包括我自己，都把对就业的期望投到了其他行业，尤其是金融、咨询等高薪行业。给爸妈打电话的时候，他们最关心的也基本上都是最近有没有进展、将来是否有可能找到比较好的工作等等。

和君实在是一个太神奇的地方，我抱着想要转行的念头进入和君商学院学子

唯变不变　医药人的梦想接力（1988—2018）

商学，但在这里，我竟然对自己的专业重新燃起了希望。在和君，我接触到了更多来自不同领域的人，我发现越来越多的投资人都很看好健康医疗领域。现在许多热门的项目，如精准医疗、单细胞测序等都与我身边的科研项目息息相关。我恍然间觉得，生命科学并不仅仅是实验室里的瓶瓶罐罐，也不仅仅是文献中的一个个数据，它是可以脚踏实地成为现实生活中的技术，服务于每一个人的。

经过进一步了解，我发现，我们学院的一些科研成果已经走入医疗领域，并且帮助了许多人。例如，我校谢晓亮教授在单细胞测序方面取得了突破性进展，他通过和汤富酬教授以及北医三院乔杰院长的合作，将单分子测序技术应用到了对于健康受精卵的筛选中，已经帮助数对儿带有致病基因的夫妇诞下了健康的宝宝。我认为，将基础科研转化为生产力是一个亘古不变的大趋势，有许多人在为实现这一转变努力着。先生早在大课上表示，医疗健康领域会成为未来热门的产业。当时我以为先生说的是未来，即如今才发现，这就发生在现在。

但遗憾的是，科研向产业成功而转化的例子是少数现象。更多优秀的科研成果尽管涉及了医疗诊断等领域，可是也没有向产业去转化。而这不仅仅是转化难度所造成的，更多的是因为转化意识的缺乏和转化能力的薄弱。如果能将优秀的科研项目挑选出来，并向产业转化，将会极大地改变人们的生活，甚至改变这个世界。我又重新感受到，二十一世纪真的是生命科学的世纪。我庆幸自己活在这样的时代，也感到很荣幸可以见证这个时代。但我最想做的还是推动这个时代的发展，为医疗健康事业做出自己的贡献。

为了实现这个理想，我还需要继续努力。首先，我还需要继续提升自我。要实现个人理想，最重要的就是要准备自己。通往成功的路上固然涉及多重因素，但其中最重要也最可控的就是对自我的提升。为了实现将生命科学研究向产业转化的理想，我还需要进一步丰富知识、增加实践、抓住学习的机会。要想推动整个领域的转化，从研究者的角度来说需要提高转化意识，而从企业家的角度来说则需要增加专业知识。我将从自己出发，成为产研转化的实践者，也希望有一天可以促进整个领域的转化。

"金风玉露一相逢，便胜却了人间无数。"这是《心有理想，春暖花开》中看到的一句话，但同时也是我在和君商学院的真实感受。先生说，真正的大理想，是一种"登泰山而小天下"的浩然之气。如果没有这种胸襟气象和浩然之气，人生就会很局促，就会很危险。我相信，每个人的内心深处都是有大理想的。有些人可以坚定自己的理想，而有些人却在现实的打磨中丢失了理想。我以为我来和君商学院是为了学习知识，没想到却收获了更为重要的东西，我找到了自己丢失的那个"大理想"。作为一名生命科学领域的博士研究生，如果我每天只看到眼前的实验，为文章、毕业等烦恼，那就过于狭隘和局促了。而作为和君商学院十届的一名学子，我却可以胸怀理想，为医疗健康领域的研究转化而奋斗着。也许我还太年轻，只有一些不太成熟的想法，但我能确定，自己会为理想而不断奋斗。我并不会去憧憬成功是什么样子，而是只求我所做的每一件事都会在实现理想的路上迈出一小步，都将是推动医疗健康产业发展的一份微小的贡献！

我手中的职业理想之"矛"

京都学院北京 23 班　薛　智

期中作业之前，我正在处理调整工作的事情中。之所以换工作，我也是在学习大课国事、产业后，某天晚上偶遇失眠夜，突然觉得职业理想发展也要顺应大势（方向要对）、着眼未来才做出的决定。静静地重新思考了我在初期申请商学时必看的职业大纲，印象比较深的是：我想做什么，我能做什么？要认识到产业变迁将如何影响未来的行业和职业兴衰规律。

经过思考，感悟我的职业理想没有梦想般的春暖花开，也没有情怀的温度，我的职业理想就是冷兵器时代的长矛，简单、纯粹。矛头必须要锤炼得尖锐锋利，才能冲破发展道路上的种种障碍。我想只有冷静地处理刺矛的方向，不断发现、认清、坚定对职业理想的追逐才是锤炼理想矛头的最好方法。

碰碰撞撞的粗糙职业理想发展

职业理想之"矛"的雏形

我感觉高中很像石器时代，原始人捡了个石头，也不知道石头具体能干吗，但隐隐约约感觉可以做点什么，这就是高中理科生的我，实在是不想在大学继续学习数理化生，在高考后就选了财经类大学里文理兼收的会计学，这便是职业理想的雏形。不像很多同学喜欢学什么而选的大学和专业，相反是不喜欢什么选择了可以接受的，所以我的职业理想本源具有模糊不确定性的基因。更不像先生在大课中提到他要求儿子大学不要学职业类方向的专业，要学人类史、产业史。如果可以重来，肯定也不会选择职业特性强的会计而这。而这只能从下一代再注意了。

梦想篇

职业理想升级——由石器时代艰难升级到青铜时代

大学毕业后就顺势进入四大会计师事务所从事税务咨询工作，事务所比较特殊的就是未来5年职业发展道路都预设好了，所以我就迷迷糊糊地沿着预设好的职业发展路径走了5年。在这5年里，我发现自己好像没有什么宏大的理想了，只是感觉成为社会人要养活自己，两点一线，早起工作，晚归回家过自己的生活，似乎理想就是早点晋升，多挣钱当个合伙人风风光光。虽然起步很艰辛，但那时对工作却充满了热情，相信天道酬勤。

时代在发展，税务咨询也衍生出了不同的行业项目，每一个项目都有其特殊性，但可以积累不同的经验。也就是伴随我的职场年限与经历的增加，我在参加管理层讨论的潜移默化中感觉学到了很多。假想自己有点学通了税法，却又经常被客户整得哑口无言；比如遇到和公司整体规划冲突、实操落地难时，我开始渐渐陷入了一种迷茫，觉得税务这事儿真不产生什么价值。因为当时我觉得和税务局的人员沟通成本高、效率低，总之突然觉得税务发展是没前途、没价值、没意义的"三无职业"，所以我曾一度怀疑自己的选择。

然而，在后续工作中我开始调整自己和团队，同时对项目也加强了客户目标和需求的沟通，充分了解到客户的股权架构、管理模式、未来预测等商业情况，提出了各种税务建议，一心想要它有意义、有价值，尽心尽力。因为我的工作对客户而言，往往影响着客户更大的价值和意义。

有价值，就是社会里的资源交换。工作所给予我们的，和客户所给予我们的，都是基于我们所提供的价值，这是一个公平的过程。因为等价交换是一个基本的原则，在每一次交换中我们得到的不只是报酬，还有自己的成长。

所谓价值，并不只是可以用货币衡量的，还有那些与价格无关，但却弥足珍贵的东西，比如自己的成长、客户的税收成本降低，其可能说起来感觉会有些空泛，但是做下去等到见成效的时候就能体会到那种不一样的成功。

更为直观的是，当客户过节发来小卡片和公司产品，表示对我们工作的认可，还有很多后续的咨询服务公司要想与我们团队合作时，我愈发感觉到了"价值"的意义。在税务职业的海浪里起起伏伏，有意义成了我经常问自己的问题。就像马斯洛需求层次理论所指出的——生理上的需求，安全上的需求，情感和归属的需求，尊重的需求，自我实现的需求。工作对于我，在解决了基本的需求之后，

唯爱不衰 医药人的梦想接力（1988—2018）

也给予了我自我实现的机会和平台。

职业理想其实一直在潜移默化地引导着我的工作，所以我不是做合伙人，而是做税务专家，能够给企业提供价值，能够有影响力。也正是这样的职业理想引领我的前行。

这是职业理想的矛之"尖"。

埋头工作久了，在忙碌中疲惫，不经意间会忘记路的方向。

记得在一次大课中，先生提到了职业选择，指出职业发展要顺势。理想，都是要从未来照进现实的。我开始思索职业理想的方向。我的职业理想方向也是顺势而为，关注了医疗和教育，看未来最终选了医疗。

最近听了先生讲的市值管理，我想个人的职业理想也是围绕着自身的市值管理来建设的吧。同样的净利润，分别处在环保、生物医药和百货的三个公司市值相差百亿元。对于个人职业理想的发展方向，我想也是一样的。PDAC 来一套，迅速投简历面试换工作。孙正义曾在访谈中提到过影响他最大的一本书是 *Trigger Point*，这本书的核心论点是人生最需要的不是规划，而是在适当的时机掌握机会，采取行动。

工作多年，已不再有那么空泛的理想，也不再是养活自己那么俗，开始真正思考自己的理想了。不是具体的数字目标，没有豪言壮语，只是想在所处的行业内做出有价值和有意义的事情来。只是，价值与意义，说来简单，实际上却很难。

我想，我的职业理想就是这样一样东西吧，就像一柄雪亮的长矛，虽不能照亮整个夜空，但可以在深夜里给你前行的勇气。迷茫的时候，想想理想，看看差距，找准方向一点点补充，一点点充实自己，一点点用理想的长矛为自己开辟一条价值之路。

梦想篇

小院春风千载拂　中林书院一朝成

——我的毕生理想：中林书院

京都学院北京 23 班　徐中林

　　呜呼！匹夫而为百世师。因学阳明，正时值勉力创办中林书院，又读武训之气度，当及时，遂惊呼：中林书院，乃吾毕生之理想矣！！！

　　余于公元一九七九年（己未年）五月初二日生于王阳明先生当年平"三浰之乱"时命名的江西赣南之龙南关西客家围，秉承了客家人勤劳善良、聪慧能干、热情好客、重义轻利的传统美德和客家精神，历小学初中后上了中等师范学校，年十八幼儿园见习教师、小学实习教师，毕业即成山村中学教师，二十入职宣传部，二十一在当地电视台做记者编导主持人，二十二入政府机关做当地行政长官秘书，二十三始来京城贸大惠园学习英语，两载后破格留校任教至今，三十一研习工商管理又三载，其间留学德国，遍游欧洲，一晃边工边读奋力求学已十年有余，可谓学贵有诚，桃李天下。此间经奥运盛世，志愿服务，又喜结良缘，成家立业。奥运戊子年喜得爱女，名和颐，有诗赞曰：奥运之年再添喜，福娃和颐临徐家，士须弘毅任道远，寰宇地球新星灿。及至年近不惑，丁酉年再育次女，名和雍，有诗赞曰：九岁和颐又九天，和雍福临舞翩翩。雨春逢吉再为母，欢喜中林生如莲。是年，又卖楼房、租小院，发心创办中林书院，不想一如阳明先生之龙冈书院、阳明书院、武训之"义学塾"矣，岂非天意？！

　　余自幼家贫，母因病早逝，兄弟三人幸得老父终其一生之力迁居县城，始得良机受稍良教育。然吾国教育之制可商，略有所获亦从书中自悟，及至融入社会亦自悟为多。此其实甚好，因之未受教育之桎梏，任随天赐之福祉，乃常想非常之事，常为非常之举，虽几度曲折反复，虽几度沉浮隐退，年轻力壮之时当如是求学求知求进求上。吾尝感恩念谢苍天之眷顾，来日以报社会矣！中林书院——吾之毕生理想，正当时！

敬禀者：虽未见有惊世之文章，济世之言论，余却始终循着"读万卷书，行万里路"之古训，徜徉于人世书海，游历于名山大川，历事于社会生活。古之人，有高世之才，必有遗俗之累。然尚不闻"古之所谓豪杰之士，必有过人之节，人情有所不能忍者。天下有大勇者，卒然临之而不惊，无故加之而不怒，此其所挟持者甚大，而其志甚远也。"是故每日三省，为学日勤，交友日谋，思虑日甚。自求学伊始，于西方之语言文字，政治礼俗，与夫人文经济之学，格物致知之理，皆略有所窥；而尤留心于其富国强民之道，化民成俗之规；至于时局变迁之故，睦邻交际之宜，辄能洞其阃奥。然虽遍访神州名胜，足踏四海平川，遍读学术名著，目及古今中外，却常以不得系统学习深造为憾事，故欲请先师扶之、助之、教之、导之、诲之、训之。

乙未一日学阳明，得悟，留诗四首——其一：阳明三浰平，关西始得名。龙南留痕处，围屋出中林。乾坤由我在，安用他求为？千圣皆过影，良知乃吾师。其二：惠园求学来，一晃十年过。那日图书馆，偶遇王阳明。正值此青年，维明博士论。圣人之道现，吾性自足行。其三：千城明夫说，万卷读破始。钱穆述精要，有无之境寻。全集传习录，启超学化之。唯愿了悟道，明德善思齐。其四：如雷轰天地，如电闪苍穹。良知心即理，知行合一教。同此感一气，内圣外王灵。万物我为一，天人相与行。又有诗《乙未夏夜读阳明》曰：平沙落雁古琴嘤，丝竹弦声心阳明。圣贤泛海龙场悟，智者浮云悠游行。读阳明，学阳明，悟阳明，犹如"自长眠中醒来而觉混沌初开"，亦如先生《泛海》一诗"险夷原不滞胸中，何异浮云过太空，夜静海涛三万里，月明飞锡下天风。"是年，《中秋读阳明忆受教哲翁萧墅先生诗》其一曰：中秋不见月，披雨拜文苑。萧老不在家，次日再登门。骑行返陋室，一灯读阳明。俨然山月上，独酌醉梦临。山中示诸生，唤我忆哲翁。此亦圣贤学，良知问神境。赏心何须月，知行合一约。吾心光明月，千古无圆缺。其三曰：那日雅集夜，先生兴致掀。提笔一挥就，睿思两巨篇。自知如我知，天地亦知也。芍药比邻居，天下一城连。受教十余载，中林翰墨间。徐然世界上，仲尼亦自谦。是日中秋诗赠和君王明夫先生曰：京城秋叶黄，雅聚独有情。月明夜谈时，犹忆和君行！八届迎新来，神州学子亲。中秋相砥砺，未来见菁英！吾心光明月，苍穹点繁星。千古永无缺，婵娟共好景！并有《咏荷之人生如莲》再赞：莲花初绽动心魄，观者如云绚芳华！岂知寂寞根本在，人生如莲三度发！是年某日夜读《王阳明大传：知行合一的心学智慧》

集阳明心学对联一则，自顾拍手叫好。上联：小草与自家意思一般（周濂溪），下联：仁者以天地万物一体（程明道），横批：拔本塞源致良知（王阳明）。又读《南怀瑾解读王阳明心学》，得诗一首：此身未有神仙骨，纵遇真仙莫浪求。五百年前王守仁，开门即是闭门人。

次年丙申春节，重回家乡赣南，追寻阳明足迹。拜谒江西龙南阳明小洞天，有诗曰：此山即是阳明山，山中有个阳明洞！洞里迎来拜谒客，知行合一乃良知！拜谒江西龙南阳明八卦围——栗园围，有诗曰：平渊将军李清公，八卦布阵擒仲容。阳明赐建栗园围，门标忠武知行纵。拜谒江西龙南杨村太平桥，有诗曰：太平江上太平桥，三浰平乱阳明消。冠服朝歌达委巷，雍然礼让阡陌笑。初登丫山，有诗曰：丫山灵岩寻守仁，龙鼎湖水藏卧龙。道源书院访周程，文斗竹林忆七贤。拜谒江西大余青龙镇落星亭，有诗曰：南安青龙章江清，阡陌难觅落星亭。此心光明后学拜，亦复何言良知行！游大余记事，有诗曰：后学大庾来，拜谒落星亭。只为阳明迹，丫山灵岩开。良知行守仁，龙鼎藏卧龙。道源周程访，竹林七贤才。次日登梅岭，赋诗三首记。不见香雪海，却到梅花国。梅影悠悠寄，今人款款来，西江四戴事，南安无咎斋。又有《读蔡仁厚王阳明哲学看阳明思想演变与发展》诗曰：泛滥词章入佛老，龙场了悟圣人道。默坐澄心致良知，圆熟化境四句教。丙申暑期八月，又返乡办事，与众学子阳明洞中讲学论道，得古风一首：阳明洞中半日论，人间乾坤万里行。莘莘学子负笈去，良知在心桑梓情。

又次年丁酉春，应邀再上丫山参加王阳明莅赣500周年高端论坛，有《次阳明先生诗〈过梅岭〉韵》一首：百千年后上山巅，拜谒良知先圣前。上接梅香守仁至，光明吾等见心天。山中贼破看殊易，贼驻心房犹破悬。内圣此行图太极，外王事炼卧龙眠。又有诗《丫山好眠梦阳明——兼赠道源书院》，曰：好眠昨夜此山中，梦里守仁寻卧翁。不历龙场生死苦，圣人之道幻尘蒙。后再自撰阳明学一联，上联：与天地万物为一体，下联：惟日月千秋是良知。

丁酉五月，"年年此时，物是人新，景不同，心相同！今年此时，斗转星移，人齐聚，君行早！"入读和君十届，和君结缘，三生有幸！入学报到有长诗《因为，我相信》，后忝为和君十届京都学院北京23班班长，深感"人生在世，当有肩担"，人生为一件大事而来！于是，竭尽真诚，无私无我，于是，你若发声，我必回应，于是，把话说透，把爱给够，于是，极简从事，低调务实，竭力让23班同学都能成为"重情义、守承诺、敢担当"之"人生铁杆"，成则光芒万丈凭君子三立铸丰碑，败则肝胆相照以情义无价慰平生！吾等学子，入学和君商学院，秉正心诚意、三度修炼、成人达己、蓄深养厚之精神，修学"产业－管理－资本－国势"之知识底蕴，增长商业才干，升华商学思想，追求人生境界，修身、齐家、兴业、益天下，为在世界商学流派中造就一个中国学派，力所能及，做出贡献！话说有《同学必读：匹夫而为百世师——武训的气度》，今读武训，醍醐灌顶，慨然长叹，此岂非先师哉？观武训之一醒、一痴、一跪、一义，矢志义学、化愚启智、开明生民、行兼孔墨，以儒家之礼、墨家之义、佛家之诚、道家之真，历三十年艰辛大爱，凭一孤身不屈傲骨，激情燃烧，玉汝于成，知行合一，内圣外王，成人达己，梦圆大业，创办冠县柳林崇贤义塾、馆陶县杨二庄育英堂、临清市御史巷义塾三处义学，自边缘而中心，赢世人之敬仰，富者解囊，穷者献劳，达者发力，堪为"仁者无敌"（《孟子·梁惠王上》）之典范。

窃尝闻富强之本，在于人能尽其才，地能尽其利，物能尽其用，货能畅其流，制能规其本——此五者，富强之大经，治世之大本也。然首要者，人能尽其才矣，余所愿唯，恢扩宏图，勤求远略，闻达四方，唯教育兴塾贡献人类耳。孟子曰："君子有三乐，而王天下者不与存焉。父母俱在，兄弟无故，一乐也；仰不愧于天，俯不怍于人，二乐也；得天下英才而教育之，三乐也。"我愿追随先生与和君良师益友，三度修炼如莲人生，和君小镇书院兴学，再返三尺讲台，可国可家可天下，重立不大地方，能文能武能古今！兴许有朝一日，当世言不必再称颂西方大学之哈佛、耶鲁，而看东方书院之和君、中林！

中庭倚笔一方院，林栋雕龙万卷书。吾之中林书院效仿阳明先生《教条示龙场诸生》（附录一），唯愿"诸生相从于此，甚盛。恐无能为助也，以四事相规，聊以答诸生之意。一曰立志，二曰勤学，三曰改过，四曰责善。其慎听毋忽！"又效仿钱穆、唐君毅、张丕介诸君于1949年创立香港新亚书院之《新亚书院学规》（附录二），奉行新亚书院之教育宗旨，即"上溯宋明书院讲学精神，旁采西欧大学导师制度，以人文主义之教育宗旨，沟通世界中西文化，为人类和平社会幸福谋前途"！

噫！人生如梦，中林书院朴成，余赋诗赞曰：小院春风千载拂，中林书院一朝成。中庸之道良知致，林下之风和雨耕。诚意正心陶谢醉，蓄深养厚自长生。知行合一仁千圣，内圣外王开太平。一如先生之言和君商学院：此一所气质卓然之无名学校，芬芳自处，不与俗争，自成高格，俏也不争春，只把春来报，待到山花烂漫时，它在丛中笑！

嗟夫！官有守，私有系，学有时，会合不可以常。作此文，言毕生理想，建中林书院，以相告诸君，且相知云。

2017 年 11 月 21 日夜于北京中林书院

梦想接力——变与不变，不停追寻

京都学院北京 23 班　蒋　向

纪伯伦曾说过："我们在尘世中走得太远，以至于忘了为什么而出发。"我很喜欢这句话，所以最近一年我不断回到最初的源头，不断探索在我内心深处最原始的自我，我想要什么，什么使我感到快乐，我过往的百万次选择是如何造就现在之我的？

从人生的第一次职业选择说起

2010 年我高中毕业，那是我第一次为自己的人生职业做出选择。那时候我选择了生物。事实证明，在那之后的 4 年时间我的确在这个学科的学习中感到了莫大的快乐。同样在 2010 年，我写下了第一份人生计划，并给出了自己当初做出这个选择的原因：

1. 一个人的存在让世界发生有益的变化，那便是他的价值，我的梦想就是世界因我而不同。小的我可以影响周围的人，让他们开心、快乐，让他们感到幸福。大的我要改变世界，推动生物技术在医学和能源方面的应用，从而服务于全人类。

2. 我个人认为，生物技术的快速发展将成为为人类创造奇迹的领域。而且生物技术的实际运用还不是很普及。将生物技术的理论转化为实际的生产力将会有巨大的发展空间。

3. 我个人比较喜欢生物，自认唯有这方面的天赋。

4. 如果我要真正将生物技术推广就不能一辈子待在实验室里搞理论，必须要结合一个技术团队，必须要有资金做后援。而真正能给社会带来直接利益的就是生物公司了。

梦想篇

5. 决定一个团队发展的方向比做一项研究更有必要，因而我要以技术为跳板进入管理层。

6. 要做技术就必须有过硬的知识，因而我必须要读博士。

7. 要在行业内有成就还必须有好的人际关系。

那年我 18 岁，如今读到当年自己所写的理由未免觉得幼稚可笑，然而我丝毫不怀疑那是曾经最想做的事、最想到达的远方，也正是这样一份幼稚的期望支配着我过去一直坚定地在这条道路上前行，那是我的职业理想，18 岁时的职业理想。

从一腔热血到一无所获

2013 年，那年我大学三年级，那年我收到了北大、浙大、厦大、中科院以及母校的录取通知书。婉拒了老师的挽留，我来到北大开始了正式作为一名科学家的道路。

那时候的我开始每天三点一线、朝九晚十二的实验室生活。从读研开始，也许是从踏出学校的那一刻起，世界便开始褪去了他温柔面纱。老师不再是原来那个传道授业解惑的人，他需要的是结果。

2014 年，随着毕业设计的结束，我离开了第一个老师，随后在轮转中，我把导师人品和对科研的态度放在筛选导师的首要位置上，将神经定位为自己的方向，在轮转的最后一轮定到了一个新回来的老师实验室中，那一年我 23 岁。就像遇到沙漠中的清泉，我对我的导师怀有知遇之恩的感激，和导师的关系也非常好，甚至于到了亦师亦友的地步。然而，后来也正是这份亦师亦友的情谊让我深受折磨。2015 年末，由于长时间高强度的实验患上了筋膜炎，实验也毫无进展，恰又处在实验室人事关系极其紧张的状态，因为几次同导师意见不合而发生争执，我离开了原来的实验室，那一年我 24 岁，那时我开始明白，其实读博读研最重要的素质不是聪明、勤奋，而是听话。

在抑郁和焦虑中的自我重构

从实验室离开那段时间除了身体上的伤病外，更是陷入了严重的抑郁和焦虑之中。因为我已经错过了成为一个好的科学家的最好路径节点。从 18 岁一直坚持的东西需要一点一点地不断推翻，然后把过去的东西剥离开来，那是一个十分

唯变不变　医药人的梦想接力（1988—2018）

痛苦的过程。充满了对自己的怀疑、否定、焦虑，陷入到了自我的内耗之中。人们常说，能治愈失恋的要么是时间，要么是新欢。时间在前行，我开始尝试去接触新的东西，从产业协会到和君，从投行到咨询，不停地让自己去学习和接触新的东西，去体会除了学术界外的大好风景。正如 Lisa 之前在聊天时对我说的，人生就是一个不断解构和重构自我的过程，这个过程叫作成长。在那段十分难熬的时间里我和 5-HT 做过斗争，我了解过我人性中最阴暗的一面，我最深刻地感受和剖析着我自己，我感受过自己的愤懑、委屈、孤独与无助，并且接纳它们作为我的一部分。所有的进化都是痛苦的，因为那代表着你突破了自我的极限。

变与不变，永远追寻

我是我过往的总和，虽然现在已经下定决心以后不走学术之路了，但是关于未来的道路我依然没有完全决定。回想 18 岁对于自己职业理想的总结，也许是对于行业必由之路的错误估计。正是由于这个错误的估计才导致了自己做出了错误的选择。而如今，我很肯定自己会继续留在大健康领域，至于是去投行还是去 PE/VC/ 咨询还是券商目前还没有确定，因为我希望自己去亲身体会，体会自己和这个职业的契合度。而正是由于周围有这么多从事不同职业的朋友、同学、前辈使得其变为了可能。承认自己过去所犯的错误，并从中学习，去追寻一个笃定不变的未来。

用纪伯伦的话开头，那就用纪伯伦的话来结尾好了：如果有一天，你不再寻找爱情，只是去爱；你不再渴望成功，只是去做；你不再追求成长，只是去修，一切才真正开始。

梦想接力：我的职业理想

京都学院北京 23 班　程泽雅

　　说到职业理想，而不是职业规划，那就先升高一个维度，从观念的层面谈起。从 2013 年 8 月研究生毕业回国到现在，工作已经近四年了。现在再来思考职业理想，与当时刚走出校园时的职业理想已完全不是一个概念。有一个总的感受是：在价值观上脱了几层皮，认清并接受了现实，也领悟了一些道理。虽然现在依然迷茫，但是相比刚出校园的时候内心可能少了一些焦虑。具体地说，有三件大事以及它们带给我的教训，是构成我现在对于所谓职业理想应该是什么的判断基础。

　　第一件事：刚毕业的时候因为专业选择商科的限制，首先经历了放弃自己真正从事艺术类工作的理想的痛苦过程。这其间伴随着的是从大学报专业开始就与家长开展的斗争。现在回想起来，也是自身的弱点，是当初自己不能坚持自己的初心，没有明确的执行计划，或者可能根本就是迷失在了社会的普遍认可的所谓好的、对的迷雾里、此生与自己真正的理想错失。况且，在中国式的教育与当时的时代背景中，小小年纪就明白自己想要做什么并且有明确的实施计划，还敢于不跟风，再敢于说服封建固执思想的家长是一件非常不容易的事情。

　　由此得出的结论是：对于一个向内追求的人来讲，是没办法忽略自己内心的感受，不能做违背自己内心事情的，所以职业道路的选择变得尤为重要。而向外追求的人，一般要不然是天然的身心合一，要不然不太关注自己内心真正想要的，所以只要按照社会上的潮流式追求，比如功名利禄，即可。道路明确，只要好好努力竞争就可以了。所以，一个天生向内求的人要想事业有成，那越早明确自己想干什么并且坚定执行为好，因为持续的坚持是先决条件。否则，便很容易一世碌碌无为。

　　第二件事：在花了一段痛苦时间接受自己与喜欢的行业错失这个事实之后，打算在能有的选择范围内尽量听从自己的内心选择一个喜欢的职业。所以，刚毕

唯变不变

医药人的梦想接力（1988—2018）

业以及毕业之前的一段时间为了了解各行各业的特点，也为了解自己的兴趣爱好，所以找了三份不同的实习工作——国家政策性银行、法国某市政府、大型外资企业。

做完实习主一年多过去了，只做了排除法：不喜欢银行和金融、不善于做事务性琐碎的行政工作、不善于细节和接待工作，对于自己该做什么更加迷茫了。然而，在我花时间探索兴趣爱好的时候，我的大多数同学都无一例外地要不挤破头努力进入投行或者是各大总行，要不就是去奢侈品行业做市场实习，而他们的目的是为了留下。由此得到的结论：职场不是游乐场，需要的是持续的投入，需要的是目标明确，没有人关心你的兴趣爱好到底是什么。除非你能做到完全不跟别人比，非常明确自己就是为了探索兴趣爱好。否则在一个大家只关心竞争结果、谁做的更好、谁赚的钱更多的社会里，选这样的路肯定是不会有社会认可的好结果的。此时，如果内心不够坚定的话，最后感受到挫败感就会越深且越痛苦。

第三件事：在银行、政府、外企工作期间，虽然具体的工作岗位不同，但是在过程中我发现总有一些事情是不知不觉领导就会交给我做的，或者我做起来得心应手的。现在回想起来，就是属于咨询的工作性质类的是自己既感到有兴趣，又有信心做好的。

由此得出了这样的结论：从事哪一种工作其实冥冥之中有命运的成分。可能表面上行业不同、岗位不同，但是你现在做的就是你擅长的，至少是你认为自己所擅长的。

基于以上判断，我最终选择了做咨询这个行业。中间虽然断断续续的，也有挫折，但是到目前我还是比较坚定地想在这个行业和岗位上继续深入地做下去。即使在外人看来，没什么光鲜亮丽、也不适合女生的生理需求、不那么容易得钱得利得地位，又是辛苦劳累的工作。然而对于我来说，这却是一份适合我的，我可以胜任的工作，就会踏实做好。

观念层面的东西就是这样。过去的经历构筑了我对于职业，或者说，对于职业成功的基本认知，也根据这些认知做出了自己的职业选择。但是，这些都是对于外部事物的判断，而要想做出属于我的职业理想的定义和规划还少不了再问自己内心到底追求的是什么，两者相符，缺一不可。

人生快 30 年了，到目前才明白这辈子可能永远也没办法追求金钱、追求儒家入世的成就以及功名利禄。而天生只能追求个人智慧的增长、对于世界、宇宙、

梦想篇

人生真理的探索和通晓，最终也许可以修完此生为人的功课，功德圆满。所以，也就抱着随遇而安的人生态度，认真过好当下的每一天。在这样的人生观下，职业生涯的规划已变得没有什么太大意义。只想做好手头的事情、过好眼前的生活、享受当下的每一刻、做自己想做的事情，在这个过程中希望金钱成为所做事情的自然回报，等完成了作为儿女、父母社会角色赋予的责任之后，在有生之年必将打起背包去能去的地方，利用毕生之所学所能，帮助需要帮助的人直到生命的尽头。这就是我的职业理想。

唯变不变　医药人的梦想接力（1988-2018）

梦想接力：求道

京都学院北京 23 班　余　鹏

欲望未来，先溯过往。

1996 年初中毕业时流行同学录，我在职业理想那一栏给同学们写的是：商人，很酷的想法。高中时眼睛不好，在一位老中医那儿针灸治疗，顿时决定要学医，不为悬壶济世，而是想万事不求人。其他事情都好办，唯有得病了必须要去医院，因此自己学会医术后就可以高枕无忧了。虽然高考志愿我毫不犹豫地报了九所医学院，但是我从没有认为自己应该从医。

我考上了苏州医学院临床医学系，不过这种态度肯定令我不会认真学，大二开始便基本上不听课了。我的这种心态（对学习的敷衍），自然使我的学业常年处于下游。学医五年过去四载，职业选择逼近，考研自然成了我最好的方案。问题是考得上吗，考哪里，学什么？性格与态度开始决定命运了，自己向来是有大方向，细节不了解：我想考最好的学校，报考北大医学部，做科研，可我对具体的方向和专业完全不了解。然而，我还是半年备考专心无二，犹如脱胎换骨，绝对是一生的回忆。

功夫不负有心人。我从南方来到北京，所学的神经生物学与临床大夫已经没有多少联系。考上北大医学部研究生看似在往高处走，实则是我的无奈之选。虽然我三年硕士文献没读过几篇，但是我凭借爱干活儿得到了大家的喜欢，处理大鼠取标本的本领可谓是登峰造极，甚至可以凭此挣得外快。其间我一直计划出国读博，并最终皈依科研，可殊不知，到近毕业时我又自觉这只是不得已随大流的逃亡。此时回看身边的同学，突然发现大家大都如此，不知道自己要做什么，对职业方向的迷茫让大部分人只是随波逐流，二本的苏州医学院如此，一流的北京大学好像也不例外。

2007 年硕士毕业，之前我没有找过工作，好在家里素来也不在乎我在干什么。在我很失败地教过高考英语培训班后，我在彻底放弃出国的计划后总算开始着手

梦想篇

进入社会了。我四个月后的第一份工作是在罕见病特殊诊断公司做销售，绩效不错。然而，当我觉得诊断销售不专业时，三个月后便转投默沙东做了专业医药销售；又三个月后，我发现做不了又回到了罕见病领域做技术。之后十年，我便一直在该领域内奋斗：从技术做到销售，转而做销售代理，自己开公司创业，做天使投资，做股票资产投资，进和君商学院学习。

简单回顾一下就清楚了，自己其实没有什么职业方向，哪怕已年近四十还是如此。然而，当此次期中作业题目出来时我便开始思考了，我的以后几十年又该如何？没有颠覆行业的激情、不是头顶光环的专家、更算不上有情怀有抱负的人物，那自己又是如何获得今天的成绩的？至少能被和君商学院录取。大概是，我对处理具体事情上境界的天然追求塑成了现在的自己。回想一下能让自己自豪的事情：二本学校末流成绩敢考北医、杀大鼠取脑组织学校无敌、阅读干血片串联质谱检测结果国内领先、12年时便完成了百公里越野；都是些非主业的事，但却很享受到达登峰造极的过程。也很可能就是我有这点不妥协的追求精神，才让我这么个不勤奋、没方向的人能在北京安下家。所以，自己的职业理想是对道的追求，把事情做出道的境界，或是所谓的匠人精神。

高中时开始读《庄子》，诸如庖丁解牛、大马捶钩者、殉渊津人之类的故事早就体现出古人对于行事至道的理解。和君商学院中也随处可以体现，印象很深的是早几天刘鹏程给做的分享中指出，通过对一家公司的财务报表的分析就能反推出这家公司的运营状况，可能遇到的问题，以及其该如何解决。这便完全是将财务报表分析到融会贯通境界的体现。很有幸自己参与创立的两家公司都获得了和君资本刘总的亲自调研，刘总也以其融会贯通的境界看出了基因检测领域的现状而最终没有进行投资，平心而论我自己也认为是正确的。

道无形，匠人也需具体做事的技艺展现其境界，我想追求道的境界先得有自己的职业方向。虽然我很明确应该在日下的基因检测领域继续坚持做下去，但自己却想选择改变。

罕见病第三方诊断领域我应该是最早进入的一批成员，曾经也想过要为不幸的家长、患儿给予长期咨询帮助，要做世界上随访甲基丙二酸尿症（一种相对高发的罕见病）患者最多的人，要培养出国内解读质谱结果的专业团队，而事实上这些小心愿我并没有坚持下来。尽管对技术问题细节的极致解读让我在领域内小有所成，可事实是，随着行业已过草创初期，竞争的核心也由细节技术推广转向

唯爱不衰

医药人的梦想接力（1988—2018）

了营销、管理和技术革新。遗憾的是，我很痛苦地发现自己在这几方面并无任何优势，现在所取得的小成功不可复制，并且往后的发展也不在自己的掌握之中。因此，我深刻地认识到不主动求变，我就只能面对被淘汰的结局。

也就是说在年近四十的时候我发现自己未来的职业方向不明，不知该喜还是忧。有这种感觉已经好几年，正好这次可以清楚地整理一下。

生活很明显是逆水行舟，不进步现在的老本再厚也得完蛋，并且精神上的空虚足以毁完余生。继续现有的领域路将越来越窄，按套路上各种管理商学之类再转型成企业家完全不是自己的本心，也达不到道的境界。重新进入新的领域，再走一遍现在所经历的过程，不确定性又太强。

回到本心上来，跟先生一样，我强烈地热爱祖国，好运让我赶上了中国赶超世界的这段光荣时期。参与历史，为历史贡献，分享历史红利是件多么美妙的经历。遵从本心的事才能快乐，做有乐趣的事才能提示境界接近道。自己之前的工作更多的是为了生存，很幸运在谋生中能做出几件闪光的事并由此谋得更好的生计。先生说过他是不屑于挣钱的，而是把该做的事做好并在过程中挣些小钱。

参与历史、贡献历史、分享历史，公司取代军队成为国家最主要的载体形式，做出优秀的公司便是为中国创造历史。鉴于之前的创业更多为谋生，个人参与历史最可行的策略是投资于这些能够提升国家形象的公司。途径显而易见：二级股票市场。先生商学院里所讲的案例让人热血沸腾，摩根重组美国产业、复星华润重塑国企形象、德隆系饮恨产业扩张，这些轰轰烈烈的事件映衬且推动着国家的兴起。我不是叱咤风云的人物，却可以选择做正确的投资参与其中，分享此等红利绝可为美事一桩。更妙的是此事还可做上一生，无退休一说。

至于如何挑选到能参与历史、贡献历史、分享历史的公司而不是玉石俱焚就是个技术工作了，此中有无数的指标可供钻研。几天前和君分享的关于芒格的文章犹存耳旁，芒格先生很接近于中国的士大夫，道之境界由然相随。能做好股票投资这项工作绝对是件考验境界的事，对我来说一举两得的美梦出现了：可以遵从本心做愿意做的事，此事可以提升境界接近道。

这想法大家看起来是不是很眼熟：嘿嘿，又一个不务正业做梦想靠炒股挣钱的家伙。2000 年 18 岁时我第一次进入股市后有过这种想法，硕士毕业后工资月光时又有过这种想法，现在混到近中年写篇梦想作文时又再提到了这个想法。还真是有缘，既然有缘就把它做好吧！

变与不变　水皆有源

京都学院北京 23 班　侯　奇

思绪万千，就以最近印象颇深的一个词"无源之水"开始吧。

世上可有无源之水？必然是没有的。代入人和事，就是一切皆有迹可循。道德经中也如此说：道可道，非常道。名可名，非常名。无名天地之始，有名万物之母。又提到一生二、二生三、三生万物。细化到个人，从出生到长大，需要父母的呵护喂养，从弱小到强大，需要肉体和精神的历练。长大成人后，就要面临工作、结婚、生子等社会现实问题。一个小故事，爸爸问儿子，你的理想是什么？儿子回答：金钱和美女。爸爸啪地给了其一巴掌。再问，你的理想是什么？儿子答：事业与爱情。爸爸马上夸奖，真是好理想。笑话过后其实是会让我们进行深刻反思的。作为男人，成人后最重要的事情是什么？第一是事业，其次才是感情。关于事业与爱情的小说故事数不胜数，爱江山更爱美人，不爱江山爱美人，有了江山就有了更多美人等等可以写个几千年。这么多故事说明这个事情是没有规律可言的，人生变化无常，每个人都有独立的人生轨迹。我就自己的人生轨迹就在这个节点讲一讲感悟，留待未来的自己阅读。希望可以得到未来自己的一个赞。

从高中时说起吧，初中之前无忧无虑，每日玩耍游戏上学，成绩自然排在班级前十，所有老师给出的评价都是聪明，再无其他。现在回想起来，的确如此，除了聪明之外，其他都是缺点，不稳重，每日交头接耳与同学戏耍玩笑。不细心，无论考试简单复杂，均没有拿过满分，看错题目是常有之事，没有耐心，没有合理的规划等等。高二下学期命运之神垂青了我，鬼使神差地我开始沉迷于做题，课间也做，课后也做，不知原因，就是喜欢。没有目标，不是为了考试成绩好，因为没有这个动力，不是为了追某个女孩（那时候对女生完全没有感觉）。就是莫名其妙、鬼使神差。聪明加上勤奋的力量是无敌的，高二期末考试我就是全校第三了。之后就是第一名、第二名、第一名、第二名这样的徘徊，一直到高考超出学校第二名将近 40 分，当上了全市的状元。前面过于顺利，报高考志愿的时候就得到了报应。

北大、清华作为最顶尖的学府，我是只认北大的，因为前面提到我是做过第二名的，第一名是我认为智商超过我不少的一个家伙，他和我做过同桌，有一天他说他要考北大，我问为啥，他说北大厉害。我说大学谁最好啊，他说北大、清华，我说哦，我都不知道，你考北大，那我也考北大。就这样我定了自己的目标是北大。现在回想起来，我高中竟然无知到如此，实在是令人发指。

高考考完，我就要报北大的志愿啦，微电子，听起来好高大上，生物，21 世纪是生命科学的世纪。都是我想报的，第三志愿就不需要了吧，当时的我如是想。2000 年北大和北医历史性地合并，也是扩招的一年。志愿表里北大的专业中出现了北医的所有列表，诸如临床医学、药学、预防、公卫啥的。我母亲和舅舅看到临床医学如获至宝、两眼放光。用了一天一夜来说服我，我本是不愿改的，在我妈流了很多眼泪后便屈服了，第一志愿改成了临床医学。于是顺利入学，大一还拿到了入学的新生奖学金，好像是站到了人生的巅峰。

站在北医破败的大门和宿舍楼前，觉得自己好像做了一个很坑的选择。等学到解剖、组培、生理生化等完全靠死记硬背的学科时，我便心如死灰。我内心呐喊，我是理科生啊，我擅长逻辑和推理啊，这死记硬背是什么鬼，我不是文科生啊。可惜在现实面前我无法做出换专业的选择，于是就按部就班地读了下来，成绩从大一的平均分 80 多依次下降，到大五的时候基本是 70 分以下了，离学霸差了无数远。整个大学学习的内容和我的天性以及擅长是不相符的，我的内心是偏拒绝的。

之后就是内心挣扎、妥协，再挣扎、再妥协的过程。我研究生毕业，当了住院医，再换科室，再考主治，再做手术。每一步我都可以做到 70 分左右，不想再努力一些做到 80 分或者 90 分，更不要说做到极致了。但我的本性是好奇的，是略追求全的，不是完美。所以我接触到的每个疾病，我都尝试着去理解前因后果，去了解发病机理和治疗原则，搞懂就好，并不死记硬背。对待病人也一样，我会做好我自己应该做的，但我不会在态度和行为上再进一步达到 100 分，让患者非常满意。总结一下，我选择了一个不适合我的职业，而且一直都迁就了下来，没有非常大的动力去寻求改变。

我是聪明的、好奇的、喜欢刨根问底的。我是擅长逻辑和推理的，我是喜欢

梦想篇

自己掌控事情的进度和发展的。我不擅长死记硬背，不擅长被动接受安排，不擅长委曲求全。这些不需要总结，这是我的本性，永远不会改变的。本性难移。所以在医生的位置上，我是痛苦的。

历史的车轮滚滚往前，命运的转盘又好像看到了我的窘境，决定拉我一把。2016 年我进入投资领域，做医疗行业的早期股权投资。做投资要求啥呢？知识的广度和深度。好像、也许、可能、恰巧，我都符合。我临床的大多数科室都学习工作过。细分领域里面的泌尿、骨科、肝胆，甚至肾内科、传染病科都深入了解过。和被投资公司创始人的沟通需要刨根问底的追问，需要对新技术新科技的理解，我的逻辑和思考能力又可以发挥作用了。我有天晚上不由自主笑出了声来，这个工作我真的好喜欢。之前在学校医院积累的知识和经验也并没有浪费，在工作中专业判断的时候在发挥作用，在汇报项目的时候在组织语言的时候在发挥作用，在和创业者交流的时候发挥过作用。幸福来得太突然，有些不敢相信。

再之后我进入了和君商学院，和君商学院有指导年轻人择业的指南，看起来酣畅淋漓、条条在理，按图索骥就可以找到称心如意的职业，完成事业与爱情的双丰收。对我而言是略残酷的，世事哪会让你如此顺心。选择专业时尚无和君，选择后碰到和君为时晚矣，造化弄人。能够在合适的时间碰到合适的和君，这是多么令人羡慕的事情。如此早就接触和君的年轻人是多么幸福，有这么一条金手指开挂一样辅助人生。

也许出生作为一生的源头，也许源头可以追溯更久，出生只是人生之河的一个点，沿着河流生命流逝，有喜怒哀乐，有悲欢离合，有一出出生动的记忆，有一处处被遗忘的平平淡淡。我的本性就在这里，不变。我的选择可以变，引起痛苦或快乐。

和君必然也是有源头的，是和君的成立？或更早。是王明夫先生的成年？或更早更早。但现在和君的道理就在这里，价值超凡，黑夜明灯，它不需变化。和君的学生一批又一批地经过，先是引起一小群人的变化，慢慢地会引起一大群人的变化。我肯定是会教育我的小孩子和君的这些道理的，早一些了解这些道理，可以避免他走弯路嘛。也许未来某一天，和君的这些道理会成为普世教育，和君商学院都不存在了，但这些道理融入了整个社会，每个人都可以做出职业的最优选择。也许某一刻，你会停下来，感叹一声，有缘和君，与你同行。

周围人扭头冲你会心一笑，内心说上一句：与你同行。

普度些许灵魂　建造一隅心的港湾

京都学院北京 23 班　刘杨明

职业理想，对我来说，就是最想做的事情，从来没有像现在这么清晰。

我的职业理想很清晰，从事身、心、灵相关的内容、体验的创作和传播。

追溯过往，得到这个答案很不容易，拾起这个链条的开端，我的记忆指向应该是从小学开始的。小学时，我首先确认自己不想做什么，即不想做教师、警察和医生。初中时，我想做时装设计师。高中时，我开始不断地探索人为什么活着的问题？为什么要称1是1而不是2，活着的意义到底是什么？高中的晚上，大家下了晚自习，回到宿舍还要盖着被子偷偷地看书、做题。而我因为被打扰睡觉，所以盖着被子看哲学书。越看越低沉，灰色的高中，尽管是市一中，尽管成绩名列前茅，但我还是找不到前进的动力，我从没有自信能考上一所不错的大学，我一点儿都感觉不到学习以及未来的工作到底能有什么意义和快乐。学习像一项惯性的任务一样被我一直都搞定，可是却从没有给予过我那个年纪该有的快乐和成就感。顺理成章，我的心态很焦虑，面对高考的压力很消沉，生病、误解、迷茫让我的高三很痛苦。高考时，考出了逆天的烂成绩，必须很果断地接受现实，大步向前走。

后来，走进了大学，一个自己总觉得是错入，但是却给了我之后看来很多可能的大学。大学时，起初唯一的目标就是考研，所以一直都在猛学，我选择了自己喜欢的专业，成绩很轻松就拿第一，参加了20多个社团，接触到了各种创业、比赛和兼职的项目，参加了成功学的社团，跟陈安之、徐鹤宁的徒弟学习，参加过英语、软件设计、心理学等校外培训，读了很多自己喜欢的哲学书和人物传记，每一天，脑子都是高度运转的，一直都在努力地觉察自己中。准备了三年多的考研之旅，到考的时候，我放弃了。大学那时的种种经历，给我播下了一个工作方向的种子，那就是做咨询和教育行业。想在想想，都和关注本质以及灵魂深处的抚慰有关。

毕业时，虽然出自一个三流的学校，我却自信满满地到处找工作。从唐山到天津再到北京，我用四个多月的时间终于挑选到了一个自己喜欢的实习机会，到和君咨询林枫团队酒水事业部做实习生，工资1200元，住着600元的隔断房。但是，我却很满意很幸福，因为初见和君，真的是有一种一见钟情的感觉，虽然那个时候还没有恋爱，但是后来我总用对和君的感觉来作为我对感情的标准。那种文化的契合感和归属感就像是一种离别很久后的重逢。就这样进入了自己喜欢的咨询行业，从事自己喜欢的品牌传播专业，进入喜欢的公司，用自己热爱的方式工作，结实了一群有温度的人。总觉得，遇见和君，是冥冥之中信念的结果。

大学时还有一个目标，那就是做教育，所以工作三年后我转入了教育行业。后来，怀着一颗育人心灵的理想，尽量地在有限的工作条件下落实自己的一些想法。虽然工作在上行，然而内心的嘈杂却越来越多。后来我发现，自己是一个对自己的内在觉知非常关注、目标很简单、不撞南墙不回头的人，对于无关的东西很轻易便可以放弃，但是对于关乎兴趣的事情，即使可以暂时放弃，但是总要找机会尝试一下。在北京工作的五年多，让我更加看清自己，越来越简单，越来越放下，同时也越来越珍视自己的本心。最近一年多，我开始清晰地认可和确定自己的理想，并开始去为之实现而努力，虽然有很多东西还需要内心的进一步思索以及外在的条件创造，但是我已不再纠结于未来的职业理想。我知道，打工的平台再好，我也找不到像和君咨询公司那样给我归属感的地方了；不论是未来考MBA还是有机会出国游学，也不会再有和君商学院这样一个能让我作为毕生学习梦想的地方了；能做的行业再多，也没有从事身、心、灵的探索能给予我最勇敢的动力和吸引力。

我希望自己能对某一个灵魂得到安放帮助些什么，能为一个痛苦的人带去些许清凉，能为一个流浪的孩子提供一晚温暖的港湾，能让一群从众的个体觉知片刻的自己。

未来的十年，我会在身心的道路上探索、学习、传播，觉知自己，关注个体内心，普度些许灵魂，建造一隅心的港湾。希望十年后我们遇见时，能在沐浴的阳光中都有感知掌控自己的能力。

唯爱不衰 医药人的梦想接力（1988-2018）

梦想接力：心系天下冷暖 和谐人居环境

京都学院北京 23 班 冯恩泉

年满三十，已至而立，一路按部就班、随波逐流，很久没有考虑理想的问题了，期中的作文给了一个重新审视理想、审视自我的机会。

我出生在一个群山环抱的小山庄，很闭塞也很安静，进出村庄的是蜿蜒盘桓的小道，小时候总喜欢赶着羊群爬到山顶，放眼看山下散布的村落、山庄外面的世界，那时的理想就是越过重重大山去看外部的世界，告别祖辈面朝黄土背朝天的生活。母亲虽然没有受过教育，却深知读书才能改变命运，特别重视我的学习，也庆幸自己懂事早，很早就知道学习的重要性，加之有股争强好胜的劲头，总是想考第一名，成绩也一直拔尖，高中时文科比理科更好，但也顺从了家人的意愿选择理科，高考报志愿时对专业一点概念都没有，本想报考山大的生物学专业，又想来北京就修改志愿，报考了北科大，随便填了几个专业，最后被建筑环境与能源利用工程专业录取，现在想来实在是可怕。大学期间也不知道以后想干啥，也没有找工作的打算，就想去清华读研究生，索性放弃了保送其他高校的机会破釜沉舟考研，最终也如愿以偿；研究生毕业的时候考虑到父母年迈，需要自己来赚钱养家就放弃了读博的念头，接受了导师的挽留来做科研成果的产业化，并工作至今。一路走来看起来都是顺理成章，但都是被情势推动，被动接受，平平淡淡，主观原因还是自己没有明确的人生规划和坚定的理想信念，说白了就是没啥想法。和君的文化是崇尚理想主义的，幸好遇到和君，让我能够及时审视自己的职业理想。

我现在从事的工作跟研究生做的课题是一致的，简单来讲就是回收各类低温的废热用来采暖或者用于其他需要热量的场合，达到减少能源消耗和污染物排放的目的，属于清洁采暖的范畴。由于城市化的发展，各个城市都缺少热源，而出于减少二氧化碳排放和治理雾霾的需要，政府又要取缔各类燃煤锅炉房和燃煤电

梦想篇

厂，而天然气又是稀缺资源，所以该技术有很强的实用性和很好的前景。技术路线的上游工作是给各个城市或某个区域做能源规划，寻找潜在的余热资源，电厂、化工厂、铝厂、钢铁厂等工业企业，做出余热利用的规划和路径，下游是为热电厂、热力公司等热源提供方研发设计回收余热的产品。我在技术团队中做的是下游的产品研发设计的工作，日下所在公司是以装备制造业为主的上市公司的全资子公司，针对该技术路线，公司在供研产销各个方面都极具竞争力，是行业内的头部企业，在筹划上市，前景大好；就个人而言，是技术团队的核心之一，领导二十几个人组成的研发设计团队，产品类别有十几种，每年的合同额有五六亿元，单个产品造价几百万元，每当看到自己设计的产品投运后，电厂冷却塔的水汽没有了，锅炉房的烟囱不冒烟了，回收了大量的热量，解决了很多家庭的采暖问题，减少了雾霾，又给用户带来了可观的收益，会有很大成就感，觉得自己的工作很有意义。而且现在国家发布了关于推进北方采暖地区城镇清洁供暖的指导意见，各个地方政府也在推动清洁采暖的各项规划，整个行业会有大的发展和变革。

但技术越做越深入，视野却越来越窄，眼光仅停留在技术和产品层面，来到和君学习后发现仅做好技术是不够的，好的技术和产业的推广要有产业思维，需要借助资本的力量，产融互动才能更好推动行业和产业的发展。理想是需要立足于现实的，对于职业理想，主要想干好这些事：

一、把现有的技术路线做好，研发更多的产品，提高产品质量和可靠性，降低成本，助力公司做大业务，扩大市场规模，做行业头部企业，推动公司上市；个人层面提高管理能力，从管理技术团队到参与公司的运营，逐步从技术转向管理和市场推广工作。

二、深耕能源领域，研究其他清洁采暖的技术路线，聚焦当下热点或发展趋势，比如现在采暖无煤化要求带来的电动空气源热泵市场、低氮燃烧器市场，农村及南方分散采暖市场等细分领域，提早布局，预研新的产品，扩大业务范围，增强公司抵抗市场波动的能力，有条件的时候整合行业资源，通过并购其他企业实现企业的成长和发展。

三、自己所处的技术团队的成员都是高学历、高智商，智力资源很好，可以整合这些智力资源打造一个北方清洁采暖工程试验中心，该中心的主业是研发产品和提供咨询服务，是一个技术研发及咨询的平台，可以选择跟现在的企业或者其他企业合作，平台将研发的产品或者专利授权企业使用或对外提供咨询服务，

唯爱不衰
医药人的梦想接力（1988—2018）

企业按产品或专利推广应用以及咨询产生的价值反哺平台，同时给平台提供试验场地、试验设备和资金支持。

虽然搞技术研发是一个稳定的、可持续发展的职业，但自己所处的行业还是传统的能源行业，自己的工作范围也特别窄，对自己职业的发展还是有一些焦虑，一方面自己在专业领域并没有完全进入，另一方面就是对未来不确定性的恐慌，所以，自己还是希望在强化专业能力的同时力争往上游发展，用产业思维去分析整个能源行业，去发现机会、整合资源，推动行业的变革，为国家的节能减排事业做出贡献。

梦想篇

梦想接力：寓爱育人 寓爱育己

京都学院北京 23 班 崔 珂

在文章的开始，自己特别想先说一句感谢的话：感谢商学院的期中作文，让我真正写给自己，反思自己毕业一年的收获，并思考：我目前在哪，我想到哪里去，我该如何走？感谢班级的每个同学半年来的帮助、鼓励和关心，让我内心安宁，愿意敞开心扉，坦露自我。

回到文章的主题：职业理想。反思自身，我想起自己是在大二学习职业规划课程时最先了解到这个概念的。我想从这个起点说起，以此思考和缕析自己的职业方向。

回望迷途

一、大学：迷茫中遇见"光明"

接通了一个可提供免费职业规划的电话后，迷茫纠结的我仿佛找到了救命稻草，毅然决定亲自体验职业规划课程。清晰地记得先做职业性格测试，结果显示我适合做销售。说实话，看到这个结果时我分外惊讶：因为自己虽然很迷茫，但从未想过自己"适合"做销售。被"忽悠"着学习了一些有关沟通、领导力和商务礼仪规划等方面的课程，和团队成员做了一次募捐，结识了一群朋友。大三稀里糊涂决定考研，但考研失利后却无奈选择了工作。

此刻再回想，觉得大二学习职业规划提醒自己提早规划，但迷茫的自己更多是用学习课程这件事情麻痹自己，用"销售"这个测试职位说服自己一辈子适合做销售，而从未真正思考自己到底想要什么、想要成为什么样的人。最终在考研趋势愈演愈烈以及父母的劝诚下自己选择考研，当初的职业规划更是收效甚微。

二、毕业后：裸辞、失业催我自省

大学毕业前找工作只找跟英语相关的。因为作为英语专业的学生，我当时认为自己只适合做英语助教（主讲没经验，也怕讲错，现在想想这个理由很可笑，自己的固有思维太顽固），第一份工作是英语培训机构的助教：与外教配合上课，主要照顾小朋友，打续费电话，但看到销售团队为了业绩让插班生交全款，再交由其他老师退款的功利行为，看到了教学中老师的闲散以及为了尽早开班随意调班的各种细节，自己觉得这不是真正的教育，工作三个月便辞职了。面临失业急忙寻找工作，遭到几次拒绝后很失落，当一个创业公司说我可以来上班时，我没多作思考就答应了，因为当时不是需要工作，而是需要生存。恐惧中做了选择，做了三个月新媒体运营，最终在转正前一天被告知自己不适合。这次失业后我开始静心思考自己究竟想做什么。

三、感恩贵人相助，我有幸开始重新学习和成长

2017 年 3 月，在一位老师的介绍下来到学习中心做实习生，结束半年困顿而又焦虑的生活。9 月份结束实习，有幸开始做全职教师。回头看，毕业一年，在选择与被选择的交织中生活，搬了四次家，很幸运最后能加入一个温暖的 A 家：依旧记得校长提前给我找好住宿家庭，亲自开车帮我运送行李，依旧记得家长开导我，学生给我拥抱的细节。依旧记得校长在面试时开导我说："心有恐惧，你会努力寻求各种铠甲保护自己；但有信心，你会越发敢于直面问题，解决问题，同时这个过程也会不断锤炼自己的信心。"回想自己大学的时光，怕找不到工作先考证，怕不能适应社会选择考研，内心用"读完研究生就更容易找到工作"等理由来"说服"自己。受恐惧支配，自己随从大众做选择，但实际上内心并不开心。

慎思笃行

一、"你的理想是什么？"

清晰地记得如今的领导在面试时问过我这个问题。我当时思考片刻说："我

梦想篇

希望父母身体健康。"当她追问原因时，我难掩内心的压抑，泪如雨下。很感谢领导的耐心倾听，她开导我比担忧父母的身体更重要的是回归自己的内心，思考自己想往哪里走。如果父母知道自己的女儿自信快乐地生活，他们岂不是很开心呢？我深思后觉得自己分明是拿"希望父母身体健康"当借口，麻木自己不再主动思考自己的目标是什么，现在想想当时自己真的是很幼稚。

为了寻求新的职业定位，我回顾自己从小到大在公立学校求学的经历，回想自己教育培训机构工作的经历，再通过与从学习中心毕业生的交流，看得出教育理念对一个人的影响：公立教育训练我考试，记忆、理解知识，如何调整考试失利时的失落，一遍遍地告诉自己成绩只代表过去，找出原因考高分。教育培训机构的工作让我看到了少儿培训行业的诸多机会，如何与外教配合，培训工作中的利益之争，掺杂诸多功利心的知识性培训让我备感失望，同时我还感知到了内心的负罪感。看到老师的孩子作为学习中心毕业生敢于表达、欣赏他人，能做好自我管理，同时内心清楚自己想要什么时，我开始思考自己该选择在哪种环境下工作？最终我选择来到学习中心学习。

毕业半年后我选择重新做实习生，第一次面临生存的压力，真正体会到了内心的忐忑，但比这更重要的是我感受到了人与人之间的细心关怀：学校提前都安排好了我的食宿；住宿家庭的家长特别照顾和关照我，尤其是很关注我的心理状态；家人朋友特别关心我，我跟他们分享自己得到的诸多关心和帮助，他们几次提醒我需要多留心，现在想想真的是多虑了。

记得那段时间写感恩日记，每晚写的几乎都是在学习中心感受到的温暖，每天不止写三件事。自己一度需要写感恩四、感恩五。从那时开始，慢慢觉得自己能加入这个环境学习是多么幸运。内心被爱滋润，我感知到教育的魅力，也愿意继续坚持。很感恩教师这个职业，让我真正经历和体会着我想做一个什么样的教育者。

二、我想成为什么样的教育者？

这个是我最近思考最多的问题，其实也是最需要想清的问题。我想最核心的是内心充满爱的教育者。

悦纳自己，坚持成长。首先是悦纳自己，我想我最需要接纳自己经验不足，需要更多学习现状，需要自我剖析应试教育给自己的影响；新的教育环境下如何

唯变不变
医药人的梦想接力（1988-2018）

尽力调整自己由只重视学术转变为悦纳每个学生，关注学生的态度，看重学生的努力，鼓励学生进步。坚持成长一方面需要自我积极反思，克服安逸中的持续自我满足和惰性；一方面更需要自己积极主动向团队成员求助。最近发现这两个方面息息相关，在惰性的支配下，即使有想改变的心，可一旦选择了拖延会便持续自我满足，慢慢开始享受安逸，并越发不愿意改变。

多向学生学习。学生的真诚、热心和自信无不打动着我。很多时候自己不敢于直面自身的问题，还努力在找借口。自己需要帮助时总能得到学生的热心帮助，学生每次自信大方的展示都让我很受触动，因为回想自己求学的经历，在那个年龄段很少敢于上台表演，直到现在的思考模式都是"我再等等，先看看别人怎么说？"

深入了解基础教育领域，聚焦基础教育行业，真正帮助更多学生做自我管理和服务的学习者。每个人都是世界公民，塑造学生的世界观，需要创造交流学习的机会，同时我需要思考如何真正帮助学生去异国生活以及融入到跨文化交流中。目前学生在高等教育阶段基本上都会选择去国外学习，但从根本上讲需要回归自身，希望在国内构建积极向上的学习型社区，学生积极主动探索，能逐步找到自己真正想做的事情，并愿意终身努力。

我希望在最近三至五年学习如何与学生相处、如何塑造学生，同时关注于中国的基础教育行业，不论在哪儿做教育者，我都需要回归到原点：我想塑造学生什么？以此逐步体会到教育的本质。

最后，希望自己每次回看这篇文章时，都能真正回到初心，同时基于经验，对教育本身有更多更深的理解。

梦想篇

梦想接力：谈谈职业理想

京都学院北京 23 班　史学清

我是一位执业律师，自 2003 年研究生毕业以后一直从事律师工作，今年是工作的第 15 个年头。这么多年，大多数时间就像鸭子过河一样，被裹挟着随波逐流，追逐着一个又一个"目标"——更像是一个个光怪陆离的泡泡。当初的理想早已不知所踪。

2017 年，刚好 40 岁，40 岁，无论是称之为不惑之年，还是"中年"、青年，现在再谈理想，总觉得慢了半拍，也显得不在调调上。但无论如何，理想还有必要再谈谈。毕竟，当我们被社会虐得体无完肤时，帮助自己顶住压力、支撑自己继续前行的仍然是心里那簇小小的火苗。

和法律结缘是大学里的事情。大学读的是经济学，其间自己读了一些法学专著，慢慢地对法学产生了浓厚兴趣。毕业后去武汉的一家公司工作了一年，其间通过律师资格考试考上了武汉大学法学院研究生。研究生毕业后，正式来北京当上了律师。当时进入律师行业虽然是为了快速解决经济问题，但还是带着神圣的使命感。我相信，在绝大多数法律人眼里，国家的法治化是任何社会应然与必然的选择，只有法治、良法之治，政府依法行事，才能真正建立起一个安全、自由、尊重契约，讲究诚信、崇尚道德，有人情味的和谐社会。律师作为法律人的一分子，完全可以一己之力逐步改善国家的法治环境。

我带着这样一种使命感，开始了律师执业之旅。当时也想着作为一种职业，律师是靠专业、敬业吃饭的行当，凭实力应该能有不错的收入、有尊严的生活。所以，坚持深耕专业，成为一名有声望的律师应该是一个较为现实的想法。

可工作之后，发现这样的想法远远不够"现实"。或许是社会大环境的影响，或许是生活的需要，或许是提升生活品质的需要，甚至是装的需要，等等。周围圈子所谈论的似乎永远只有房子、车子、折子、牌子……，其实核心就是一件事，

唯爱不爱　医药人的梦想接力（1988—2018）

你的收入、你的名气。身处于这个圈子中，内心一直没能强大到不受周围的影响，很多年都被这些有形无形的东西拖曳着前行，不停地做案子，争取大的案子、知名的案子，赚银子，博名声……

过去多年的工作，在各种复杂利益交织的案件解决中自己有了越来越强烈的无力感，感到当初的那种使命感是如此脆弱，甚至很滑稽。自己就像是一个原地不停旋转的陀螺，只知道不停地转，但却忘记了为何而转，和很多人一样，逐步选择性地忘记了当初选择律师职业的初衷。

当下，很多人选择了用脚"走路"，一类是有钱人，另一类是有知识的人，还有一类是有×××的人（你懂的）。他们之所以选择用脚投票，最根本的原因是对安全与自由——法治社会的基本保障丧失了信心。建立法制易，依法治国难，当下的煤改气运动、北京的天际蓝、全国的厕所运动……直观展示需进一步加强契约精神、私权保护意识与法治思维的重要性。

如果作为一种职业，法律要求律师应当维护当事人的合法权益。如果作为一项事业，律师应该维护法律的正确实施、维护社会的公平和正义。有社会良知与担当，为法治建设做贡献，是一个宏大且显得虚无的口号。但是，认真做好每一件事，真心诚意帮助每一个当事人，真正做到"动机至善、了无私心"，却是实现公平、维护正义的涓涓细流，这理应为律师执务之本。律师应当凭借自己广博的知识、敏锐的判断力、深厚的法律素养、严谨的思维、精湛的表达、敢于担当的魄力、锲而不舍的精神、忠于法律的品质，以实际行动推动中国法治的进步。

用脚投票是一种选择，用实际行动改善环境也是一种选择。道之所在，虽千万人，吾往矣。未来的岁月，需要重拾当初的理想，将之化为引领工作的内在习惯。毕竟，未来法治社会的建立、美好中国的建设、后代子孙的自由，需要我们今天不懈的点滴努力。

我希望凭借自己专业、经验与不断的精进，去帮助致力于改变自己、改变世界的有志之士实现自己的梦想——这就是心中那簇小小的火苗。

人生半场，初心勿忘。

但行好事，莫问前程。

心有理想，春暖花开。

梦想篇

梦想接力：畅谈职业发展

京都学院北京 23 班　赵　丹

说到职业理想，这是一个很遥远又很宏大的概念，年少时我们总有一些理想，想做医生救死扶伤，想做军人保家卫国，想当明星成为人见人爱的话题人物，想当科学家探索未知世界的奥秘……理想这种东西对于我们来说是一种很珍贵的东西，只有你知道往那里去，才不会在灯红酒绿的花花世界里迷失自己的方向。理想就像飞机的导航一样，但光有导航而没有实干的翅膀飞机也飞不起来，所以有了理想我们就必须通过自己的辛勤工作来一步一步缩小与它的差距。

大家都说 21 世纪是生命科学的世纪，这是一个有争议的话题，生命科学在突飞猛进地进步，各种新技术新发现不断涌现，像基因编辑、基因治疗、精准医疗、干细胞、抗衰老，人人都可活到 120 岁，各种时髦的说法不绝于耳。与此同时，生命科学也受到了资本的热捧，生命科学相关的公司如雨后春笋般涌现出来，生命科学似乎真的成了一门显学；但与此同时我们会发现，每年就业率差的红牌专业生命科学以及相关专业经常是"钉子户"，学生物的同学经常找不到与所学相关的工作，找到的也是待遇相比于其他专业的同学差的工作。

可是从长远来看，生命科学绝对是很有发展前景的。首先，它真的是一门非常年轻的学科，从诞生到现在才 100 多年，相比于物理、化学、数学这些相对比较成熟的学科它还只是个婴儿，所以它有很大的发展前景；其次，生命科学与人类的健康密切相关，自然会引起人们更多的关注，因此我是很坚信未来生命科学会有一个很大的发展前景的。所以，以后的职业发展道路，我还是想做一些与生物医学大健康领域相关的工作。

当年误打误撞进入了这个领域，目前还在读生物学的 PhD（泛指研究型博士）。人们通常会认为博士都会走学术的道路，以后静静地做学术当老师、走研究路线，可以说这条路线对于当下的中国大环境来说是个相当不错的选择。

唯变不变

医药人的梦想接力（1988—2018）

目前国家对科研的投入力度前所未有，各种人才计划和辅助措施频频出台，从中央到地方都在营造一种尊重人才、尊重知识的氛围，像东部沿海一些发达城市对科研人才的投入力度相当大，很具有吸引力。对于那些钟情于科研，对未知世界的奥秘感兴趣，可以按自己的兴趣来做事情的同学来说，这确实是一个不错的选择。可是另类如我，记得读本科的时候自己的学习成绩比较好，认为自己以后会搞学术，加之当时受一位老师的鼓励就选择读博了。殊不知，我对自己有没有很适合做学术的心性是没有考虑清楚的。因为后来在做研究的过程中我逐渐发现自己对研究的热情和天分方面好像差那么一根筋，所以我的科研进展没有自己预期的那样顺利。

反观自己的知识、兴趣点、爱好和终极理想，自己也在思考如何实现自己的价值，成就一番更好的职业发展之路。

首先，从自己一直以来的终极理想来说，因为自己出生于一个小城镇，从小便目睹了中国社会最普通的一群人的生活状态，可以看到还有很多人过得很不好，他们的生活质量是有待提高的。因此，当时的自己一直有一种想等到自己实现财务自由和时间自由后去做慈善事业的理想与冲动，以帮助弱势群体提高生活质量。我认为这是一项非常有意义的事业，自己非常浅薄的想法就是自己必须实现了在财务上的自由后才有可能去完成这么一项心愿。可是，如果自己从事基础研究的话，那么要实现这一心愿的物质基础自然会遥遥无期。因此，我想从事将来能有丰厚职业发展回报的职业。

而加入和君商学院仿佛为自己打开了一扇大门。因为我了解到了之前没有了解过的行业，接触到了许多不同行业的前辈，原来博士生也可以有很多选择的，不仅仅是只有学术这一条道路。

由于大健康产业的火热发展，资本闻风而上，金融机构金融公司等部门都在吸纳与大健康专业相关的各种人才，这让我看到了自己多元化的选择和更多其他的可能性。还有一点就是好好思考了自己的兴趣点和关注点，我发现自己对商业非常感兴趣，喜欢那种商务环境和氛围。因为我在平常的生活中比较关注产业界发生的事件，所以我想博士毕业以后进入产业界从事大健康行业的工作。然而，我目前仍处于职业探索阶段。因此，我想在了解自身和了解工作本身的基础上选择较适合自己发展的工作。

总之，我目前的想法是在充分调研自己和行业实际的基础上选择一个与大健

梦想篇

康这个非常有前景的行业相关的工作，深扎进去，好好历练，成为行业的专家，实现自己的职业目标，为自己一直以来的心愿积累足够的资本。

　　虽然我深知自己的愿景是美好的，而现实往往是残酷的，但是我依然希望自己能够立足现实，心怀理想，终有一天可以实现自己的心愿。

梦想接力：情不知所起，一往而深！

京都学院北京 23 班　周　龙

一个人最终会走什么样的路，跟他的成长轨迹和职业积淀有着很大关系。

我人生的起点很普通，也很平凡。

生活在一个并不富裕的家庭，母亲却对我重点培养，是对我影响最大的人。母亲虽没读过多少书，但从小就教育我该如何做人。当然，她那一套做人立志之道并没有什么科学依据，是她自己悟出来的生存之道：不轻易向别人向命运低头，做人要自立自强，才不会被欺负。这些"蛮横"的道理，让我骨子里生出了一种倔强和固执，深深扎根于我的性格且成为我日后驶向人生理想的航线。

我本科学的是汉语言文学，研究生学的是心理学。从学习路径可以看出，未来的发展方向更适合做老师，并且我的很多同学也是这样选择的，这也是我母亲最希望的。

如果刚毕业的那会儿问我职业理想，我会说我想成为一名老师，教国学或者是心理学。因为我已经成功地被我母亲"洗脑了"，还有我的学习路径和兴趣冥冥中也注定，老师是我最合适的职业选择。

在没有入社会体验和接受残酷的现实之前，我也一直认为自己是喜欢当老师的。喜欢讲台上的感觉，喜欢学校单纯的生活，可以有很多闲暇的时间，用我的笔，写一些忧郁的文字，写我母亲艰难而又不平凡的一生（这都是中文系学生固有的"病态"，不曾经历风雨，却要矫情地写些忧伤的文字）。再者，老师这个职业有寒暑假、有节假日，我会有更多的时间陪伴母亲，或许是因为女性都比较感性，更重视家庭的温馨和陪伴吧。母亲这一生坎坷不易，更希望我能多陪在她身边，但我最终还是负了她。

毕业的时候，我投递了多份以老师为方向的简历，也经历了多次面试和上台磨课，但工资都是 1 千多元一个月，连基本的温饱都满足不了。唯一的出路就是

梦想篇

考编辑。一个学姐考了三年也没考上，我不希望把时间和青春都荒废在千军万马共赴一个岗位上，一直被固定在一个学校、一个地方、一种选择。于是我想出去磨炼一下自己。

第一份工作，来到离家1400多公里远的北京，在我叔叔的翻译公司做销售。打了一个月的电话，记录都写了两个本子那么厚，终于有了业绩。可能我叔叔看到我身上的那股倔强劲儿和执着，想重点培养我。当我面对着一群高管，听他们话里话外聊些江湖上的经历，说些似懂非懂的行内客套话时，我似乎意识到，陪人应酬说笑不是我的擅长，也不是我的性格。虽然叔叔手把手地教我，但我最终还是负了他的期望。我能理解他说的那一套为人之道、销售之道，但我始终做不来。他后来可能也认为我不太合适，也只好最终放弃了。那个年纪，我虽然不知道自己适合做什么，但我知道自己不适合做什么。

我依然回到了原来的状态，天天打电话，突然有一天，新成立的培训咨询部的主管发现了我，因为我是我们翻译部里唯一一个成天打电话的人，而其他的人不是在办公室敲字儿就是出去拜访客户。有一天他把我叫到办公室问，你想做培训咨询吗？我问了一个很傻的问题，培训咨询是做什么的？他告诉我培训咨询就是帮助企业解决管理和经营方面的问题，我很幼稚地说了一句：我没接触过，不太会。这位主管笑着说：没关系，只要想学，我可以带你。就这样一句温馨的话，让一个没有组织归属感、找不到方向的我点燃了激情，上网搜了一下百度，第二天就换了部门，从此踏入到培训咨询行业。

通过四年的历练，我已从初创的业务部门进入到正式的培训咨询公司。由最初的懵懂少年开始一步一步地了解培训咨询的专业知识，就像是鱼儿找到了自己的池塘，不能说游刃有余，却是欢欣鼓舞，虽然过程是曲折艰难的，历经了坎坷和碰壁，但这些磨炼让我收获颇多。尤其是在培训咨询公司的学习，让我对培训咨询有了更深入的认识和理解，开始从组织的高度思考如何帮助企业解决管理和人的问题。

机缘巧合加入和君，我开始接触真正意义上的咨询，开始从产业和战略的高度思考帮助企业解决管理和人的问题，又让我对此有了新的认知。来到和君，开阔了眼界，让我在视野和思想的高度上对于职业生涯和生活有了不一样的认识及态度。

慢慢地，我越来越喜欢做培训咨询，我喜欢那种感觉。当我给客户展示方案，

唯变不变
医药人的梦想接力
（1988—2018）

提出解决办法时，客户信任和坚定的眼神让我觉得自己的工作非常有意义和价值，存在感爆棚。当然，这一路走来也有不少的冷眼及怀疑和不屑的眼光！正因为这些，才让我知道，专业和能力非常重要，要获得认可和信任，除了有专业和能力外，还要更加自信，坚信自己的所说所做所想，坚定自己的方向，才不会轻易地在自己选择的路上动摇和徘徊！对于自己也是这样，必须要让自己足够坚定和坚信，才能不忘初心。

虽然辛苦，但我想，自己还是选对了，接下来就是朝着这个方西，一直坚定地走下去，打磨自己的专业能力。一个又一个项目的历练，让我更能获得他人的认可和信任，更能专业地帮助别人解决问题。不会再觉得自己华而不实，只依赖一张巧言令色的嘴了！

但人生有时候就是这样，规划赶不上变化，在你正激情澎湃拼的时候可能会面临着生活中不期而遇的困境。我即将迎来一种新身份——初为人母。正如每个人在人生职业发展道路上会遇到瓶颈和十字路口一样，我也面临着新的抉择，即如何兼顾生活和家庭？

曾经听过一堂和君内部的职业生涯课，对于女性的人生职业规划，28到35岁是一个重要阶段。有可能曲线上升，也有可能停滞不前。因为，这个时候女性需要面临兼顾家庭和工作的两难问题。面对困境，有些女性通过不断的努力和充电，在双重重压下仍然返回职场，让自己的职业生涯之路曲线上升；而有些女性，有了家庭重负后，职位对她来说变成了一个稳定的堡垒，重心偏向了家庭和孩子。甚至有些女性放弃工作，全职在家照顾孩子和家庭。

我很佩服那些全职在家照顾孩子和家庭的女性，她们放弃自己的职业理想，愿意把自己的精力和时间都投入在家庭和教育子女身上。我一直认为自己不会选择后者，但当幸福的家和可爱的宝宝都需要你的时候，抉择就变得不那么容易了，鱼与熊掌确实无法兼顾。

人的时间和精力是有限的。正是因为现实的沉重感，让我不得不把生活和家庭考虑到我的职业理想和规划中。但我相信，正是因为多了这份对家庭和生活的思考，我的职业方向和理想才会更加接地气。

教育，是我一直关注的，当自己多了一重母亲身份时，对于教育有一种狂热，发自内心的热爱。希望自己的孩子，以及更多的孩子都能够接受和拥有正规、积极健康的教育。它将成为我的终身事业，我会一直学习下去。没有任何功利，而

梦想篇

是出于对下一代的关爱和培养。

我一直坚持的本职工作就是培训咨询。这是我的安身立命之本，养家糊口的饭碗，是这几年工作的积淀和积累，我不能也不想中断和放弃。因此，我将其作为我未来的职业理想，将会朝着这个方向不断地深耕细作，纵深发展下去。

唯有能力是自己可以生存下去的资本，就连金钱都不足以给我这种自信和安全感。做培训咨询，让我看到了自身很多不足和有待提升的地方。与此同时，这个工作也让我对未来的方向有了更清晰的认识。如果说，一开始的职业理想是一种美好的规划，那么遇到沉重骨感的现实，让我的职业理想有了烟火的气息，更加脚踏实地。如果之前的理想是天马行空，毫无依据，那么现在的历练则让我找到了一个着力点，借用自己现有的优势和专业能力去做一个优秀的咨询师。

未来，我可能无法成为一位优秀的企业家，甚至也无法成为一位有影响力的咨询家或是创业者，但我起码可成为一个于工作、于社会、于家庭都有益有价值的人。给家人更多陪伴，让他们老幼有所依；让自己的工作更加扎实，对得起自己的工作和做过的每一个项目。

因为现实，可能我的职业理想不够有野心、不够高大上。但就如和君的那条信念：有目标，沉住气，踏实干。我希望在培训咨询这个自己喜欢的领域，能坚持埋头干下去。理想，不必特别伟大，但一旦认定了之后，扎实地干，认真钻研，努力积淀力量，我相信，也能有所建树。

我也想给自己树立一个完美而高大上的职业理想，但我知道，我不会走那条路，也不会真正地去坚持和实现。因为社会的现实让我走了一条更踏实的路，只要心踏实了，这路才会越走越宽、越走越顺，才敢往下走；才能预见未来，才可能想象它的高度和深度，才能抓得住；不会有种无力和无奈感，或许就因为能看得到、够得着，所以才有信心继续走下去！若是给自己定一个太高的职业理想，它终将变成一个梦。就如同刚毕业的时候自己幻想的生活一样，或许老了，我也可以去学校教书育人、著书立说，或许会吧！

很喜欢孟子的一句话："穷，则独善其身，达则兼济天下"，无论是身穷还是志穷，在我们还无法承受社会所给予的压力时以及脆弱渺小时，还不能创造更多的价值，那就把我们自身和我们的小家经营好；等到能力足够强大时，有时间和精力做更多的事时，我也愿意付出更大的努力，做更大的事。

梦想接力：心中梦想　不忘初心

京都学院北京 23 班　张　薇

在小学和中学的时候，我们经常会被追问：你的理想是什么？甚至连作文也经常会出现"我的理想"这样的题目。语文老师给了我们一个经验之谈，最好写上职业理想是人民教师，燃烧自己，照亮别人，理想高大上，容易引起阅卷老师的共鸣。于是，我就写上了自己的理想——做一名光荣的人民教师。这样的文章写过不下 10 篇，潜移默化，后来居然真成了我职业生涯的第一步。

最初的梦想与实践

我硕士毕业后，通过层层严格选拔，成为兰州大学体育部的一名教师，教本科生和研究生健美操、体育舞蹈和瑜伽。在 985 的大学当教师，拥有事业编制，实行的是弹性工作制，从事自己擅长的专业教学，有长达三个月的寒暑假，工资福利不低，而且高校教师职业社会地位高、压力小，对女性而言，怎么都算是很多人理想的一份好工作。从某种意义上说，实现了我在高中作文里的所谓理想。

大学教师生活是平淡而轻松的，除了教学之外，我有很多的自主时间。

我是一个喜欢折腾的人，总琢磨着折腾点事情来做。去健身房做兼职教练，做了多年但一直不是很喜欢，觉得自己不应该只局限于此。开一个瑜伽馆，当时感觉市场不成熟。于是，凭借女人爱美的天性和我对流行时尚的把握开起了小服装店。在大学商圈附近租了一个门面，从卖健美、瑜伽舞蹈服装开始，到后面注册了舞媖人这个品牌。进货、发货、销售，都是我一个人，开店有苦也有乐。我能够迅速适应教师到店员的角色转换。在学校，我是一名教师，严格要求学生；在店里，顾客就是上帝，我是一名卖家，通过售卖商品和提供服务获取利润。所以顾客来了，我都会不厌其烦地给他们讲解，为他们试衣服等。对此，我家里的

梦想篇

长辈很不解，你当大学老师这么高尚的职业，怎么会低三下四去伺候顾客呢？而在我心目中，其实职业没有高低贵贱之分，都是通过提供服务赚取所得，光明正大，合理合法。

店里的生意慢慢好了起来，我也开始雇店员了，将自己的店从一家开到了两家。每个月的收入是学校收入的好几倍，还不耽误教学。当时，我在想，我的店会不会从一家开到两家，再到五家、十家、一百家？做一个成功的服装连锁店老板，也许，那就是我的理想。

遇见与转折

后来认识了我先生，他是北京工商大学商学院营销系的老师，我们结婚了，我也从兰州搬到了北京生活。工作从兰州大学调到了现在的单位北京科技大学，以前的店都转让了。来到北京我依然闲不住，因为我是瑜伽培训讲师，有很多这方面的人脉，在培训的过程中我萌发了想要做一个专业高端瑜伽服品牌的想法，随后不久我就注册了一个商标，专做瑜伽高端服饰，以网络渠道和瑜伽馆渠道为主要销售渠道，在行业内已经有了一定知名度。

我先生是个睿智的人，在大学教书前曾在企业工作过，现在也还和企业有着非常密切的联系。他的一席话影响了我："其实，你的本质是个不喜欢平静生活的人，你喜欢做一些有意义的冒险，有梦想，有创造，敢于失败，渴望成功。你比较适合创造财富，拥有商人的特质。可是你为什么总选择开店、买卖服装之类的竞争激烈而又发展不大的行业呢？因为你视野不够宽阔，你认为能够赚钱的方式只有开店买卖，只能和体育、瑜伽等有关。而当你视野足够开阔后，你才会知道如何把握商机，如何设计商业模式，如何取得竞争优势，盈利。"

有缘和君　不忘初心

他积极推荐我到和君商学院读书，以提升自己。通过严格的考核，我有幸进入了和君这个大家庭。

在这里，我学习了企业管理、人力资源、资本运作、市场营销等相关课程，更重要的是有了一个和老师、同学交流沟通的平台。同学们在各自领的域里都有

唯变不变
医药人的梦想接力（1988—2018）

所建树，他们是那么优秀、睿智，大家如同兄弟姐妹，畅游于知识的海洋，分享心得体会，使我对商业的理解上升到了一个新的高度。企业战略、核心竞争优势、商业模式、盈利模式、价值交换、顾客体验、品牌运营、现金流、股权融资、企业并购等一个个陌生而又高大上的专业词汇我逐渐理解，并且把这些内容和自己原有的那点可怜的商业经验进行对照，反复思考，收获巨大。

一家伟大的企业必须要拥有伟大的愿景，商业的本质是对顾客提供价值。所有不提供价值而想获利的商业，都是耍流氓。企业家是企业的灵魂，是这个社会的宝贵资源。企业家需要整合市场资源，组织各类生产要素，为顾客提供价值和服务，产生利润，为社会创造财富。企业强则国强，未来国与国之间的竞争除了军事上的竞争外，更多的将是企业和企业之间的竞争。因此，做一个企业家是非常光荣而且神圣的。

都是女强人、女名人，我崇拜的是格力董明珠、老干妈陶华碧那样的优秀女企业家，鄙视扰乱证券市场空手套白狼违规的赵薇。通过和君的学习，我坚定了自己的职业理想：做一个令人尊重的、有社会责任感的女企业家，而不是只想赚点钱的小老板。和当年不谙世事为了高考而填写"我的理想是一名光荣的人民教师"时已完全不一样。"做一个令人尊重的、有社会责任感的女企业家"的理想，是我30岁人生的经验累积、在和君商学院学习时浸淫产生的，是坚定的。

我知道，不积跬步无以至千里，路在脚下我需要一步一步走。这是一条艰难的道路，也是一条坚定的道路，列夫·托尔斯泰说："理想是指路的明灯。没有理想，就没有坚定的方向。没有方向，就没有生活"。为了实现这个理想，我需要去努力、去奋斗、去拼搏。理想是我人生中的方向，家人朋友的帮助以及和君这个大家庭对我的鼓励及支持将是我不断拼搏实现理想的动力源泉。

结缘和君，实现理想。感谢和君的老师，感谢和君大家庭的兄弟姐妹们！

梦想篇

梦想接力：未来已来

京都学院北京 23 班　赵小洋

整日间匆匆忙忙，很少有机会来梳理自己，借此机会正好回顾一下过去、遥望一下未来，我会大致分三个部分来论述：平凡的过去、现在的工作、未来的事业。

平凡的过去

我的过去基本上还算是比较中庸吧，出身平凡，资质平平，尚有理想，奔波不已。我经常会思考，自己确实是一个资质比较平庸的人，智商一般，读书时总觉得学习比较费劲，虽然还算是努力，但是成绩却始终一般，或许是方法不得当，但是情商确实一般，这也给自己以后的工作定了基调——没法去跟别人比智商。就索性简单点吧，以诚待人就好，我大学和研究生时期走的就是寻常人的路径，中间做了一些旅游兼职，以补贴家用。大学毕业时，我还做过短暂的创业，开办过旅行社，未盈利也没赔钱，算是收获了实践与经验……

回顾过去总结一句，就是"穷人家的孩子早当家"。

现在的工作

研究生毕业后，我由于很偶然的原因开始了创业，从事听力行业，从最开始的开设助听器店面，再后来从事人工耳蜗的区域代理。一路走来，得益于贵人与合作伙伴的相助，我走得还算是平稳。我不仅业务逐渐在好转，而且还建立了自己的小家庭。

我事业也稳定了，在北京安了家、有了孩子。我很感恩，有时候会想，命运到目前为止还算是厚待于我。从一个小村庄一路走到了北京，这其间有许多坎坷，更有幸运与感恩……

然而，自从上了和君商学院加之自己的一些思考，我也渐渐觉得自己所做的工作慢慢也会到达一个瓶颈期。从产业链的角度来看，我们的产品供应很快也会出现瓶颈，利润也会摊薄，竞争也会加剧，行业的挑战亦会增多。可见，如何不断提升自身的竞争力、如何打造更长远的未来已经迫在眉睫。

总结起来就是一句话："感恩于现在，忧患于未来"。

未来的事业

有时会从产业链角度来思考自己的行业，如何更好地去理解这个行业，如何向产业链的上游去延伸，如何更好地推动这个行业向良性发展，去打造更有竞争力的未来，直到我发现了基因行业，我的以上这些思考与疑惑才逐渐打开了新的思路。

基因在未来应该是大健康产业的风口，这个风口也会不断地撬动未来，在一个医疗产业链，链接用户与专家资源是非常重要的，希望专注于打造基因＋医疗的业务模式，循序渐进，能够走出一条产业的新路子。

关于未来我希望能专注于听力残障领域，做一些尝试，做一些产融结合的事情，打造一个真正把自己的理想寄托在上面的事业。我目前已经开始链接一些医院，希望后续能够加快步伐。未来会在听障领域做一些事情，第一步会开展耳聋基因筛查，合作一些医院，后续会围绕这些人群进行二次开发，逐步打造一个听障人群的数据库以及科室管理软件。

我期望能使用这些软件帮助医院科室更好地来开发和运用，后期会嫁接一些轻问诊的医疗模式进来，希望能够提升听力医疗的运营效率，并建立基于听障人群数据管理特色的听力治疗中心。

虽然听力行业是一个小众行业，但却是发病率较高的病种。可见，目前在运营效率和高质量医疗方面还有很大的提升空间。另外，精准医疗会越来越深刻地影响到各个学科的医疗，听力也会逐步走上精准医疗的道路。因此，我希望能在这个领域做一些事情。

整日的匆忙不能代替真实的自我，只是按部就班的工作总会令我备感辛劳，或许就是因为我没有梦想的缘故吧；希望今后我能带着梦想出发，我知道未来将会面临许多挑战和不确定性，但是为了更远的未来，我相信这些都是必须要承担的，识别趋势、跟随趋势，我相信，未来已来！

梦想篇

梦想接力：期待我的未来十年

京都学院北京 23 班　崔维维

　　职业规划，在二十几岁参加工作以后仿佛一直都徘徊在我的脑际，但我都没有今天这么郑重地书于文字。在今天整理思绪的过程中，勾起了我对自己 20 岁到 30 岁职业发展的回望和总结想书于文字的想法，也让我坚定和有足够的勇气承诺自己 30 岁到 40 岁的十年职业理想。我发现职业规划里一直都在做选择，也真的在为自己制定和完成每个阶段的小目标。然而，在 30 岁的年纪，梳理职业规划，意义又似乎庄重和深刻了，正合时宜。

关于过去的十年

　　我毕业于北京的一所普通高校，懵懵懂懂地在天不怕地不怕的年纪硬生生想要靠自己的能力留在这个似乎遍地是机会的北京。然而在大学期间，我却没有接触到关于职业规划的理念和积累，我的职业启蒙姗姗来迟。所以，我的职业规划起步是从毕业时第一份工作开始的，因为我的第一份工作便是一家创业公司，专注于大学生职业发展培训。看似平常普通的教育公司，却卧虎藏龙。来自中信银行外资投行部、麦肯锡顶级咨询公司、宝洁华北区大区经理、互联网巨头公司高级管理人员等高管团队，再到同事各个能力超群、背景丰富、意气风发。在这样的工作环境中，我觉得自己所有的思想沉淀和能力积累都在这几年得到了突飞猛进的提升。因此我非常感激自己的第一份工作带来的深厚文化底蕴和视野开阔的无限可能，最重要的是它让我看到了职场，让我意识到了职业选择的存在与职业规划的意义。从那时开始，我便意识到，与优秀的人为伍，你也不会很差。如若说这十年中最庆幸的便是我做了一份一直都带给我新鲜感和成就感的工作，而遗憾的是我的努力还远远不够。

辗转到现在的投资领域，我由衷感谢给我提供机会的领导。转行到新的领域，每个在职场中奋斗的人都知道有多不容易。更何况，我是个行业积累尚浅的小白。我迎来了职场新的挑战，可欣慰的是，我并没有恐惧和退却，而是期待与感恩又迎来了一个自己喜欢的事情来做。开始涉足新的领域，要面对很多工作方式和方法，也需要重新梳理新环境下的知识储备。对于我而言，一切都是新的，但一切又都不陌生，因为我发现，基础能力有了一定的积累，能力需求是相通的，然后就是积极学习、积累知识和掌握工作方法。所以，人适应环境的能力要比自己想象的还要更强。

20 岁到 30 岁，不得不感念岁月匆匆，真的是从懵懂无知到心中有数、从犯错修正到淡定从容。总觉得真正意识到些什么的时候，我发现已经来到了 20 岁的尾巴。我想如果总结下来，就是青春中的成长总是带有各种味道，而如果认真品读过、经历了，连遗憾都觉得是美好的。

对于职业规划的理想，我想最好的十年要开始了。

关于未来的十年

30 岁生日时，我对自我做了一次深入的解读。从内心变化、自我挖掘、人生选择、生活经历、职业历程、个人理想等多面跟自己进行了一次透彻的对话，收获颇丰。我觉得自己迎来了最好的年纪，并且对接下来十年的自己充满期待。

我的父亲是一位白手起家的商人，所以虽然我没有系统地读过商科专业，但是对于商业环境和资本运作并不陌生。这也是为什么开始做风险投资后自己会这么投入和喜欢的原因。成长经历里我一直懵懂地有个从商的念想，我觉得从无到有、从失败到成功的过程很神奇。到现在，在更多了解了商业环境后，尤其是在国内现阶段的市场空间，我有了积累经验、独立规划一个商业项目的想法。

所以，我的职业理想也逐渐清晰——30 岁到 40 岁的十年里，运营一个自己的项目。

我非常庆幸，在我逐渐摸索和清晰自己的职业目标与积极储备的过程中，遇到了风险投资这份工作及和君商学院。

前者给了我太多丰富的思考和经验的启发，每天与不同的创业者探讨商业模式、企业运营、人才管理等等话题，关注这个领域里的信息，与同行交流行业背

梦想篇

景和过去未来的层层逻辑等等，都在让我的思绪不断地拓展与沉淀，它不仅是对外在环境判断的改变，同时也是对自己内在各个层面的不断打磨与加固。这种你所做的事情不仅是你喜欢的事情，同时也是在为目标积蓄力量的状态。于我而言，在 30 岁的时候遇见，真的需要感恩。

和君商学院的学习，带给我的是由内而外的自我审视和洗牌。我一直都觉得拥有丰富灵魂和深刻格局的内在是一个人的无价财富，它会让人生的意义变得鲜明、清澈、简单。目标的实现是在思想和意识的左右下的结果，对自我的检视和修炼不仅影响的是职业目标这一个课题，它改变的是人生各个部分的样貌。和君商学院正是将理论与实践相结合，将道理娓娓道来的。

我相信一切都是最好的安排，接下来的十年，伴随着对职业目标的规划和开展，也伴随着生活中宝宝的到来，家庭生活的新模式，以及个人自我成长的继续修炼，在不同的模块和不同的节奏下，我都对这十年报以足够的热情去欢迎与期待。

记得在第一次班级聚会上，陈老师的分享给了我们每个人深深的触动：

一年、十年；

学习、做人；

理想、情义。

每一段经历和故事的分享都撞击着我。我想，理想不是高不可攀的远处，而是当下脚踏实地的前行。理想不仅是某一个目标的实现，也是过程中的成长、做人、情义的沉淀和升华。再遇到一年、十年、三十年或一生的回顾时刻时，回首和展望，都会忠于我心。

感恩我们的遇见，感恩各位老师、前辈、领导、同仁、家人等等的支持及陪伴。心怀感恩，与君共勉。

唯变不变 医药人的梦想接力 (1988—2018)

梦想接力：和君同行　圆融益生

京都学院北京 23 班　余江舟

从去年的这个时候开始报考，我可以说在和君这一年看了不少书，认识了不少新的同学，也渐渐清晰了自己职业发展的理想和目标。上一个十年在努力创造着自己，进行基础的知识沉淀和积累；下一个十年，计划做一些有益于人民、有益于身边的人的一些事情。团结一些志同道合的同学，汲取一些真心诚意的正能量，做一些有益于社会的事情。

一、众筹一本书《唯变不变》

在进和君之前，我就想着这辈子自己要写一本书。

在和君的第一次大课上，我和 23 班的班长中林有幸认识，我们第一次吃饭的时候，班长认为应把这个目标日程提前，"如果你不写一本书，我将死不瞑目。我们互相监督吧"。随后，我开始梳理，将近十年经历的很多变与不变，沟通过的很多人的一些心得、收获梳理成提纲，梳理成书给大家，同大家共同拥有一些不变的内容。反馈的节点使我发现这中间的故事有很多的共性，那就是我们本身所具备的那些一直追求的目标，一直拥有的优秀品质造就了我们很多外在的变化。计划书名《唯变不变》，并向全和君的 4300 多名学子征稿，1 月 25 日截稿，3月 15 前完成审稿和定稿工作；4 月 15 日前完成排版、校对。6 月 15 日前完成印刷成书。6 月底前面世。讲述你 10 年、20 年以来的变化；你的不变，你对身边变化与不变的辩证关系，逻辑的思考等。

它将是给自己在和君学习的一个礼物，送给自己也送给所有努力的你我他。

二、创立九州康公益基金会

集合所有力量、所有时间和精力，把大家多余的时间与精力甚至是资金，运

梦想篇

作成一个平台，帮助更多有需要的人；帮助留守儿童，失独家庭，关注青少年儿童的心理健康成长，打造一家国内一流的青少年儿童身心健康成长基地；将公益事业进行公司化、社会化运作，形成资源聚合生态圈，结合医药行业目前的实际状况，如在家庭医生这一领域，通过公益项目链接基础社会资源；启动慢病管理工程，由企业方、患者和九州康公益基金会对接资源，以达成多方共赢的局面等，这是我们创立九州康公益基金会的初衷。

三、一起做一件大家都想做的事情

吃什么不重要，重要的是跟谁一起吃；做什么不重要，重要的是跟谁一起做。从走出学校，到成为职业经理人，到成为职场高手、职业领袖，这个蜕变的过程在院长的大课中已有一个清晰的阐述。我想我们有机缘能够到一起，也应该一起做点事情，初步有这样一个想法。由班长牵头，我们已经成立了"巧遇私董会"。下一步我们需要进一步商量注册"巧遇有限合伙企业"的事，所有同学都可参与进来，大家齐心协力，把沙子、钢筋、混凝土变成高楼；不是通过这两年的学习，未来 10 年、20 年甚至是 30 年，我们都在一起有个念想，有个为之期盼的东西。"巧遇有限合伙企业"，外加三个大股东（需沟通商量，有出资需求），再成立"巧域创投"（建议富胜牵头），下辖"中林书院"（班长牵头）"九州康公益基金会"（快委牵头）创意现代服务产业（学清牵头）、物流总部经济（杜琳牵头）或其他产业等，每个同学都可以有一个独立的创业项目，布局一个千亿市值的蓝图（说得有点大，可目标是要有的，万一实现了呢），看看都热血沸腾，小范围先捋捋，不断修正、沉淀。

这一布局在大家的努力下能够完成，将不枉此生！就真正将先生的 16 字诀"产业为本，战略为势，金融为器，创新为魂"融入了我们的生活，融入我们的血液，融入我们每一个人的细胞当中。

我相信，它一定不负如来不负卿，不负众生不负恩。

最后用一段我很喜欢的话来做个结尾：一个人对于他的志向铁了心，有了爱，有了素质，有了敬畏，有了谦卑，有了毅勇，些许怠惰都没有生存的空间。在时空交汇的当下凝神定志而聚心一处，就是一个能量场。一个不在当下地头发力的人当不了领袖，一如一个不会冲锋陷阵的人当不了将军。一起加油吧！与和君同行，人生风景如画！

唯变不变

医药人的梦想接力（1988—2018）

梦想接力：我的职业理想

京都学院北京 23 班　胡绞龙

理想这个词记忆中经常被提起的时候应该是小学，那时候语文老师会要求写一篇文章，就叫作我的理想。天马行空，随便写。同学们大多数是科学家这类的，我也一样，但是，我内心其实不是这样想的。那个时候我想做官，而且是大官。

随着年龄的增长，我慢慢地改变了想法，变得越来越想经商了——想成为一个大富豪！记得还和初中某位仁兄有一个豪赌——"27 岁的时候，我一定在中国叫得出名号。叫不出的话，你来找我，我把所有的东西分你一半！"哈哈，年少轻狂啊！现在那位兄弟也不知道在何方！

那时我看了很多很多书，都是讲西方黄金一代的人物，自己被他们叱咤风云的伟岸身姿所吸引，立志要做一个翻手为云覆手为雨的大人物、改变一个国家产业的人物！当然，那个时候没有产业这个概念，只知道那样的人物是我毕生要追求的。那样的境界，是我毕生要达到的！至于最直观的目的，那就是成为有钱人！！！

走上社会以后，虽然一直在自我创业，但是却越来越迷茫，直到遇到了和君。

现在，我理顺了思路，大富豪的梦想不变，却少了些年少轻狂、少了些不切实际，多了些产业报国的崇高理想，多了些踏实勤奋的处事态度。具体工作和路径汇报如下。

一、选择一个产业

想要有一番作为，就必须要有一个方向。结合自己的实际情况和国家的大势，我决定在大健康产业有所建树。

为此，我在 2016 年年底注册了公司，请了中医合伙人，研发了产品，制定

梦想篇

了公司的十年规划目标。目前正在按照计划实施第一阶段的工作。

二、选择一个突破口

大健康产业极其广泛，作为一个从来没有过从业经验的人来说，必须要找到一个细分市场作为突破口。全力打造明星产品，以此为基础带动起公司其他的业务。为此，我选择了高血压的调理作为突破口。其原因有以下几点：1. 受众广泛，全国有高血压患者 2.9——3 亿。2. 调理时间长，能带来稳定的现金流。3. 售后周期长，属于脏活累活，大公司不愿意做，竞争相对较小。4. 公司有可以调理恢复正常血压的产品，暂时属于独家，竞争者少。

以什么方式将产品投放市场能够快速地打开局面并锁定客户，为公司未来的发展夯实基础，我选择了时下最火的渠道——微商！其原因如下：1. 获客成本相对较低；2. 准入门槛低；3. 微商行业刚刚兴起，没有一家调理型公司进入；4. 微商属于新的渠道，传统线下渠道的大公司想要打入市场需要一些时间，而时间恰恰是我最需要的；5. 微商以代理的方式扩展市场，其实类似会员模式，可以低成本锁定用户，用户黏度高，活跃度强。

三、按照计划，分步实施

我制定了 10 年规划。分为七大步骤，目前进行到了第二步。招商加盟，微商起盘阶段。在此我感谢本班余江舟大哥提供的帮助！如果顺利，接下来我将按照线上线下相融合的思路进行线下扩展，真正锁定用户、服务用户。并适时引入战略投资者，进行下一阶段的工作。

工作汇报完毕，欢迎同学们指正。记得班主任说，要看十年。先生又说要树立志向！我写此文，权当是对自己的一个反思。检视自我，坚定目标！我还是我，那个想成为富豪的少年，只是多了些担当、多了些实际！

希望我可以在大健康产业中有所建树，产业报国，为国家做些贡献！

唯爱不爱 医药人的梦想接力（1988-2018）

梦想接力：总结走过的路，寻找自己的人生路

京都学院北京 23 班　龚晓冬

毕业工作两年多，初入职场的新鲜感已经完全褪去。公司里的各种工作琐事让我无暇进行自我思考，自己已然处于一种机动状态。吃饭、工作和睡觉俨然已经占据了我的主要生活。未来最具有活力的十年，我将要怎样度过？我难道就这样碌碌无为成为先生所说的悠闲的中产阶级？人生最大的痛苦在于看不清自己，认识不了自己，使自己限于两难的矛盾中。此篇习作主题为我的职业理想，借此机会描述一下我的成长历程，以期初步建立起我未来的职业走向。

我来自安徽东部的一个小县城，家庭也算是书香门第。爷爷是读过高中出来的会计，打得一手好算盘，父亲更是一名从大学走出来的优秀教师。父亲从小就有意培养我们，从各项兴趣爱好到学科成绩，无奈自己小时候太笨竟没有一项擅长。从小学到初中，学习成绩一直不上不下，父亲对于我的压力仅仅只限于学校老师布置的学业任务，除此之外就是值得怀念的童年生活了。青少年时期的梦是美好而不现实的，对人类社会也绝对地分为了好人社会和坏人社会，充满正义感的我自然认为一切充满正义光辉形象的职业都是我所喜欢的。军人、警察、医生及科学家等等都是我和周围一些小伙伴的职业理想。

初中阶段的后期，突然间升学压力直面扑来，令我措手不及。在那个时刻，我才认识到人与人之间的差距通过成绩开始逐步区分开来，我需要努力学习，我需要努力做到最优。如此般成功进入了当地最好的高中之后，早恋、泡网吧等被世俗所认定的高中生大忌也一并被我所谨记。通过不断的课业学习及课外活动来压制青春期的萌动，数理化不错的我梦想着以后只要从事与之相关的工作都是我所希望的，毕竟"学好数理化，走遍天下都不怕"的思想是当时社会的主流。父亲和我之间的对话越来越多地开始涉及以后的职业发展了，也就是此时我才真正地接触到职业理想这个话题。父亲从对我性格等角度分析，他认为我以后成为一

梦想篇

个救死扶伤的医生再好不过了，我对此也是默认接受。那时候的我开始接触到越来越多的推理及科幻小说，我一度曾想过自己我要成为一个法医，通过对尸体的细微鉴别来满足我对案件的逻辑推理，这样我就可以和波洛、福尔摩斯及柯南齐名了。当然，这只是我职业理想生涯中的一个小插曲而已。

时间来到了高考的那年春天，一切准备就绪，模拟考成绩的平均值表明我虽然成为不了数一数二的学霸，但是我考上排名靠前的重点大学还是没问题的。可不幸的是就在我人生这样的关键时期，我一向认为是我一生坚强后盾的父亲突然离开了，他走的是那么仓促，仓促到我无法记忆起最近父亲的音容笑貌。面对如此打击，表面上镇静自若的我，内心是无比悲伤，甚至于使我无法做到自我调节。

然而，高考志愿的填写使我不得不面对我的第一次人生职业生涯的选择，我希望逃避这个社会，独自去从事一项职业。对，地质专业，既可以远离这个物是人非的地方，又可以去走遍人们不常走的路。殊不知，鬼使神差，我并没有进入这个专业，而是进入了一个我自己都不知道怎么选择的专业：核科学与技术。此时的我相信命运的安排，我没有选择去抵抗而是默默地接受。

到了大学，表面上比较沉默的我内心却暗暗和自己较劲，进而使我的学习成绩名列前茅，学生工作越做越娴熟。与此同时，我时时提醒与告诫自己：我要全方位地锻炼自己，让自己真正成为品学兼优的学生。因此，在大学期间我较早地加入了令人羡慕的党组织，成为年级辅导员的得力干将，进入了学校的科研创新训练班。在学校期间经常性地进行职业生涯规划培训，使那时的我有着非常明确的未来道路方向，首先倾向于研究生的进一步学习，其次是进入行业内顶尖的企业，最后我来到了行业内顶尖的高校做起了科研。我要在科研的道路上做到最好，对此我暗暗发誓。

在读研究生期间，由于导师的放养，再加之学校的自由氛围，我进入了学生组织并越走越远。由于科研任务的紧迫性，我在学院研会主席的职位上终止了自己的学生活动生涯。在读研究生期间，我确定了两个明确的职业道路目标：一是利用现有资源进入政府部门，另一个就是进入行业顶尖企业。其实，那时进入政府部门的理想是比较单纯的，我正是认识到相关部门的许多不足之处才想进入政府尽自己之力去改变自己所能够做到的，哪怕牺牲自我健康等因素能够留给社会一点东西也问心无愧。因为那时候第一书记沈浩的事迹影响了我好几年，对我当时的职业理想也产生了很大影响。

始料不及的是，默认代替我父亲给我人生指导的姐夫也突然离开了，走的是惊天地泣鬼神。于是，此时的我对理想化的念想瞬间瓦解，非常之透彻。在随后的一段时间，理想的缺失让我不知何去何从，随波逐浪的想法占据了自己的脑际。也许用闷骚来代替我的自卑和孤傲尤为恰当。就这样，我又一次默认命运的安排来到了并不是很想来的北京，进入了看似还很不错的企业。与此同时，我默默地转变着自己的职业理想规划，从技术到项目管理再到产业，我希望在自己的不惑之年能够成功地管理一家公司。

再之后，我的领导给我介绍了和君，刚开始对和君的认识非常之狭隘，以为其类似于社会上一般的职业培训机构。但是那一次的先生面试加之后来同学之间的相处，我才发现周边有如此多的优秀同学，与优秀的同学相处是发现自己的不足并及时取长补短的最好方式，先生的产融结合思想更是纠正了我简单的产业片面思想。与此同时，我深深感悟且明白了：我需要学习得更多，需要对我的职业改变得更多。国势、产业、管理、资本的复合式知识结构才是我们一生所追寻的，如此这般雄厚的金字塔基础搭建好之后，顶部的转变只需要简单的动作就可以通过华丽转身而完成。

只有通过初恋般的热情和宗教般的意志，人才能成就某种事业。马斯克曾经在大学就设想过参与能够改变世界的事情。而现在他正参与其中，他的诸多产业已经在慢慢改变我们的社会，为此我深有感触：人生是如此短暂，我希望自己不管怎样离开社会都能留下一点东西，不枉此生，问心无愧！

梦想篇

梦想接力：生之谛，死之义

京都学院北京 23 班　李书杰

余不作文久矣。何也？以文体而论，文以载道，诗以言志，词以抒怀，歌以传情。少年早虚度，青春已远逝。余已过而立，而身无长物，并非擅辞之人，既无常道可载，亦乏大志可言，且缺豪壮之词情，又欠宛转之歌喉，更兼起居平淡，处事素雅，堪称无趣之人，作文何用？

而今，余于偶然之中，或于必然之内，幸列和君门下，忝陪十届席末，返工再造，回炉重锻。一年半载，暑往寒来。聆先生之肫肫，感同学之殷殷。放眼于寰宇，置胸以家国。以商学为经，绘财富之时空。以儒学为纬，树华夏之道统。以莲花之底蕴，谋三度之修炼，"为天地立心，为生民立命，为往圣继绝学，为万世开太平。"

犹如混沌初开，恰似鸿蒙始辟。于是，余亦有所思，余亦有所忆。余本楚人，梓在宛邑。东依大别，西接秦岭，北枕伏牛，南抵汉水。号称物华天宝，人杰地灵。实乃山高路远，壤瘠民穷。余生于绳枢瓮牖之室，长于荜门圭窦之堂。少不曾登伏牛，壮未尝临汉水，盖贫且鄙也。

据悉，余诞于壬戌年乙巳月丁酉日。是时也，小麦穗满，布谷啼归。是年也，文革尘定，百废待兴。祖上以农为生，为人作佃，虽无书香盈门，倒也本分守纪。父辈叔伯颇多，堂族兄弟甚众。柴门之内，家慈茹苦含辛，衣物穿戴全凭一线一针。陇亩之上，父兄披星戴月，资财耗用均赖双手双足。

及余稍长，俟时渐至。将届弱冠之年，负笈京师，力有不逮，凡历六春。甫尔卒业之日，游学美帝，学无所成，徒增七岁。梁园虽好，终非故乡。遂拖家带口，愧返中土，旋即辗转江南，长怀河山，欲成百世功业。后负箧曳屣，赦折皇城，从此客居北国，聊记三秋桂子，尚忆十里荷花。此中爱恨情仇，皆为人世冷暖。其间悲欢离合，尽作眼底浮沉。

嗟乎！今生如寄，堪比飘萍。尺躯就木，竟若朝菌。人所异于物者，何也？仰以观于天文，格命之数。俯以察于地理，知运之变。招呼羽毛，治理鳞介。天道扬善，人伦抑恶。然，天下熙攘，为利来往。百姓劳劬，向名追逐。世代如是，邦国亦然。日月轮回，荣枯更替。天地不易，世代相继。贫贱富贵，终必同归。古今中外，概莫能外。

回首曩昔，恨光阴之蹉跎。拭目未来，叹生死之倏忽。然何由生，何必死？圣哲思之，愚蒙问之。夫子曰，未知生，焉知死。吾侪云，凶叵测，死曷卜。无思无想，祸哉。何去何从，惑焉。

大海茫茫，终得导航。长夜漫漫，究遇曙光。渊渊其渊，浩浩其天。万物洵示，造化悉明。太初有道，道何蕴奥。亘古存光，光极奇妙。道无象而万物资道以成，光有形而一切藉光而生。

如揆之，余之胚胎尚在母腹，真宰已甄之。若度之，吾之魂魄未着身体，大道实成之。呱呱坠地而罪性随之，牙牙学语而恶念发之。悲夫！举世皆过，孰人能免。心时求誉而不我由，口或避谤而难自已。所观者污，所闻者秽，所思者邪，所行者歪。种瓜者得瓜，播豆者获豆。怙恶不悛，弃义必自毙。

噫吁嚱！唯自有者备赦罪之鸿恩，独永存者赐救世之福音。基督何尊荣，以羔羊之身而不吝舍己。小子何卑微，因牧人之义而无患亡命。呜呼！余生也有涯，吾死也无憾。其以有涯之生而就无憾之死，将以无憾之死而度有涯之生。死则此身休，生当为义囚。举杯饮苦乐，搦管写春秋。无他，愿以毕生之力，宣主之明德，谨以一息之气，赞主之弘度。此即余之职业理想也。

丁酉年辛亥月丙辰日，余微恙未瘳，偷得浮生三日闲，断续志于京师老山。

梦想篇

梦想接力：我的职业理想

京都学院北京 23 班　高　伟

　　看到作文要求的主题的时候，其实犹豫了很久，不知如何开头。理想丰满，现实残酷，追求理想注定了人生的不平庸，不能说与众不同，只是时时刻刻知道自己为了什么而努力，不枉此生罢了。但我真切地问过很多不认识的同龄人，有的回答也让我很意外；"理想昂贵，根本就不敢去想，只是过好眼前的生活罢了"。确实如此，真切不虚，所以我从不跟人说我的理想是什么，这只是一份深埋在心底的种子，自己小心地呵护，陪伴自己坚持前行的动力。

　　我是在农村长大的，三岁以前跟奶奶一起生活在胶东半岛一个僻静落后的村庄里，那里交通不便，进趟城十分繁琐，要倒好几趟车还要走很久的路。我出生不久，就被检查出心脏有先天性缺失，医生叮嘱我的父母我可能活不过几岁，母亲在 1990 年的时候为了给我凑 4 万元手术费下海经商。那个时候我们就很少见面，最开心的时候是母亲回来总会带些城里的好吃的，我会藏起来一天吃一点，一连吃好久。听说她初中辍学，在我这个年龄的时候已经跑遍了中国的很多地方，成为 20 世纪 90 年代奋斗者浪潮中的一员。

　　后来也许是老天眷顾又或者是我自己比较争气，我的心脏问题不治而愈，但命运的车轮滚动却无法停止。随着家庭的迁移，从农村到小城市，再从小城市到首都，从首都到国外，一路下来经历种种；我转过四次学，高二辍学，还好在美国提前半年毕业并拿到了毕业文凭。我的家从开始的三口之家，小学变成两口之家，再后来基本上是一个人生活。母亲的事业也从个体户转变成公司，从公司转变成集团，从集团转变成股份制，再到上市。

　　生活和生命就是如此奇妙，在意想不到的瞬间就会带来惊喜，当然也会带来惊吓。陈述那么多成长的经历，其实就是想让大家更了解我，作为一个农村走出来的人，带着先天的朴实和善良，也有着吃苦耐劳的精神。2018 年年初的时候

唯变不变　医药人的梦想接力（1988—2018）

去美国出差，碰到一位从美国斯坦福商学院毕业的朋友，由她带领去斯坦福参观了一下。她告诉我那是一个改变世界的地方，每一个被录取的学生都有"创造"的精神和志向，而学术与知识的考量在学校里是最基础的行为，更多看重的是对事物不同的见解和认知，对破除旧事物去改变的思想动力，每个人都是优秀的佼佼者。此行对我的震撼无以言表，当在中国更多的人以更多的收入、更大的房子、更好的车子和更漂亮的女人为标准努力的时候，还有一群这样优秀的人、更看重的是打破陈规。当时我就在想，我如果要报考这样的商学院，何德何能，我一定要来这里体验一番。这成了我30岁时努力奋斗的目标和决心。

读万卷书，行万里路。我总跟人说我读书不好、我不爱读书，但我可以把自己的脚步迈得更远一些，到世界各地去走走，看看那些不同文化和环境里的差异，通过学习他们之长来提升自己。

我从2012年创业，可以说抓住了跨境海淘浪潮的第一波，但无奈因为家里的种种安排和担忧，导致只有回国发展。沉沦了两年，我一直在以赚钱为目的寻找商机，后来经朋友点醒，他说我们这样的家庭，如果还为了赚钱去做些投机倒把的事情完全没有意义，应该不断学习积累经验，人生最宝贵的就是阅历和经验，去做一些有意义的事情，可以帮助更多的人。

2014年的机缘巧合，我进入了家用医疗器械行业，这是一个传统到难以想象的行业，商业模式落后，市场刚需大，民众维护健康的意识相对落后。在行业里学习了一年的时间，发现了很多很好的机会，同时随着在基层的不断打磨，我感觉到了自己越来越想去改变行业的决心和动力。

2016年的时候，我申请了自己的第一个品牌，开始了OEM的路线探索，同时每年去参加全球的各种展会，学习那些高端品牌和一些研发公司的新产品，不断地补充自己对品牌的理解和对产品行业的认知。我争取用几年的时间，在这个行业里打磨自己的同时也打磨自己的品牌，做一个大众可以消费得起的高端家用医疗器械品牌，为大众的健康做一些微薄的贡献。

我现在不敢说这就是自己的职业理想，因为随着自己阅历的不断提升，所要面对的事情越来越严峻，而要做的决定也越来越大，想做的事情也越来越多。我现在只知道自己是怎么开始，为什么开始的，却不知道自己会在哪里停止。我是有梦想的，梦想太大，更加昂贵，可能一辈子的努力也未必可以实现，不说也罢，但是我自己始终抱有一颗初心，始终牢记着自己为什么会迈入这一行，为什么在

梦想篇

这个行业里坚守，也始终相信自己的选择没有错。

不忘初心，方得始终，愿通过自己的努力，可以在将来为健康事业做出贡献，也为了自己的父母和亲人们的健康努力。现在依稀可以记起儿时在农村生活时的种种情景，回忆像穿梭的时光隧道，站在门口翘首以盼亲人回归时的心情，而如今虽已物是人非，但留下的却是那份质朴的本真。

梦想接力：我的职业理想

京都学院北京 23 班　李　想

现在的我，站在了人生的十字路口，仍在迷茫于何去何从。

我来自陕西的一个小县城，还不算长的人生中有几个重要的转折点。我的家庭也算是知识分子家庭，爷爷是革命年代的干部，他的三个儿子都是那个年代的大学生，都是从很好的高校毕业的，赶上了分配工作，分配回了家乡，在小县城有一份安稳的公务员工作。我从小就很幸福，是大家族里面的第一个女孩子，全家人都很宠我，尤其是爸爸，爱得很多培养得也很多。那个时候还不太流行上培训班，而我爸爸很注重对我兴趣的培养，他是学机械的，从小就教我画画、教我口琴、教我拼模型做焊接、教我滑旱冰等等等，节假日就带我到郊区河边山上到处玩，抓鱼逮兔子。我爸甚至为了帮我减负，在与老师理论无果后主动帮我写各种作业。

然而，初中的时候我的爸爸因意外而去世了，再后来的生活就是天壤之别了。我总是觉得，如果我爸爸还在，我肯定不会出来读书，一个人走得这么远，因为没有必要，如果爱我的人还都在、我的家还在，我只想安之一隅，守在家人身边。人生是个均值回归的过程，一切追求和动力都来自于一个点，而我的那个点，就是我爸和破碎的原生家庭。再后来，妈妈改嫁，新的家庭容不下我，我便开始跟着爷爷奶奶生活。爷爷奶奶也很疼我，但是来自父母的亲情缺失终究是在我的性格上打下了深深的烙印，让我患得患失，害怕失去也不敢挑战，做事缩手缩脚，性格也越来越偏执。那个时候，妈妈和爷爷奶奶外公外婆总是因为我有诸多矛盾，我不知道如何面对他们，特别怕那些纷纷扰扰，高中的时候我唯一的目标就是逃离，离开家乡，走得越远越好。所以我好好学习，丝毫不敢放松，最终去了华中科技大学。

进入大学伊始，同学们还没有习惯离家的时候我就已经是寒暑假很少回去了，

梦想篇

整天泡在实验室里。为了能够有在一个新的城市扎根的资本，我玩命地参加各种活动，做摄影记者做了两年，做到带团队，同时在学生会宣传部也做到了部长的位置；我也在玩命地学习和做科研，成绩一直都是专业前十，也一直热爱着做科研，最开心的是，我做出了成果，有两篇 SCI。大学时还谈了两次恋爱，第二任男朋友也是个很厉害的人，他出身农村，所以非常坚定地要往上走，和当年的我很契合，尽管我想得更多的是逃离家乡。前男友能力很强，当年在他的大学毕业典礼上，我们校长在讲话中点名表扬了三个人，他是其中之一。我从他身上学到了好多好多，至今我仍心存感激，然而由于种种原因，特别是性格不合和追求不同而使我们最终没能继续走下去。大三的时候，搞科研硕果累累，艰辛但是非常有趣，我喜欢不断充实着我的阶段性成果，也喜欢科研道路简单而明确的安身之道：读博士，做博士后，自己独立开实验室。因此在选择要不要继续深造时我毫不犹豫选择了要，一心想做了不起的科学家，我坚信自己有能力，坚信科研能让我安身立命。

当年欧美的生命科学研究才是世界一流的科研，所以我一开始是想直接出国的，但是我前男友想留在国内，不习惯异地恋患得患失的我最后选择了保研，保研也非常顺利，北京生命科学研究所（NIBS）、清华、北大、中科院都给了录取通知书，我去了当时国内最好的研究所 NIBS 继续做科研。

读博的这五年我的经历苍白而有力。NIBS 当时崭露头角，完全革新的管理方式，一流的硬件，一流的PI，最宽裕的财政预算，最好的生活服务，也造就了在国内能做出世界瞩目的成果，三大期刊灌水似地发表。相应的，NIBS 和我的导师要求都很高，我从进入实验室开始，目标就是做世界一流的科研，博士学位只是附带产物。然而来了没多久，我就感受到了我与真正的强者之间的差距，NIBS 高手如云，那种感觉大概就是你看着他们，只能感慨为什么比我聪明比我有天分的人比我还要努力，比我更能坚持，比我情商更高？开始的几年我不能接受这个事实，因而我拼了命地泡在实验室，拼了命地学习，以为勤能补拙，然而强者依然很强，差距依然存在。其间我认识了我未来的另一半，他就是我望而却步的"一些人"。每天朝夕相处让我更加深切地体会到了各方面的差距，我一次次地挣扎，一次次地失败，在这个生命科学最前沿的地方，我才意识到以前的自己是多么可笑，做好的科研和真正的开创者太难了，原来本科的我做的科研仅仅是拾人牙慧，容易出成果是因为填补性的工作毕竟容易，只要努力和投入就可以

唯爱不爱

医药人的梦想接力（1988—2018）

完成，换了是其他人也是一样的。在我最焦虑的两年我男友一直默默地引导我走出困境，重新认识自己。讽刺的是，接受自己是个普通人以后，我不再焦虑，依然迷茫却不再畏惧未知的未来，科研反倒做得越来越好。我男友总结我从爸爸不在后就停止了成长，还是个少年心性，一路上又比较顺利，没经受过打击，也就没有机会成长，也不能正确地看待很多问题，偏执地排斥各种事物，是自己"绑架"了自己。他也总是说，做科研有什么好，累死累活身陷囹圄，像你这样活泼而有亲和力的人就应该发挥自己的优势好好去外面跟人打交道，发展人脉整合资源，往更广阔的方向发展，何必要在自己其实并不太擅长的领域和自己较劲，每天都不快乐。我郁闷的时候他也总是宽慰我，不用担心，我们俩的未来不会比现在差的，还可以允许你小折腾折腾。尽管后来我还是没能按时毕业，目下还在挣扎，但是心态不一样了，我能够平静地接受压力，接受现阶段是一段历练。真的很感激读博士这些年，我能有机会站在最前沿，见过太多真正的科学，培养出了非常好的品位，最重要的是，我能够有机会被碾压，迫于各种压力得以成长，终于从13岁的小女孩状态走出来了。自此，我人生的均值回归得以完整，终于明白追寻了很多很多年的归属感需要自给自足，我可以自己给自己一个家，不再会患得患失，因为自己给自己依靠，也终于明白从20岁就能看到老的人生有多安稳就有多没意思，跌跌撞撞几经浮沉才是人生常态。

所以我开始跟男友学投资，把自己的小小积蓄全部投入了股市，从一开始的一经割肉就痛心疾首到现在一天赚了10%也不再欣喜若狂而是相信还是会亏回去的；来到和君读商学院，甚至为了逼着自己给商学院多投入些精力当了副班长。这些经历暂时不表，因为还在路上嘛。博士毕业所需的论文投出去以后，最近这段时间我都在等审稿意见回来，因为这样的论文一般是需要返修再投，直到接受发表。同时，我开始往下一个阶段走。很确定的，博士阶段的种种打击和教训都让我很清楚我不够聪明，对科学问题不够敏感，记性也不够好，亦不够专注，所以我的能力和目前的资历大概是个比上不足比下有余的状态，出国做个博士后肯定够去一般的高校有一份教职，然而却并不能跻身于优秀科学家的行列。另外，成为一个科研工作者不能发挥我自己的优势，过分单调的环境还会限制我的成长。但是我对科学发现依然有浓厚的兴趣，折腾好些年，四五十岁又绕回来再去做个博士后也是很有可能的。

因此，我觉得去工业界看一看，工业界大体分为成熟的大企业和刚刚起步的

梦想篇

初创企业。成熟企业多为已经有多年历史、在某细分市场具有垄断产品和定价权的外企，而初创企业多为这几年生物医学热潮下兴起的精准医疗、人工智能、新药研发等方向的成长期企业。现在国内的生物医药行业正值风口，说实话，我看好的初创企业并不太多，我看到大量的对生物医药没有认知的外行轻而易举地进入这个行业，拿着投资人的钱什么热砸什么，而根本不会去考虑这些热门技术或药物的深层次逻辑，这样的做法在很多门槛低的行业或许可行，但是生物医药领域就大不一样。很多创业公司对科研成果到医疗应用的转化并没有心存敬畏，而我觉得从业者最重要的就是需要对科研有自己的认知和敬畏之心，因为人命关天，我们是需要对病人甚至是健康人群负责任的，所以任何一项技术的扩张对人类社会所造成的影响都可能是不可逆转的蝴蝶效应，盲目地炒概念、无底线地四处推广都可能会引发巨大的社会动乱甚至会导致人类种群面临巨大危机，这种只为赚钱的商业炒作实在是令人唾弃的行为。

相对的，我敬佩很多科学家因为新的发现而成立一个企业，把这项发现推广应用。在科学家的成长道路上，严谨是他们必须要学会并一直会恪守的一种品质，任何学术造假的惩罚都是身败名裂，因此他们对待产品也会同样严谨。比如做药物研发，最少需要十年的周期，这其间的低回报、入不敷出和随时可能出现的阴性结果是常人无法想象的，而这其间必须要坚持保持中立的心态来看待种种实验结果，绝不能为了上临床或过审批数据造假。再提几句基因的诊断，我从十年前就开始接触这个领域，曾经为一个先天性缺牙的家系找到过易感基因。在我看来，这个行业现在依然非常非常初期，各种数据纯粹就是炒作，在上游的基础科研层面上，大部分多基因遗传疾病病理仍不明确，很多基因突变的贡献尚未研究清楚，下游的临床指导性自然非常微小，大部分的基因检测都只能提供一个患病的可能性，对实际治疗的意义微乎其微。就像我，花了一年的时间找到了那个家系的致病基因和突变位点，然而知道这些并不能改变什么，他们的下一代依然会携带这个突变，依然会患病。

我自己不愿意进入初创企业有这方面的原因，另一方面的原因是我还太年轻，没有经验，生物博士生懂得太少了，基本上就像其他行业的本科硕士毕业一样。很多非我们研究领域的新技术我看到的东西相对片面，不是真正一线的研究者是无法参透这个细分方向的机会和限制的，我甚至无法从科学技术的角度判断是否靠谱，而随便挑一家貌似还可以的公司简直就是赌博。因此，我选择去成熟些的

唯变不变 医药人的梦想接力（1988—2018）

公司，从技术或者销售做起，学习公司的产品、运营、管理，并对中国医药市场有一个整体的认识。我希望首先能在大公司里做得足够好，等到自己对行业有了认识有了人脉积累以后我还是希望能够创业，那个时候选择创业的我肯定不是为了跟风、为了赚钱，我的出发点肯定是源于看到了行业内的缺口，并且自己有能力去填补这个缺口，那个时候我在和君商学院学到的东西将会物尽其用。我们这个行业需要很长时间的成长期，大部分企业家都是大器晚成，所以我也不急于一时，这些年如何学习如何做好积累才是我现在需要好好考虑的。

举个例子来说，我其实一直都在思考为什么中国本土的生物试剂企业就是发展不起来，其实有很多小的企业做得非常好，但是最后挣扎在生死线上无法做大的居多，这些企业初期花了很大的精力去打开市场做宣传铺产品，但是往往缺乏后劲，很多原有客户也无法维持，最终导致无法做大。我认为主要原因可能是不懂管理和运营，公司得到初期成长后依然会沿用小作坊的方式管理，那肯定是无法发挥人才能动性的；还有个原因就是产品太多太杂，主要业务不突出，比如试剂公司还提供测序服务等等，这样前期的资金不能全部用于制造商业壁垒和品牌效应上，看似铺得很大，其实各方面都没有做好；当然，最重要的原因还是技术人员素质不过关，导致产品批次差异太明显、品质不稳定，这个方面对于客户来说是最重要的。我也想过自己如果有一家公司应该如何运营，现在看来我还是不够了解也太菜鸟，希望通过几年的成长能在和君课程的基础上建立起自己的一套理论。

综上所述，我还是站在十字路口没有做好选择。但是，我人生的这二十几年还是略有些经历，自从我两年多以前做完了少年时期的均值回归，内心的缺口终于被自己填补，我就已经不再畏惧。这几年是我一生的分水岭，刚好马上要结婚了，我就像重获新生一样，即将有新的羁绊，我也终将不仅仅是终于长大的小女孩，我会成为更强大的自己并拥有新的人生意义。

我希望在未来能够一直保持折腾的精神，在探索人生意义和用自己的双手改变世界的道路上一路向前，年老的时候内心有所归处。

梦想篇

梦想接力：我的职业理想

京都学院北京 23 班　陈　峰

一、职业理想与我的人生意义

谈到理想这个名词，我相信大家都会陷入不同的回忆，同时我们心中也有不同的答案。但理想和职业理想却不相同。毫无疑问，不管是理想还是职业理想都是我们人生旅途中不可以缺少的一部分。与我而言，理想是一个大目标，而职业理想是这个大目标的组成部分。人从出生到成熟都是要有目标的，而当我们长大后，当我们踏入社会参加工作时我们难免会感到迷茫，这个时候我们需要的是不停地学习与实践确立自己的目标，而这个目标也是通过职业理想来确立和实现的。我们每一个人难免会感到困惑迷茫，而这个时候我们不妨放下一切好好思考，寻找属于自己的那盏明灯，找到属于自己的职业理想。

二、从痛苦到迷茫，从迷茫到醒悟，踏上旅途，找到理想

在自己踏入大学之前，老实说从来没有认真地去考虑过职业理想，即使是平时考试或者是自己的作业时也都是敷衍了事，不会去认真思考自己以后该从事什么职业，也许是因为繁重的学习任务让自己没时间思考吧，我想这应该是找理由。就算是临近高考时自己也没有去想过这些，因为我是一名特长生，从小学习过美术。回忆起当时的自己，的确，我喜欢画画，喜欢很多的动漫元素，但试问在中国社会多少家庭培育特长是为了让孩子更容易考大学？是的，我就是其中的一个。我明白了自己可能要成为一名设计师吧？进入大学后给我带来更大冲击的是新鲜感和高中压抑了三年的轻松感，这些安逸的时间我只想一笔带过，直到有一天，看着周围的朋友逐渐去参加实习，我才意识到，应该仔细地去思考自己以后到底要干什么。当时想到的是去参加实习工作，去干自己专业的事，之后我成为一名

室内设计师。嗯，当时我想以后就是要成为设计师吧。我在与这个行业融入的同时发现，这份工作不光考虑的是自己的专业能力，对于各方面的能力都有涉及。对于即将毕业的我来说充满了挑战性，仔细想想自己也不是十分喜欢室内设计，只是这是自己的专业，对于这方面的知识和技能自己也十分熟练。

真正给我带来巨大改变的那一刻是我即将毕业的时期，而这些压力来自家庭、爱情与自己内心的那一份倔强。我意识到自己不应该就这么给自己的学习生涯画上句号，我还要去更多的地方，还想踏上学习的旅程。

在朋友的介绍下我开始了解和君商学院，我瞬间便找到了前进的动力，是的，我要做的第一件事情就是获得一个学习的名额。临时接到面试通知，从学校坐上凌晨的火车到达武汉，从武汉乘坐高铁到达北京，孤身一人踏入了一个陌生的环境。面试的过程何尝不是一种学习，我才意识到中国高校之间的差距有多么大、人和人之间的差距有多么大，自己虽犹如井底之蛙，但最终在自己的努力下仍幸运地成为了和君商学院第十届学员。

我接触了身边的同学，深刻认识了和君的文化与做人的理念。因此，我想自己毕业一定要加入和君，在和君找到自己的职业理想，随后参加面试，直到后来自己独自拖着行李寻找落脚之处。可能当时自己心中有一丝心酸，但这是自己选择的，自己就要付出十倍或者百倍的努力。直到现在成为了和君集团的一名 HR 我才逐渐认识到，这才是自己的职业理想吧？

人本来没有固定的职业，在不断学习的旅途中不断地认识自己、看清自己，适应这个社会的变化，这就是我的职业理想。在人力资源领域中闯出自己的一片天地，有很多人问我为什么不继续从事设计行业？我的回答是：我需要取经，我需要沉淀，自己的老本行从未忘记，只是自己还想学习更多的东西，许多前辈告诉我不管自己选择哪条道路还是学习不同的知识，总有可以派上用场的时候！这也许就是我的职业理想吧，在不断成长的过程中，让自己不断地蜕变、沉淀，最后像莲花一样盛开，抱自己的理想，达成自己的最终目标。

三、勇敢追求自己的职业理想

在实现理想的路途中不可能是一帆风顺的，因此，我们实现职业理想可能存在多种困难，必须要有充足的准备。而其中最重要的是增强各方面知识的储备。

我通常会在早晨提早来到公司，安静地看上一会儿书，哪怕只是几十页我也

梦想篇

会觉得十分满足；在工作中会出现各种问题，自己会不停地摸索不同的解决方式，让自己学到要从不同的角度看问题。只有通过不断地学习与实践，在未来的人力资源的工作中才能发挥得游刃有余。

通过在和君商学院对书本的学习，我对产业、管理、人力资源等方面的知识有了不同的认识，因为我从最初的陌生阶段到现在已经可以和它们成为朋友，也更加明确了自己的职业理想！而在达到了这些目的时，最重要的问题就是要稳定自己的心态。人有七情六欲，时而懒惰时而焦躁，这也是我为何欣赏和君理念的原因，在我们心态无法稳定时，需要思考需要安静或者需要小小地发泄一下，从而达到让自己的头脑保持冷静的目的！

我们在实现自己的职业理想时，生活都是艰难困苦的，但就算这样我们也要勇敢面对、这也是我们90后所缺少的吃苦耐劳的精神！或许，在长远的旅途中我们会感到孤独。因此，志同道合的朋友与体贴的爱人也许是自己心灵的鸡汤吧？有了朋友、亲人，就算我们身处黑暗，也会努力寻找光明，因为正是他们的存在才让我们努力前行，正是他们的存在才让我们有了想要守护的东西。

也许这就是我们每个人的最终理想：让自己的家人、爱人、朋友都能幸福顺利地生活下去。我们努力的所有都是以此为目的。是的，我们只有在工作和生活中寻找自己的老师，不断地学习、反思、团结自己的伙伴，共同朝着同一个目标去努力奋斗，这何尝不是一种幸福？不断突破自己，克服困难磨炼自己，让自己的人生达到一个新的高度！

四、尊敬所有的追梦人

我想到了一句经典的台词，是周星驰电影中的一句台词：如果人没有理想，那跟咸鱼有什么分别。所以我很欣赏也十分尊敬拥有自己职业理想的人，因为我们都在为了自己想要守护的人拼搏和努力，朝自己的人生目标一步一步走去，所以无论我们内心有着怎样的困惑、有着怎样的不情愿，我们都需要勇敢地看清自己、认识自己。

或许我们会觉得自己的目标难以实现，或许会觉得自己离目标太遥远，但我想让大家知道，我们一直都在路上，总有一天会到达心中的目的地！我们永远都不知道旅途的前方有什么，但我们依然选择迈出自己坚定的脚步，因为我们仍在旅途中！

这就是我的职业理想，献给所有的追梦人，献给自己！

做人如果没有梦想，那跟咸鱼有什么区别

——讲述一个中年油腻男人的职业理想

京都学院北京 23 班　李蓓蓓

看到期中作文题目时，面对镜中身体发福、挺着将军肚、头发半秃、满脸油腻、眼袋浮肿的我，我错愕啦，思绪万千。这是我吗？还是当年那个有点理想、有点干劲的我吗？

转眼间我已经进入职场 16 年，已然从一个年轻气盛且斗志昂扬的青年人，渐渐地变成了满身肥膘的中年油腻男。一直都忙忙碌碌，却从来没有静下心来认真梳理和盘点现实与理想的差距。我算我们班学历最低、最不会写作的人，我写不出来什么精彩绝伦的文章，只能用真实的感受来给大家讲述一个中年油腻男人的职业理想。

"做人如果没有梦想，那跟咸鱼有什么区别"。周星驰电影里的一句话，点明了人生的真谛，也深深地烙在我的脑海里。我一直在想，我有什么理想，我将来要成为什么样的人，想要得到什么样的人生？

初入职场

由于家在皖北农村，家庭经济条件非常不好，又因为没有好好读书，我勉勉强强上了一个三类的大专。依照当时的社会情况，国家刚刚结束了大中专生毕业分配的做法，只能自谋职业。所以我早早地就踏入了南下的列车，成为一名南下淘金的民工。

刚到深圳，一切都很陌生，一切也都充满了诱惑和危机。我当时的理想就是，能尽快找到一份既能解决温饱又能学到一些东西且稳定的工作。因为当时在国内，PC 硬件行业如火如荼，所以我就选择了一家当时比较有名气的台湾企业（大众

梦想篇

电脑股份有限公司，是台湾首富王永庆二女儿王雪龄的公司）去做了生产管理。

刚进公司那会儿，看到的一切都觉得新鲜，一切都是学问，如沟通方式、管理方式、生产制程方式等，我就如同一块海绵一样不断学习，不断汲取养分。也就在这其间，我渐渐地发现了台企中的奥妙——台企阶层观念较强，等级森严，收入与阶层息息相关。员工在企业中只是一个"螺丝钉"，每个人只能看到"点"，唯有升到一定的职位，这个人才能把自己从"点"到提高"线"。因此，当时我就下定决心，需要尽快升职，尽快看到"线"，尽快地学习更多的管理知识，为自身提高综合竞争力打好基础。努力和辛劳终于换来了不错的结果，我在入职不到 17 个月中就连升三级（当时台企是每半年做一次考核，只有考核评定为 A+ 的人才有机会升职。

我对于这段工作经历的感悟就是：企业正规化流程有，但是创造性不足。

通过我的这段初涉职场的经历与感悟，值此回首之时，才有我对自己职业生涯的规划。

第一个 10 年计划：成为优秀的商务人士（2002 年 -2012 年）

我是一个爱好广泛、知识面还算丰富的人。在做工厂管理的同时，我也不断地学习工厂管理之外的知识，如业务流程、品质管理、生产计划及其物流管理等。由于工厂管理工作比较繁重，事无巨细，这真的不是我喜欢的工作，所以我不想再下去了。我因为受到一些电影和书籍的影响，所以觉得自己的职业理想是应该做一个高端商务人士。我每天的工作内容就应该是在不同的地区飞来飞去，西装革履地穿梭在不同的高档办公室。我觉得自己个人沟通能力不错，且有一定的工厂管理经验，因为我这一年多在工厂的积累和学习，相信完全有能力去挑战新的工作。

因此，2002 年 3 月我从原工厂离职，应聘当了北京中自汉王科技有限公司深圳分公司的店面销售代表，拉开了销售工作的序幕。由于销售业绩比较突出，我很快便为汉王在深圳书城门店的店长。同年 9 月，我又回到原东家大众电脑股份有限公司深圳办事处分别从事库管、业务助理、商务专员、大客户业务专员等工作，为自己成为优秀的商务人士夯实了基础。

心有理想，春暖花开。

为了坚持自己的理想——成为优秀的商务人士，我虚心学习，成功地服务过国内几大知名 PC 品牌客户，且在业界积累了一定的人脉和资历。2008 年因 PC 行业每况愈下，我有幸被朋友推荐到现在的公司安徽开润股份有限公司，认识了现在的开润董事长范劲松先生。正是范总打开了我的"任督二脉"，开始指点我如何做生意，使我迅速成为大客户（代工）的业务高手，同时也在业界有了一定的名气。

第二个 10 年计划：成为优秀的高级管理人员（2013 年 -2023 年）

我从 2008 年 4 月入职开润股份以来已经服务了 9 年多时间，一直从事业务工作，其间经过公司领导的培养和自己的努力也取得了一点成绩。但随着公司的一步步成长，我深知自己的学历不高（刚入职时是专科学历），属于底子比较薄的，需要更加努力地学习，不断提升自己，将来会迎接更多更高的挑战。因此，在 2012 年 -2016 年期间，我通过自学考试通过了大学本科的全部课程，顺利拿到了大学学士学位（自考）。

我看着公司这几年的快速成长，以及公司吸纳更多"高""精""尖"的人才，并且公司给有所准备的人提供了更好的平台和更多的机会，因而暗下决心，一定要通过不断的学习来提升自己，通过自己的努力站上更高的舞台。

在 2017 年 7 月，由于集团公司与和君联合办学的机会，通过集团公司领导层推荐，我有幸参与了此次学习，希望通过在和君系统的培训和学习开阔视野、拓展人脉，成为一个"十"字形人才，以便自己也可以在将来公司的大发展中成为一位优秀的高级管理人才。

为了早日实现职业理想，我需加倍学习，夯实基础，开拓视野，提升高度，做好自我管理，并希望能借助所有老师和同学们的大力支持使理想成真。

最后引用雷军的一句话与大家共勉："人还是要有梦想的，万一实现了呢？"

梦想篇

梦想接力：恒守正念，常行大悲

和君十届京都学院九班 赵铁柱（莲花）

引言：变是恒常，不变是本质

在 2017 年初申请进入和君商学院第十届的时候，三笔一面中的一面现场，要求做一分钟自我介绍：为什么要来读和君商学院，也即自己的职业理想。我当时是这样描述的：希望找到一条将户外环保、自然教育（或者说环境教育、生态教育、地球教育）与商业智慧相结合的可持续发展之道。实际上，这是我从 2015 年开始一直都在思考，深思熟虑一年多时间得出的结论。一转眼，半年时间如白驹过隙，我的职业理想变成了学为人师、行为世范，成为深谙自然教育和传统文化教育产业之道的人生导师。这其中发生了怎样的变化，变的是什么，不变的又是什么？

回望过去，上述变化，变的是形式，不变的是初心。变与不变之间，变是恒常，不变是本质，唯变不变。

历史：好（hao 三声）读书不好（hao 四声）读书

专业：虽未山穷水尽

我是 70 后，妈妈是老师，我们这一代人大都是贫寒人家出身，这也是当时中国的普遍国情，父母到现在还经常把"1963 年怎么怎么样"挂在嘴边。那个年代，自古华山一条路，高考是改变人生命运的唯一方式，所以父母对我的要求极其严格，目的只有一个，考上大学。

我于1994年考入对外经济贸易大学，专业是国际会计（毕业证上是会计学），1998年毕业。许是被学习压力压抑得太久了，讨厌考试，大学毕业之后迄今为止没有考取过财务会计相关的专业证书如CPA（注册会计师）、CTA（注册税务师）、CMA（美国注册管理会计师）、ACCA（英国特许公认会计师）。

好在我是一个责任心很强的人，一直在财务领域勤勉工作，一直在实战中积累经验，凡工作过的公司都对我的工作态度和能力很满意，年届不惑，做到了财务总监的职位。

但是在我35岁的时候，甚至更早，我开始对人生的目标和方向产生了怀疑。虽然我不讨厌财务工作，但也没有那么热爱，随之而来的困惑是：未来要从事什么？我该追求什么？

爱好：也未柳暗花明

我从2005年左右开始作为志愿者接触环境保护，起初参加过自然之友、地球村、WWF（世界自然基金会）的绿希望培训、26度空调行动、惠普墨盒回收项目等。后来和自然之友登山队在北京周边爬山、"清香（清理香山上的垃圾）"，再后来，2011年9月，第一次接触到了无痕山林（Leave No Trace，简称LNT），便深深为之所吸引。2012年，开始接触自然体验、环境教育，自此便一发而不可收，作为盖娅自然学校创始成员之一、无痕山林核心志愿者，参加参与组织了盖娅自然学校、绿色营、生态和平亚洲、北京林学会等机构的各种培训、自然体验、户外环保、亲子活动，和一群热爱自然教育的伙伴砥砺前行。一直到2016年，我大部分的业余时间都投入到了上述志愿服务中。

因为热爱，同时也因为做了自然之友无痕山林专题小组的小组长，我开始更深入思考公益环保项目和自然教育的可持续发展问题。我的理想是专职从事无痕山林的推广，按照目前国内的形势，从事自然教育行业的机构和个人收入都很低，大家基本上过得比较苦。如果微薄的薪水不足以让专职工作人员过上体面而有尊严的生活，我会内心十分惭愧。毕竟，仓廪实而知礼节，理想不能当饭吃，饿着肚子干环保也没有什么高尚可言，我开始苦苦求解、求破局。

2015年的时候工作压力比较轻，我便把大部分时间和精力投入到了无痕山林的志愿服务项目中。2016年，工作环境变了，压力增加，促使我对自己的未

梦想篇

来进行更深入的思考：到底什么是我真正想要的？

现状：好（hao 四声）读书不好（hao 三声）读书

中年危机的到来

2016 年，我 40 岁那年发生了很多事，给年届不惑的我非常多的触动。

我奶奶和姥姥都是在 2012 年前后以 90 多岁高龄去世的，大伯和二舅却在 70 来岁相继去世，当身边的上一代长辈开始离去，我才蓦然惊觉，人到 40，上有老下有小，老人和孩子都在指望你，但你却谁都指望不上。

与此同时，到了油腻中年男的阶段，我在财务本职工作上也遇到了瓶颈。当时投身于自然教育和户外环保，部分是出于比较优势的原因：我是财务圈里面环保最好的，我是环保圈里面财务最好的，但这其实反映了我在财务专业领域里面的欠缺。人到中年，瓶颈凸显，到财务总监位置的时候，后劲不足导致上升的动力不足，求职待遇上不去，这促使我开始反思到底哪儿出了问题，该如何破局。

再有，我参与无痕山林推广 7 年，在户外和环保圈内有了一些积累，为一部分人所知并认可（莲花的名字曾和无痕山林紧紧结合在一起），但在 2017 年推出无痕农耕体验活动收费的时候，有比较核心的志愿者问：你怎么能收费呢、你做环保的初心是什么？

面对困局，让我自嘲地给自己贴上了"不学无术，百无一用"的标签。所有这些，都令我不得不认真思考和对待，我的未来究竟该走向何方？

穷则思变

2016 年，我决定要做出一些改变。缘分到了，契机随之而来。

熊猫书院在 2016 年 4 月出现在我的生活中。针对毕业后没有认真考试或坚持做一件事（无痕山林坚持得还是不错的），我决心要坚持 10 个月，熊猫书院的读书任务和打卡任务都不难，难的是坚持。而我正需要这种难度低却考验耐力和持久力的项目来促进。于是，从 2016 年 4 月到 2017 年 1 月，每周 6 天，连续 10 个月的坚持，终于完成了我原来难以想象的持之以恒。唯有两次漏掉打卡，

唯爱不衰 医药人的梦想接力（1988—2018）

一次是国庆节，一次是元旦，反而是因为节日奔波而漏掉了。

开了头，给了自己坚持的信心和理由，自此便一发而不可收：

2016 年 4 月 -2017 年 1 月：我在熊猫书院的十个月；

2016 年 9 月 -2017 年 1 月：和君星辰计划董秘职业班第一期；

2016 年 10 月 -2016 年 11 月：慕课：康奈尔大学公民生态学；

2016 年 11 月 -2017 年 1 月：慕课：台湾清华大学投资学（未学完）；

2017 年 5 月 -2018 年 5 月：和君商学院十届在读；

2017 年 6 月 -2017 年 8 月：和君投资经理职业班第一期。

这里不得不提的是与和君的结缘。我一直认为缘分是个很神奇的东西，"一切都是最好的安排"是我的口头禅。因为朋友分享了和君星辰计划第一期招生的信息，刚好我也认为需要充电充实自己，便于 2016 年 9 月报名了星辰计划，小组长郑育东是往届和君商学院 A6 学员。看过《士兵突击》的人都知道里面有个老 A，即特战队，A6 就是参照老 A 的叫法而来的，每年从当年的和君商学院毕业生中招 100 人，只招男生，目的是将来有一帮可以把后背交给对方的弟兄。A6 有 15 项任务，包括：每周 10000 米长跑，每周浏览一个世界 500 强或中国 500 强的公司网站，每周通读一份上市公司招股说明书或一份年报等等。我当时听了热血沸腾、心神往之，于是暗下决心：报和君，上 A6。于是便有了后来的三笔一面，成功入学和君商学院第十届。

变则通

和君有一句名言：一如和君深似海，从此周末是路人。

自从 2017 年 5 月和君十届开学以后，我便深切体会到了这句话的含义。大课、节气课、大课作业、同学必读作业、本班活动、跨班级活动、各种联谊等等。这对时间管理提出了更高的要求：无痕山林的月度活动需要做，周六儿子需要带，周日和君商学院的课程要上，班级活动要参加，各种时间不够用，屡屡撞车。

而且，入学伊始，就有幸被辅导员"慧眼识珠"，推荐为学习委员。也是因为我觉得同学走到一起，生命的相遇实属不易，宜且行且珍惜，所以我希望能够为同学们服务，和同学们一起走得久走得远。这样一来，时间管理问题愈发凸显，终于意识到自己还差得很远，便倒逼自己去区分轻重缓急，进行各种协调。总算

梦想篇

不负众望，无痕山林的活动虽然不再频繁，但也没有间断；和君本班同学的集体预习和复习活动也坚持了下来，还和其他班联谊、共学，君悦读书会也参加了两次，从组织上给了一些建议。当同学们遇到工作中、生活上、投资项目等疑问来找我寻求帮助时，我也热心解答，分享经验，鼓励他们，使我逐渐找到了作为学习委员的感觉。

未来：蓄深养厚，修齐兴益，圆融汇通

人生需要不断地总结和观照，观照是为了更好地指导未来。过去十年我工作过的几家公司，身边的领导、公司老大，基本上都处在 48-50 岁这个阶段，也即比我大 8 岁的样子，他们的现在是我的未来吗，他们的人生道路值得我借鉴吗？我的职业理想，我的人生理想又如何呢？

再读《人生职业发展纲要》，人生如莲，三度修炼，心有理想，春暖花开，这些耳熟能详的字句再次浮现眼前。诚如先生所说：只有真正有理想的人，才能站在智慧和灵魂的高处，宠辱不太牵挂，顺逆不失心志，良骥伏枥，伺机而动。至此，我的职业理想也渐渐清晰了起来：学为人师，行为世范，成为深谙自然教育和传统文化教育产业之道的人生导师，为往圣继绝学，为万世开太平。

理想有了，怎么来实现呢？生活无非就是学习、工作、交友，三位一体，既要仰望星空，又要脚踏实地，只有初恋般的热情和钢铁般的意志，人才能成就某种事业。

学习：知行合一，成为更好的自己

既然理想是成为人生导师，那么该如何为师呢？温故而知新，可以为师矣！我一直认为人生最重要的事情是"学习"，书山有路，学海无涯，学习是终生的事情；学习的内容也不仅仅是知识，还要包括"洒扫，应对，进退""知行合一"。

师者，所以传道授业解惑也，最好的学习方法是教会别人。举例来说，2017年 11 月 12 日，我准备给和君的同学做关于财务报表分析和财务报表粉饰的分享，虽然从事财务行业将近 20 年，但却是第一次在公开场合比较系统地分享财务知识与经验。在准备的过程中，重温当初的学习课件，整理自己的思路，脑子里面

模拟试讲一遍。在这个过程中，受益最大的其实是自己。我常说，学习收获的不等式是：自学而不听分享的小于在线听别人分享的，在线听分享的小于在现场听分享的，现场听分享的小于站到台上为他人做分享的。

交友：获取基于贡献、贡献源于能力、能力来自努力

随着在和君学习的深入，逐渐发现交友是个副产品。和君人说：同行的人和要去的地方一样重要，可能人一辈子到最后剩下的也就只有两样东西：携手的伙伴和心中的梦想。

分享一下做自然教育的伙伴猫猫对我的评价，我曾和猫猫提到作为学习委员，组织同学们集体预习、复习、提醒按时交作业，以分组的方式尽可能调动起每个人的积极性等等。猫猫当时有些惊讶："我原来以为你做无痕山林是尽心尽力的，没想到你上和君也是这样？"我当时的答复是：无他，心有多大，舞台就有多大，和君说：你是什么，和君商学院就是什么！虽然我现在是学员，但可以通过为同学们真诚奉献，走一条明年作为招生志愿者、辅导员，后年班主任（虽然目前还差得远）的道路。和君为每个同学都提供这样的舞台，关键看你自己想成为谁。

最近一直都在思考：所有的能量都是会回向的。圣人不积，既以为人己愈有，既以与人己愈多。每一个人，为他人，为同学，为班级的付出，都是能量的释放，释放以后会吸引更多的能量回转，循环往复，不断壮大自身，这正是"吸引力法则"的体现，厚德载物，不论是知识、财富、感情、事业，莫不如是。

工作和事业：君子忧道不忧贫，谋道不谋食

人到中年，对人生的后半场也曾迷茫过：是继续沿着传统的职业发展路径，是在 CFO、CEO 的道路上继续前进呢？还是考虑换个赛道，寻找在自然教育领域志同道合的人共同创业呢？

2017 年经过认真反思，目前暂时决定在传统的职业发展路径上继续打磨一段时间。条条大路通罗马，实际上无论是在公司做 CFO，还是在无痕山林领域做公益环保的社会企业，都处在一个无人领航的状态，都要自己去不断摸索和尝试。既然职业理想是成为深谙自然教育和传统文化教育产业之道的人生导师，就要以自然教育为核心，围绕国势、产业、管理、资本、产融互动的模式展开，需要跨界，需要将商学与教育两者有机结合，需要同投资、投行、CFO 董秘圈多学习交

流身边的活生生的商学案例，不断丰富充实自己。唯有如此，一切的努力才都不会白费，一切的付出自会有回报。

行动计划：读万卷书，行万里路，阅人无数，自己开悟

1. 断舍离，减法和加法要同时做，先从时间管理开始，减少微信等社交工具对时间的占用。

2. A6（和君对特战队的称呼）有 15 项任务，包括读书和运动。如果不能录取为 A6，则自组织 B6，从中选 8-10 项完成，养成长期的学习和运动习惯。

3. 深度阅读：结合和君书目单，结合君悦读书会、生态圈－悦读会、自然读书会，保证每周有 5 个小时以上的深度阅读时间。

4. 广度阅读：结合每周读招股书、领带金融、起点财经，保证每天有 30 分钟以上的广度阅读时间。

5. 复盘总结和结构化的自我反思，学习成果以能够教会别人为目标。

6. 结合 PBF（人事匹配）模型，提升管理能力、领导力，逐渐掌握从单枪匹马到调兵遣将的能力。

定准位、跟对人、有目标、沉住气、踏实干，回首过去的 20 年，我一直是兢兢业业勤勤恳恳走过来的，未来必定还会这样走下去。修身齐家兴业益天下，希望能做到知者不惑、仁者不忧、勇者不惧。

致谢：和君王明夫先生，李苗苗导师，班主任黄前松，方辉，辅导员刘舒媛，所有的老师，九班的一众兄弟姐妹，十届的所有兄弟姐妹，历届的兄弟姐妹，无兄弟，不传奇。

梦想接力：变与不变

和君十届　金正大学院天津一班　张　超

时光荏苒，逝者如斯。转眼间我即将大学毕业，奔向神秘且美好的未来。蓦然回首，如梦幻泡影，方觉时不待我，人生短暂。

十年前，因为母亲工作的原因，我从贵州省毕节市织金县的一个贫困小村来到县里读小学，入学过程艰难而坎坷，从那时起我就隐约意识到贫富差距的存在，意识到教育不公平的存在和歧视的存在。为了未来不让母亲失望，我每年都努力学习，拿下班里前三名，因为这是我回报母亲的唯一方式。当我看到母亲脸上露出的笑容时，我觉得那是世间最美好的事。就这样，我以优异的成绩考入了县里最好的初中，日子一天天过去，我以全校前50名的成绩考入了最好的高中。或许是一路走来顺风顺水，让我渐渐变得狂妄自大、目中无人，高一时上课玩手机、不听课，与老师对着干，总觉得自己是对的。或许是由于青春期的叛逆而深知母亲不易的我，没有像别的叛逆青年一样打架斗殴谈恋爱，而是把情绪转嫁到学习上，导致了我高考失利，最终只能上二本的大学。

大学四年，我不甘平凡，努力尝试各种可能性。校内的、校外的，五花八门，就是没有把心思放在学习上，最终导致我错失了转专业的机会。于是，我的大学后两年一直都处于痛苦与折磨中。更痛苦的是，大学四年我并没有找到自己要走的路——我热爱的事情和我想要做的工作。不过，在这个即将毕业的重要关头，站在日下看过去，我开始明白了一些道理：每个人的路都不是百米短跑，而是马拉松，甚至是百公里越野。因此，不要慌张、不要急躁、不要抱怨，踏踏实实做好准备，完成自己当下应该做的工作，为未来打下坚实的基础。

十年时间，我从贵州省的一个贫困山区到县城，再到天津。下一个十年，我不知道会在哪里？或许是北上广深杭，或许是国外。一切都因为未知而美丽，一切都因为神秘而多彩。

十年来，变化的是家乡的风貌，不变的是一颗永远上进的心。我希望，我的下一个十年和你一起见证。我们来一个十年之约，可好？

探路"传媒+"的蜜蜂型产业之路
——用媒体人"铁肩担道义,妙手著文章"的旧壶,装上"传媒+"的新酒

中南学院十届湖北产业班　程　涛

"长大了,乡愁是一张窄窄的船票,我在这头,新娘在那头。"

着手构思这篇自己未来职业理想的文章的时候,突然脑海中竟然冒出了余光中的这首《乡愁》。

是啊,理想与职业,有时就像乡愁一样,理想在这头,而职业在那头。

理想与职业,职业与工作不如意事十之八九。在理想与职业、在职业与工作间,我其实是经历了较长时间的煎熬和上下求索的。

所幸的是,这种煎熬和上下求索让我想清楚了许多问题,更明白了自己内心深处的呼唤是什么——就是要用自己媒体人"铁肩担道义,妙手著文章"的旧壶,装上"传媒+"的新酒。

这或许就是职业生涯中这 20 年来的"变"和"不变"吧,"变"的是我对职业理想内涵的不断求索,"不变"的是我的"不忘初心",正因为这不变的初心,才让我有了对职业理想内涵的不断思考和求索。

特用拙劣的文字,记录下我生涯中对职业理想的不断求索过程,以期真实地呈现一个媒体人的"初心"。

一、孩童时代办小报,对新闻"情根深种"

自幼爱好舞文弄墨的我,在初中时就在校长(也是我的初中语文老师)的引导下开始了对新闻事业的探索,初一时就开始办班级小报《盼盼小报》,并担任该报的副主编,由于是对新闻事业情有独钟,高中时代我更是确立了要"读万卷书,行万里路"的职业理想,用脚写新闻的记者工作无疑是最适合的工作。

于是,我大学时代毅然选择了新闻专业,由此正式开启了我近 20 年的新闻

寻梦之路。其间虽然我遭遇了工作的多次变动，并经历了多次金钱的诱惑，但是我仍初心不改，在"铁肩担道义，妙手著文章"的路上、在清贫与理想之间苦苦地坚守着。

二、传统媒体遭遇新媒体冲击，新闻郎迷途在转型路上

然而天有不测之风云，在新媒体的冲击之下，传统媒体，特别是我长期从事的纸媒，在新媒体的冲击下更是出现了断崖式下跌。虽然我们知道，"新闻永远年轻，只是载体变了"，但生活的压力也不得不让我们重新考量"转型"，不得不放下手中之笔，迎接市场的重新选择。

然而转型之路是迷茫的。何去何从，新媒体，实业？如果是实业我们该选择什么方向，还是脱实向虚的金融业？每一个方向，都让人难以抉择。

我的未来在哪里，我适合做什么？一度以为从事财经媒体15年的我，理所当然应该从事脱实向虚的金融业务。其显得高大上，又有利可图。然而金融圈子的脱实向虚确实严重，而且金融风险频发，作为非科班出身的我，要么在这个行业中从事边缘的辅助行业"活动策划＋品牌管理"，要么从事产品的销售。

然而，金融产品销售非我所长，亦非我愿。因为我见惯了频发的"跑路"事件，所以我知道有很多东西自己无法控制，也有很多金融衍生业务的产品和风控我无力分析。因而爱惜羽毛的我，虽在金融这个行业已有两年左右，但开始变得胆小，甚至害怕。因为这时，我感到异常的迷茫，不知道我在哪里，一个新闻郎在离开媒体之后，未来的职业理想到底是什么？

三、再思职业理想，重新认识"铁肩担道义，妙手著文章"

特别是从2018年1月我报考了和君商学院，开始接触和君商学的思想以后，《和君颂》中的"人生平常，吃饭穿衣……达则兼济，穷则独善……三度修炼，知行合一，成人达己，内圣外王"的思想对我的触动非常大。

从那时起，我就一直在思考，我的职业理想到底是什么？我可以离开新闻行业不做新闻记者，难道我能放弃坚守了近20年的"铁肩担道义，妙手著文章"的职业理想吗？如果不能放弃，那么难道还要逆潮流而动，重新做回新闻记者吗？

直到前不久的一个晚上，我开始有些顿悟了，我不能放弃自己的职业理想，这是自己毕生所孜孜以求的，但不一定要重新做回新闻记者，我们可以用记者的

思维和敏锐的触角去做很多事情。

顿悟要坚持"铁肩担道义，妙手著文章"这一职业理想之后，我就在思考，"铁肩担道义和妙手著文章"到底该怎样用到非新闻领域呢。

铁肩担道义：在日下的我看来，其实更应该是"一种责任，一份有益于社会的情怀"，这才是道义的本质之所在，而不必局限于是否要用手中之笔去做投枪去做匕首。相反如果仅仅那样做了，那就把需要担的道义狭隘化了。

妙手著文章：这个则更好理解，妙手其实是工具，运用好"工具"；著文章，并不完全是真正要写作著文，而是强调要出精品，在工作中要有精益求精的工匠精神。简单地说，其实就是要我们自己踏实地做好一件件的事情，在一件件平凡的小事积累中成大事。正所谓"勿以恶小而为之，勿以善小而不为。"

四、致力于"传媒+"，借助背后资源进一步放大产业

"新闻不会死，只是载体变了"，同样的，传媒业也是如此，它并不会随着技术的颠覆式的发展而消亡。在我看来，新的技术的运用将会为传媒业带来更广阔的前景，但前提是，你该如何运用传媒构建行业的发展逻辑和未来。

"互联网+"作为风口，曾经把猪都吹上了天。传媒，如果能改变"老子天下第一""无冕之王"的优越感，为此使传媒人真正沉下心来做好"传媒+"产业的文章，那么传媒的路将越走越宽。

因为大教育、大健康、大金融和大安全，就是人类生活永恒的主题，所以根据自身的现有资源，我将自己未来的赛道选定到了"大金融"和"大健康"领域，赛车选定为"传媒+大金融/大健康"，并致力于采用"传媒+大金融/大健康"的模式。

运用和调动背后的资源，比如运用传媒的传播属性和"利他"属性，将中医药背后的政策、科技和产业，以及专家的资源加以组合与配伍，我相信只要这个"支点"找对了，这根杠杆足够给力，这个赛手足够优秀，那么"传媒+大金融/大健康"就一定可以撬动中医药的现代化发展进入快车道。

再比如，将金融政策、金融产业及金融与实业的"鱼水"关系，通过"传媒+"的匹配和撮合，达到资源的有效连接及高效互动。那么在"传媒+"的推动下，就能真正实现"金融的归金融""实业的归实业"。因为"传媒+"做好润滑剂和催化剂，所以就能使其实现多赢、共赢。

梦想篇

而"传媒+"的优势不仅是宣传报道，不仅是品牌包装，不仅是市场活动的策划，还可以是连接产品与市场、连接金融与实业进行虚实结合的纽带。

虽然"传媒+"不一定会改变企业，但是"传媒+"能促使行业的资源整合与变革，甚至发生"化学反应"。那样，作为一个曾经的且现在还在探路的媒体人，我或将找到一条传媒业新的商业模式。由是，我也会为该行业的发展而感到由衷的高兴，为能通过"传媒+"为人类的健康和产业的发展奉献自己的智慧而感到荣耀。

在产业上，有人很形象地将产业划分为了四类：蝗虫型产业、毛毛虫型产业、蝴蝶型产业和蜜蜂型产业。所谓蝗虫型产业，就是像蝗虫一样把资源消耗得干干净净，产业虽然一时有利于地区经济的发展，但最终带来的是灾难性后果；毛毛虫型产业，其实跟蝗虫产业相似，也会对经济的发展产生灾难性的后果，但唯一不同的是，其有可能有化蝶的一天；蝴蝶型产业，可以算得上是现在的新兴产业，它们就像飞舞在蓝天白云之下的蝴蝶一样能给社会带来美好的未来；而蜜蜂型产业，则是通过自身传播授粉的方式，让更多的植物之花变成累累硕果，更为重要的是，蜜蜂在传播授粉的过程中自身也能酿造甜蜜，这就是蜜蜂型产业。

如果说哪个产业是蜜蜂型产业的典型代表，在我看来"传媒+"应该就是典型。而致力于"传媒+"行业的研究与实践，就是我们媒体人回馈社会的最好方式。因为把跑道定在"传媒+""大金融"和"传媒+""大健康"领域，是回馈人类的最佳途径。

未来已来，变是世界发展的永恒主题，而不变的则是我的初心——我相信，"传媒+"作为蜜蜂型产业，一定能够酿造出更多的甜蜜。

唯变不变之个人思想变化篇章

和君商学院十届　曹昌顺

笔者认为，最近 10 年来最大的变化是成就使命、规划愿景、树立价值观。

首先，成就使命

所谓使命就是深远的理想，就像是天边的启明星一样，只能是无限接近，而无法实现。比如，和君的使命是为客户提供有实效的思想、知识和方案。具体到我个人来说，关于使命这个问题，说实在的，10 年前我对其根本就没什么概念，但随着工作经历、人生阅历的丰富，我不断想明白了三个基本问题：我真正拥有什么？我真正想要得到什么？我又能失去什么？而这三个问题决定了我个人的灵魂，我把它们称之为自己的使命。比如说，我的使命是诚心诚意为客户服务。这个使命听起来好像很伟大，但是只有自己真正相信，别人才会相信。如果自己都不相信，那他人对自己的评价基本上是不合格的。就像企业一样，企业也有自己的使命，它是会在企业生死攸关、重大利益决策面前起到关键性作用的。而平时可能是看不见的，或者有可能被认为是忽悠人的。

因为使命不是做给别人看的或者说起来很好听的语言，而是深刻在自己骨子里面的。它可以让你找到自己的精神归宿。话又说回来，我想不论是谁，都需要及早明确自己的使命。因为使命之于每个人而言也不是静止不变的，应该是在什么样的人生阶段就应该明确自己肩负着什么样的使命。

当然，个人的使命也不是孤立的，它还需要与企业的使命相结合。为此，每个人都要更好地了解自己所在企业的使命。所谓企业使命是企业存在的作用、价值和意义，是企业肩负的重大性的责任，是企业存在的最根本目的。在企业使命的内容上，要表达出到底是什么样的企业，谁是企业服务的对象，企业应当为服务的对象承担什么样的责任，怎样才能挖掘企业自身的潜能？举个自己工作的小

梦想篇

例子：我当前从事的是监理工作，在监理企业上班，那么我就要把自己的使命和公司乃至整个监理行业的使命紧密联系起来。在国家承担的大的监理使命背景下，去成就个人的使命，这样才能够保证自己的使命必达。

需要注意的是，使命不仅仅是有效的声明，而应该是注重表达行动而非理念，最好是以问句的形式表达出来。比如说，我个人怎样才能为客户创造价值？

其次，规划愿景

就是要不断地追问自己这样几个问题：我希望成为什么样的人，未来是一幅什么样的人生前景，期待自己有一个什么样的美好未来？所谓愿景是阶段性的目标，是可以实现的。比如，和君商学院的愿景是在世界商学流派中造就一个和君学派。而我个人的愿景应该是对未来的美好期待，是自身努力追求的理想和抱负，是一个经过努力可实现的远大目标。当然，它不是凭空想象的，而是客观存在并反映在头脑中的。就我自己来讲，我现在的愿景是把自己打造成为让客户青睐的管理学者。

在自己的愿景内容上，一方面，必须是我个人所持有的意象或景象，使其成为深层意识，进而转化为自己的潜意识。愿景对其做出形象的描述，它应是从自己工作学习的实践中总结提炼出来的。另一方面，愿景一般是有明确实现的时间，在不同的阶段实现不同的目标，是能够不断超越自己预期的。

在语言表述上，表达应该形象而不抽象、简练而不琐碎、准确而不简单，具有针对性、凝聚力、影响力、号召力、感染力，并且是可实现的。应尽量用简洁的语句进行阐述，目的是使愿景能够被自己和他人所理解、记住。愿景越具体越好，越是感受深的越好，越是触发灵魂的越好。

使命可能听听觉得是空的，很虚，但是愿景则是要有阶段性目标的。比如说，一个月、一年、三年、五年会怎么样。愿景并不是说我一年要挣多少钱，这不是愿景，这是目标。

我个人会经常问自己这个问题：20年后自己到底怎么样啊？为此，我建立了自己十年、二十年的设想和规划，我把它叫作愿景。

如果你说，我有一个伟大的使命。但是，愿景是往另一边走的，那自己就会矛盾了。你要是不讲使命、愿景，那自己也不会记住和理解。

愿景和使命碰在一起，会像化学反应一样，激发出很多有意思的东西来。一

唯变不变　医药人的梦想接力（1988—2018）

个人只有把自己点燃了，觉得做这件事有意义和价值，才会努力一直做下去，才能够点燃他人。

最后，树立且坚持正确的价值观

所谓价值观就是人们关于某种事物对人的作用、意义、价值的观点和看法等。它是一个人判断是非的标准，是斑马线和红绿灯，比如诚实守信、以人为本、员工第一、实事求是、追求成就等等。价值观是一个人的基本信仰和价值追求，体现了一个人的哲学思维。核心价值观同时也是一个人所坚守的最基本的原则，是一个人倡导什么、反对什么的根本要求。在通向未来的过程中，我们该树立什么样的判断标准，什么是对，什么是错？什么在先，什么在后？

在价值观的内容上，我个人认为需要具备这样三个基本条件：一是价值观要符合自己的实际情况和条件，是自己内心深处认同的，是自己在学习、工作和生活过程中身体力行并坚守的文化精神，比如个人会一直秉持的"人生如莲、三度修炼"的和君文化精神。二是价值观要能够明确是非标准，它应该是对好坏的一种基本价值信仰与判断，是弘扬什么、抑制什么等等的一种价值倾向。比如，我也会一直坚持和君倡导的"正心诚意、蓄深养厚、知行合一、内圣外王"的价值观，并把它作为判断是非的标准。三是价值观要经得起自己实践的考验。价值观不是虚无的东西，而是需要考核的。因为以前的自己不对价值观进行考核，导致没有很好地自觉使用价值观，没有发挥价值观的作用和确立价值观的地位，现在则有所反省。

我所在的公司每个季度都要考核价值观，把监理工作效果和价值观一起考核。每个监理工程师的晋升都要和价值观挂钩。监理工程师绩效好，价值观不行，就不能被晋升或者评为先进个人。监理工程师热爱同事，但自己的业绩没有完成，那也不行。这两样都做好了才行。这是一整套考核机制。也就是说，监理工程师业绩和价值观是一个整体，不能顾此失彼，只重视一个而忽视另一个。这里用到的思维就是所谓的太极思维，把价值观和业绩统一起来，不能有所偏颇。

根据价值观的性质和发展规律，结合自己工作的实际情况，个人认为应该明确树立且坚持正确价值观的两个方面：一是解放管理思维，二是实事求是。当然，建立这个价值观不是光靠学习就可以获得的，它是长期坚持艰苦奋斗修炼出来的。从我个人的体会来看，树立且长期坚持自己的正确价值观是相当有益的，因为我

梦想篇

养成的一些好的态度、方法、习惯、观念、原则都和践行这样的价值观分不开。我个人认为只有具备了这些品质，才能够真正提高自己的能力，从而最终提高自己的核心竞争力。

这主要体现在如下方面：

一、关于解放管理思维的价值观

即是指要敢于冲破落后的传统管理观念的束缚，善于从实际出发，努力开拓进取，主要分三个层面：

一是要解放管理思维，就要有自我批判、自我否定的勇气。因为人都历史地存在于传统的观念和思维之中，而不是在传统观念之外；可能存在于对观念的错误认识之中，而不是在正确准确的认识中。从某种意义上说，批判落后的传统管理观念首先就是批判自己，否定落后的传统观念首先就是否定自己。另外，批判、否定自己、自我批评的确是一个痛苦的过程。因为抛弃落后的传统管理观念和思想认识，不让错误的观念影响自己，绝不像脱掉一件外衣那样轻而易举。其实，我也一直要求自己要解放头脑，冲破落后的观念，弘扬先进的理念。但我深感遗憾的是，做得还不足，还有待于再提高。

二是要"善于"从实际出发。显然，要真正做到从实际出发并不容易。原因有：一，遇到的客观实际问题都是多种属性、方面和关系的联系统一体，同时还与周围其他事物处于极为复杂的关联之中。二，遇到的实际问题不仅有片面的实际和全面的实际之分，而且有表面的实际和深层的实际，即事物现象和本质的区别。而本质、规律又是事物的内部联系，既看不见又摸不着，永远不会自动地呈现在人面前。因此要认识本质、规律，就要有"求是"的愿望、"求是"的本领和"求是"的过程，勇于思考、勤于思考、善于思考。

三是开拓进取要"努力"。开拓进取，就是要解决问题，推进工作和学习，不断开创工作和学习的新局面。而要解决问题，推进工作和学习，不仅要研究工作和学习的普遍规律，而且要研究工作和学习的特殊规律；不仅要从"客观存在着的实际"出发，而且要从"自己的实际情况需要"出发；不仅要从他人的需要出发，而且要全面认识客观条件，把握时机，尽力而为，量力而行。更重要的是，是否解决了问题、推进了工作和学习，关键还是看是否经过了实践的检验。

其实，要解放管理思维，也是由实践的不断发展所决定的。刚参加工作的时

唯变不变　医药人的梦想接力（1988—2018）

候，我承认自己思维不解放或不够解放，但这并不是说我本人从来就反对解放思维，或根本不愿意解放思想。当然，在某些问题上思想可能是解放的，在以前思想也可能是解放的。只是由于管理实践的发展，缺乏继续解放思想的准备和努力，跟不上时代前进的步伐。另外，我想，解放管理思维与自己的素质关系密切。因此，提高自己的素质是解放管理思维的根本途径和基本方法。为此，笔者在 2017 年的时候考虑加入和君商学院学习，完善自己的知识结构和开阔视野。

一是解放管理思维同世界观、人生观、价值观密切相关。要解放管理思维，就必须树立正确的人生观、价值观，提高理论思维或者说抽象思维能力。任何人的思想和行为都不可能没有世界观的指导。而人的一切思想行为的深层和背后都有一定的价值观存在，它不仅影响人想什么、做什么，而且影响人怎么想、怎么做，对解放管理思维具有重要的动力功能和定向功能、激发功能、行动功能。解放管理思维、开动脑筋，首先是表现为世界观、人生观和价值观的深层次的转变。很幸运的是，我已意识到建立正确的三观的重要性。

二是解放管理思维同知识素养密切有关。要解放管理思维，就必须提高科学文化水平，有较广阔的理论知识和实践经验。理论知识是人们思维的产物，但它一旦形成又成为人们进一步思考问题的知识背景。同样，理论知识亦是行为的依据和准则。解放管理思维，既需要知识广度又需要深度，与此相应，人的知识储备也要求既广博又专深。知识广度讲的是"知识化"，知识的深度讲的则是"专业化"。知识化要学哲学、学经济学、学科学技术、学管理、学法律法规；专业化，要求有专业知识和能力，成为行业的行家里手。用和君的语言来说，就是要建设"丁"字形的知识结构，建立"国势 + 产业 + 管理 + 资本"的复合型知识体系。

三是解放管理思维还同人的工作学习实践相联系。要解放管理思维，就必须面向实际，在掌握客观实际上多下功夫，在收集信息和材料上多下功夫。

人的正确思想不是从天上掉下来的，也不是头脑中主观自生的。它只能来源于实践，来源于对实践经验的不断总结、提炼和升华，来源于人的敏锐观察力，来源于同各行各业的人沟通交流中，来源于向群众的学习中，来源于调查研究中。当然，我个人也不例外，只有投身于工作和学习的实践，才能清醒地察觉到原有思想管理观念的落后性，强烈地意识到解放思维的必要性。只有投身于工作实践，才能明确原有管理思想观念落后在什么地方，以及实践需要什么样的新管理思想、新观念、新思维、新方法。

梦想篇

二、关于"实事求是"的价值观

"实事求是"是一种认识论和方法论，也是一种纪律约束。

尤其是当今社会的人，能够坚持"实事求是"的态度相当不易。但是，无论在什么样的社会条件下，事物规律都是客观存在的，不以人的意志为转移。如果不"实事求是"，依照客观规律去行动，是不可能正确地实践，更不可能取得大的成就的。相信如果我长期坚持实事求是，那么就会养成客观、冷静、敏锐、有洞察力的品质。这样我也就不会人云亦云，不会随大流，而是有见地提出自己的管理思想。因此，拥有客观、冷静的思维方式和敏锐的洞察力是相当有益的。现在社会上的很多人口里说的、心里想的和实际做的并不一致。但是据我理解，一个人口里说的其实是可以潜移默化地改变其想的、做的。因此，一个人口里如果不实事求是，慢慢地自己对事物的看法和观点也会改变的，最终是把自己给忽悠进去了。如果一个人不实事求是，那么他就不会独立思考，不会坚持客观、公正的立场，没有自己的主见，而是随波逐流、随大流。

女人如花，只待她山花烂漫

丝路学院十届四川产业班　郁美净

人生要经历很多次蜕变，

理想是每一次蜕变的支撑力量。

因为有飞翔的理想，

有化茧成蝶的愿望，

才能体味和享受破茧的痛苦，

最后在阳光下飞翔。

蜕变的力量，就是修炼自我，

——佚名

2017 年，我的自定义标签为"女大十八变"。多年的能量蓄积，一年的坚守与实践，让我看到了人生坐标轴上，一幅变与不变流动的景象。横轴变化的是格局思维、角色转换、锐气减退，纵轴不变的依旧是对生活的热爱、善意的微笑与行动、积极的探索与追求。这个无法描述实则却很清晰的原则和标尺，无形中影响着我对生活、职业的选择许多年。

一、过去十年、现在和未来

1. 十年前的自己，爱情至上，懵懂无知勤勉的傻白甜

又土又轴的工科女，数理化无难题，历史朝代全无序；

爱情至上又懵懂无知，沉浸自我幸福快乐的无公害傻白甜；

理想丰富，行事却胆小羞怯，职场跨界靠勤勉精进；

生活进退相间，热衷公益，乐享赠人玫瑰手留余香。

2. 2017 年，蜕变觉悟，放下所有，试图重塑自己

梦想篇

混迹于软硬件研发技术领域，管理过天南地北的团队，有流程思维职业病；

接触商学知识，痴迷关注大数据、人工智能新科技趋势，试图接轨人生未来新赛道；

逆转追求瑜伽、古筝、茶、花等有关的温度和颜值，试图优雅填补 IT 技术的冰冷；

因此，这一年，我爱上了巴尔蒙特的诗歌《为了看太阳，我来到了世上》——"我渡过冰冷的山川，发现了自己的理想。我时时启示，时时歌唱！"

3. 自 2018 年起，扬起新的生活梦想，从 IT 行业迈入咨询行业，从生活的适应者到创造者

身段优雅、柔情趣味、时间自由、社会价值的女性创造者；

做一名按自己初心优雅过一生的女人，待她山花烂漫。

二、关于职业轨迹，十字路口，不忘追寻美好生活的初心

身处商的成长环境中，我经常会看到讨价还价、赊账不还、胡吹乱侃酒鬼、拆开一层又一层包裹严密掏出纸币的留守老人、为孩子上学到处筹钱的父母、风里来雨里去借衣服或伞的行人、求水遮阳的工人，父母坚持"顾客永远是上帝"的服务理念，无情中剥夺了我许多的自由时间、空间和人格独立机会，高考时我立志做一名只和技术打交道、基于事实肯定的工程师，所以选择了一个工科专业，做引以为自豪的"女工程师"；当我真正进入技术领域，长期面对冰冷的设备、封闭的研发环境，或者戴着安全帽在风吹日晒的大型工程户外现场，我又向往那唯美的小资和人际交往的温度；羡慕统筹各部门规划与发展的企业顶层金领；羡慕蓝天白云下，躺在红树林的草坪上，可以隔海相望香港的高楼大厦。当行走在现代都市人来人往的同事朋友间，我又依恋家乡的味道，火锅、冒菜、串串、折耳根……

于是，我的职业轨迹从电力行业、LED 行业到通信行业，专业领域从工程、电子、软件到管理咨询，身份从职业经理人到在线职业教育的蠢蠢欲动创业者；根据地从内地、沿海再回归内地，我曾以为那都是低效的折腾，而如今我才感受到那些生活工作进退平衡、不断环境适应、扎根行业基层，是蓄积了多么宝贵的能量。从专业知识结构、行业经验到为人处事，都是历经磨炼的底蕴，是放弃多少短期诱惑的坚守，在需要的时刻，它可以散发出光芒。

这其间，无数次迷茫、无助、坎坷与委屈，我也曾无数次想退回去做一个小鸟依人的女人。可是生活或者职场，有时候因为责任、担当、不甘心，并没有退路。在委屈时，只能回家躲在被窝、蜷缩沙发大哭一场，靠泪水去化解，或者买一束花、手捧一本书，通过穿越异域的灵魂去净化自己；压力大时，只能靠辛辣的火锅、心无旁骛的跑步来发泄，或者默默静坐通过文字梳理思路。这些犹如一个不断攀岩的山崖或者围城，前有猛虎后有追兵，只能向前冲，甚至以阿Q精神向前，当走着走着，就习惯了它，还享受了其中的惊喜。

例如，第一次从内地央企到沿海，投之简历如石沉大海，好不容易找到了专业契合度较高的岗位，因为金融风暴，还没有到岗就失业了。偶获民企电子行业总监青睐，有贵人相助，非常珍惜学习成长的机会，从专业学习、以书为枕的考证到城市的融入，人生梦想版从此一个个都画上了勾。

深圳几年，从丢弃钱包证件，举目无亲下，哭得一塌糊涂，从白石洲、竹子林、南油、南头，经常卷盖而走。辗转搬家，万户灯火阑珊中，我多么想有一盏灯是我的家，种下我的幸福，扎根下去。于是，我和大多数年轻人一样，关注楼市，倾注所有积蓄，为拿到房贷而兴奋。不管多有挑战的任务、多少加班、多严厉的客户，当坚持了下来，发现一切越来越游刃有余。

现在的韧劲、执着、积极、感恩，又何尝不是这些经历所赐予的惊喜呢。

三、有关生活，爱使我筑起最美好的梦

三十当头，我认为这是女人如花、开始绽放的年龄。知识和阅历开始有所积累，不再挥霍父母所赐予的财富、天赋和颜值，蜕去了过去的幼稚与任性，渐渐地对涉世有点感觉，开始有了更积极的追求和担当，有水一样的柔情与坚韧，不那么愤青，也不那么懦弱。这一切都构成了精神、物质渐渐的丰满，从索取，到懂爱、懂珍惜！

恋爱的力量，是成长最大的催化剂。它神圣、神秘又稍带神经质。我认为经历过饱含柔情蜜语和执着疯狂的洗礼，女人才会更完美。

曾经我喜欢做着童话般的白日梦，喜欢将睡前的最后一条消息保留未读，希望整夜都有充满爱意的文字陪伴，在清晨充满期待地睁开双眼，让爱意流淌一整天。我也会被甜言蜜语智商大降或者母性泛滥所困扰。喜欢穿着五颜六色各具风格的衣服招摇过市，依然也会因为自己的不自信而心生醋意，也会以自我为中心

梦想篇

任性、无理取闹。

喜欢享受家庭主妇般的日子，从菜市场采购丰富食材，用简单的厨具加工、邀约一大桌深漂同事、朋友齐聚陋室，把酒畅聊，穿着围裙的自己成就感爆棚。

多年的异地恋爱，从三个小时到八小时的时差，练就了我独特的远程倾听能力、不同陌生环境的适应能力。我认为爱情不只是相互取暖，更是和彼此一起扶持、成长，去看天大地大。即使是在强大的精神支柱下，有一天，我把自己走丢了，或者是我忘记还有个风筝的线，将此告一段落。那些期盼着、幸福着、又失落着的患得患失的情，将不再复现。

万般剧痛、心如刀割，那一刻，我才有空静下来反省。一路走来一帆风顺，虽然属于无害公民，也缺乏任何防御功能；我曾经把所有的投入和回报都视为理所当然，我放弃了成长，依赖轴心，成为彼此难以承受的负担。我接受为成长付出的那些代价，我希望过去的时间能回馈我未来很长很长的生活。

于是我试图去找回自我，仍旧筑起更美好的梦：

我开始健身、学茶艺、学古筝，商学院进修，将投入到他人的精力和金钱投资自我；

我开始接受工作出差，学会调整固有的生活方式，学会去理解人在他乡的孤独与寂寞，学会去感受每个地方的风土人情；

我开始去观察别人幸福的秘诀、伴侣的关系，和企业"选育用留"各个环节一样重要，有些开始就注定了结果。

因为感情的挫折，我经历了女人的蜕变，我的梦想却变大了。我参加各种女性公益组织，调研取经，我想去做一件事，创立一个有关女性的公益组织，帮助中国女人活出生命的价值，承载更多女人的梦想。

因为这些思维方式、心智模式的改变以及行为的改变，我发现了更美丽的世界。我希望，我在如花的年龄为未来筑起更牢固的梦。我已埋下正念的种子，我有肥沃的土壤，我还有守护它的能力！

四、关于未来，我希望继续保持那份真诚、真实、感恩与进取

所有的变化与转折，冥冥之中都缘于那种子的萌芽，对爱的追随，对家庭关系的、物质的、职业身份等的追求。

一路上，我因为那份真诚、真实，除了家人的关爱和包容，遇见了许多值得

唯爱不衰

医药人的梦想接力 (1988-2018)

我感恩的人或者事，例如：

- 好友霞包我吃住，让我体验深圳生活，帮我扬起了人生远航的帆；
- 同学娟、慧等，在我人生的关键时刻陪着我，一起走过最芳华的青春；
- 同学Y霞给我引荐人生长者丁姐，让我回到成都如鱼得水；捷引荐我加入公益组织，在不经意的付出中，我开始了成长的裂变；
- 乐器老板Y姐热忱善良，她给我分享秘诀"阳光足够强大，阴影自然会散去"；
- 江舟兄在北大游学的未名湖旁，先于我付出信任；炎炎夏日中默默拖着行李，照顾离开的每一位同学；
- 好邻居鼓励我一起"琴棋书画"、锻炼身体；
- 同战壕的领导同事，不管我在哪儿，情况如何，常为我出谋划策、鼓励我支持我；
- 要去上海发展的老乡，临走前冒着小雨给我送来一摞进修的书；
- 经常坦诚交流部分友人，时常戳中彼此的灵魂深处，激发出闪烁的泪花，又留下激荡后的顿悟……

我深深相信"你的脸上、你的气质、你的气场里面，写着你走过的路、看过的书、交往的朋友、爱过的人"，那些经历和轨迹串成了我独有的故事，成为我现在稳步向前迈进的基石。

未来还会很长很长，会充满无数诱惑、惊喜，也会埋伏坎坷。今天的我已经在路上，满怀希望地向前！我期待秉承那份执着，踏实向前，待她山花烂漫时，我们都会心地笑了。

梦想篇

梦想接力：述志书

湖北学院产业班　彭　达

　　初，先生谓弟子曰："心有理想，春暖花开"。众人皆叹惋，理想者，何其博大也。以而立、不惑之年，可乎？以庠序之教，未谙世事，可乎？可以矣！师旷曰："少而好学，如日出之阳；壮而好学，如日中之光；老而好学，如秉烛之明，孰与昧行乎"，人之求学、立志盖如此，何无理想耶？

　　余少时家贫，乡村山野，鄙乡远镇不能供生计，家亲远涉务工，久难得一见，唯祖父母提携照应。祖父名国兴者，乡之长者，并宗族之事，无不自甘叨扰，乐于行事。尚及龆年，常随其左右，目家族牺牲之礼仪，习乡邻琐碎杂事之道，更有不惑。盖人穷亦可立足于众人乎？何谓其能也？

　　某日，余尝问于祖。曰："吾年六十有三矣，未尝不行正道之事。不义者不信，不善者不行，虽乡野村夫，亦得操守自身。力虽竭可助邻里，名更盛当哺桑梓，人皆立志，汝当知之。"时幼，然涤荡丹田之感，犹昨日矣。

　　后奋发向学，直追先进，逮至高考揭榜，名录华中农业大学，村中、族中为之振奋，宗亲乡党咸来庆贺，以创历史之辉煌故。然不意矣，某何德何才以称众人乎？某何得以馈桑梓？于乡村之振兴而何为，遂发大愿，以生之年戮力之。

　　在农村创业，带农民致富，为农业奋斗，实吾职业之理想矣。盖正心诚意所致，生在农村，学在农业院校，志在农民。生而有年，十八春秋在乡，三载在田，唯造化之殊荣，奖掖再三，虽历经沧桑，亦有立足之处，何其幸也。

　　圣贤在天，百姓在地，吾辈居于期间者，何可为之？于安身立命者为之，于黎民生计者为之，于往圣遗学光大者为之，悟道而后得，遂行。

　　道之遐者可谓其大矣，行之迩者难得其明乎。以青年之时，搏时代之脉搏，固有其壮观，然可得者寡，败者众。愚甘事之，久败久战于其中，于夹缝中前行，遂有今日之事。

唯变不变　医药人的梦想接力（1988—2018）

始入学府，尝践行理论之要点，团结乡党，兴办农业合作社，乡邻获益甚丰，其名声日盛，一乡传为佳话。然不意者，适百年之洪浪，惨淡经营，毁于一旦，竟不能自持，一败再战。

再进企业，尝汇聚平台之资源，疏通打点，创建乡村休闲蹊径，助乡民生产业余薪资，获益颇丰，全邑为之侧目。更奔走呼号，联合同伴，俨然县之青年领袖矣。惜市场误判，扩张盲目，以致破败而不能救，再败再战。

后值倾覆，以先生之隽永辅佐，尚成转危为安之势，就农场运营之事全力为之。激活农场，顺应产业发展之潮流；振兴乡村，扶助乡亲共奔小康之心愿，名声大噪，常见于省报，偶现于央视。筚路蓝缕，身怀志向可至天下；艰难行路，日行好事苟能奠基，概一言以蔽之也。

王子曰："尽吾志也而不能至者，可以无悔矣。"吾辈深以为然，身在少年，多有抉择之苦，奈何事之纷扰，尽人事而不成者众，不尽者众而成事者鲜。君子之志向乎，宜立长志，苟日新变化谓常立志者，殆矣。

"昨日种种，譬如昨日死；今日种种，譬如今日生。"人之于当时，命之于日下，尝填词《浪淘沙．道汤逊湖》为寄。"久雨乏晴天，山河巍然。汤逊湖中少渔船。放眼茫茫都不见，知向谁边？乡建事百年，晏梁曾先。愚穷弱私有古传。磅礴风雨满楼再，涤出新天。"

于来日之事，概述有三，其不能不喻之于怀。

一曰读书行路，耕读修身。好古之传统，时长有之，"继往圣之绝学"，读书之人宜为之。奈何杂事纷扰，浮躁日常以致不可得。念昔日之功进，从容难以继进，岁读不可逾百十之底线，更有恢宏士气之志，常作涂鸦，忙中闲草，不可不察。又行路者，外行于野，探河山之奥秘；内修于心，修品性之高洁。开阔眼界，提升格局，慕君子之雅行，弃往我之糟粕。

再曰创办实业，达穷兼济。明国势之盛衰，晓管理之奥妙，运资本之巨擘，营产业之根基。农业、农村、农民以次序进，上则顺应时代之潮流，勇闯乡村振兴之巨浪，于美丽乡村、特色小镇、田园综合体运营有所开拓；中则承担社会之责任，护佑伙伴之成长，于乡民脱贫、产业发展有所贡献；下则焚膏今生之志向，投身伟大之事业，于安身立命有所考量。遂成未来之志，以就坦途之位。

三曰立德立言，功泽后人。于日常多有自律，时习而渐进，步先贤进击之途，以一人而至天下安，操一隅而得全域宁。逮至小成，则曰："暮春者，春服既成，冠者五六人，童子六七人，浴乎沂，风乎舞雩，咏而归。"由曾子之事，"虽世殊事异，所以兴怀，其致一也。"宜兴学堂，育天下之英才；宜著文章，遗后世评说；宜传身教，得行为之世范。

三志者，以次序进，生而为之也。虽穿插相互，亦有其重心主干，盖各岁分与合为之，其少年所思，常被诟病，重义理而轻行，后之览者可得，余不得而知，而知之。逮不能至，久不悔矣。

亦闲笔《点绛唇·狮城会》为记，"海外轻舟，送迎往来今达康。与谁共赏，万里横烟浪。少年情怀，且作天涯想。莫惘怅。落日余光，则可李君亮。"概论少年之志。

今逢名师，敞抒胸臆，童子何知，更值训引，期来日精进，学业益成。登山之久远者，辍途者众；创业之艰辛者，夭程者多；立志之为民者，践行者远。以今日之信念度来日之行操，以他年之回味悟是日之感叹，以历史之潮流载笃行之个人，俟其久，何其壮哉？

时丁酉年九月廿二日，风卷湖山，波涌林动，达于南湖图书馆。

梦想清单：人生为一件大事而来

余江舟

美国探险家约翰·戈达德15岁时，就把自己一生要做的事情列了一份清单，称之为"梦想清单"，给自己明确了所要攻克的127个具体目标，比如探索尼罗河、攀登喜马拉雅山、读完莎士比亚的著作、写一本书等等。44年后，他通过顽强的努力实现了106个目标。这个"梦想清单"，其实就是实现人生目标的计划，它由一个个具体的必须要付诸努力的目标组合而成。它可以围绕一个主题精心布局，亦可以涉及不同的领域和命题，最大程度地丰富生命。

人生目标对于人的一生的重要意义到底在哪里呢？我们先一起来看一个故事。1952年7月4日清晨，美国加利福尼亚海岸笼罩在浓雾中。在海岸以西33.6千米的卡塔林纳岛上，一位34岁的女性跳入太平洋海水中，开始向加州海岸游去。要是成功的话，她就是第一个游过这个海峡的女性，她叫弗罗伦丝·查德威克。在此之前，她是第一个游过英吉利海峡的女性。那天早晨，海水冻得她全身发麻。雾很大，她几乎看不到护送她的船。时间一个小时一个小时地过去了，千千万万人在电视上看着。有几次，鲨鱼靠近了她，被人开枪吓跑了。她仍然在游着。15个小时之后，她又累又冷，她知道自己不能再游了，就叫人拉她上船。她的母亲和教练在另一条船上。他们都告诉她离海岸很近了，叫她不要放弃。但她朝加州海岸望去，除了浓雾什么也看不到。几十分钟后——从她出发算起是15个小时55分钟之后——人们把她拉上了船。又过了几个小时，她渐渐觉得暖和多了，这时却开始感到失败的打击。她不假思索地对记者说："说实在的，我不是为自己找借口。如果当时我能看见陆地，也许我能坚持下来。"人们拉她上船的地点，离加州海岸只有半英里！查德威克一生中就只有这么一次没有坚持到底。两个月之后，她成功地游过了同一个海峡。

因为在浓雾中看不到目的地，查德威克第一次横渡卡塔林纳海峡遭遇了失败。

如果那天没有大雾，她就不会丧失信心而放弃最后的努力。人生追求成功的过程和横渡海峡其实是一样的，要想获得成功，就必须要确定一个清晰可见的目标，因为目标是人奋勇向前的动力源泉。新生活是从选定方向开始的，那么现实中的人要获得新生，就一定要从确定目标开始。人的一生要想成就一番事业，就需要有明确的奋斗方向。世界潜能大师博恩崔西曾经说过这样的话："成功等于目标，其他都是这句话的注解。"每个人都应该有一个能够让自己信服且为之奋斗的目标。没有目标，你就会感到空虚和无聊。要谋求成功和幸福，我们的人生就不能没有一个远大目标。目标对于成功，就犹如空气对于生命，没有目标的人不可能成功。如果一艘轮船在大海中失去了方向，就会在海上打转，直到把燃料用完也仍然到达不了岸边。事实上，它所用掉的燃料已足以使它来往于大海两岸好几次。

一个人如果没有明确的目标以及达到这些目标的明确计划，不管他如何努力工作，都像是一艘失去方向的轮船。目标使你胸怀远大的抱负，目标会在你失败时赋予你再去尝试的勇气，目标会使你不断向前奋进，目标会使你避免倒退不再为过去担忧，目标会使理想中的"我"与现实中的"我"统一。哈佛大学有一个非常著名的关于目标对人生影响的跟踪调查。对象是一群智力、学历、环境等条件差不多的年轻人，调查结果显示：27%的人没有目标，60%的人目标模糊，10%的人有清晰但比较短期的目标，3%的人有清晰且长期的目标。25年跟踪研究的结果，他们的生活状况及分布现象十分有意思。那些占3%者，25年来几乎都不曾更改过自己的人生目标。25年来他们都朝着同一方向不懈地努力，25年后，他们几乎都成了社会各界的顶尖成功人士，他们中不乏白手创业者、行业领袖、社会精英。那些占10%有清晰短期目标的人，大都生活在社会的中上层。他们的共同特点是，那些短期目标不断被达成，生活状态稳步上升，成为各行各业的不可缺的专业人士，如医生、律师、工程师、高级主管等等。而占60%的模糊目标者几乎都生活在社会的中下层，他们能安稳地生活与工作，但都没有什么特别的成绩。剩下的27%是那些25年来都没有目标的人群，他们几乎都生活在社会的最底层。他们的生活都过得不如意，常常失业，靠社会救济，并且常常都在抱怨他人、抱怨社会、抱怨世界。

可见，目标之于人生何等重要！有了明确的人生目标，你便找到了人生的主流，也就是找到了奋斗的方向。你便会明白：做什么事情是重要的，什么事情是不重要的；什么样的知识是你必须掌握的，什么样的知识你不掌握也没关系。

《福布斯》世界富豪、日籍韩裔富豪孙正义19岁的时候曾做过一个50年生涯规划：20多岁时，要向所投身的行业宣布自己的存在；30多岁时，要有1亿美元的种子资金，足够做一件大事情；40多岁时，要选一个非常重要的行业，然后把重点都放在这个行业上，并在这个行业中取得第一，公司拥有10亿美元以上的资产用于投资，整个集团拥有1000家以上的公司；50岁时，完成自己的事业，公司营业额超过100亿美元；60岁时，把事业传给下一代，自己回归家庭，颐养天年。现在看来，孙正义正在逐步实现着他的计划，从一个弹子房小老板的儿子，到今天闻名世界的大富豪，孙正义只用了短短十几年。

半小时后，大大小小16个梦想便飘落在了男孩的纸上：1. 期末考试要考全班前五名。2. 争取一等奖学金。3. 成为三好学生。4. 拥有一台笔记本电脑，自由地上网冲浪。5. 出国旅游，最希望到欧洲。6. 考上清华大学。7. 在报刊上发表文章。8. 拥有一套豪华别墅。9. 成为跨国公司的CEO。10. 到非洲草原上狩猎。11. 给爸爸买一辆奥迪轿车。12. 给妈妈开一个摆满了全世界名牌香水的香氛店。13. 购买一部数码相机。14. 成为亿万富翁。15. 学会开车。16. 被中央电视台专访，成为众人瞩目的人物。

现在，你是否也正在专心致志地书写自己的人生目标呢？有位朋友一口气写了20多个，相信你一定也有一大堆的梦想等着实现吧！

1. 列梦想清单"dream list"

列出你一个月、一年或一生中所最想要达成的每一个目标。

_____

_____

_____

_____

_____

对于自己的承诺，为了爱我的人和我爱的人，为了相信我的人和我相信的人，我坚信我一定能达成！

承诺人：　　　　　　　　　　　　　　时间：

梦想篇

我的梦想监督人：　　　　　　　　　　　　时间：

我一定要达成目标的理由：

1. _____
2. _____
3. _____
4. _____
5. _____
6. _____

我是一个信守承诺的人，我坚信我一定能达成我的目标，若不能完成我所订下的目标，我对自己的"奖励"：

1. _____
2. _____
3. _____
4. _____
5. _____
6. _____

如何制定和实现梦想清单

步骤一：全新的空白笔记本

初次制定梦想清单的话，你需要先准备一本空白的本子，最好是没有方框的全空白笔记本。我个人建议选择一个新的薄本（因为你也不会有那么多愿望要写），注意不要和其他笔记本混在一起，因为梦想清单不是你的工作计划和日常行程，它是你一年甚至是几年内的梦想规划。

步骤二：开始写下你心中很想做的事情

找个咖啡馆或窝在家里，也可以约上三两个好友来一场梦想清单下午茶，大家各自书写，写下你在新的一年里特别想做的事情。数量就不要限制啦，完全跟着自己的心走，想做就写上去：想做的事，想认识的人，想要去旅游的地方，想要学习的技能……随你写！

当然，通常第一次写的人不会写很多，因为初次写梦想清单都是抱着试试看

唯变不变
医药人的梦想接力
（1988—2018）

的心理，对自己的潜能还不是很了解，也没有足够的信心，而且大部分人之前很少花时间去想过自己内心需要什么、喜欢什么。不过这没关系，哪怕你只写了几条也不要紧。我个人也建议初写者刚开始不必写太多，如果目标明确的话，实现的可能性更大。

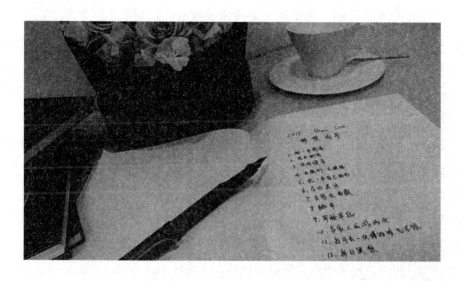

步骤三：划掉心里那些其实并没有真的很想做的事情

写完梦想清单后，看看有没有需要划掉的内容，划掉的标准就是你这点事情是你真正喜欢的还是为了与别人攀比或是做给别人看的。就好比我们断舍离。衣服的标准是"是否是怦然心动的"，梦想清单也是一样，一定要确定那是你心中真正想要实现的愿望。

比如我看到很多人刚开始写梦想清单的时候都会把"学英语"写上，不过深入一聊就发现跟风心理居多，还有一部分人不知道自己当下有什么梦想，于是就先把"学英文"给写上了，但其实心里并不是真正因为喜欢或有这样的需求。

日本传奇富豪午堂登纪雄33岁前就赚了3亿身家，他在《没钱更要买套好西装》中分享他的经验，探讨了年轻时浪费的钱都花到哪里去了，其中最重点的项目之一就是学英文。因为工作中没有外文的需求，或者没有海外旅行的强烈意愿，你学英文就很难有动力持续，就很难学好，最后往往是浪费了时间又花钱。所以不要盲目跟风学英文，等到你真正派得上用场或想学的时候再学，进步的效果会更加明显。

当然，如果你还在读书阶段的话，就真的务必请你把握大好时光好好学习英

梦想篇

文了，因为这样的学习时间真是千金难买。

我第一次列梦想清单的时候就没有学英文这件事，一直到我的工作不得不用大量英文和海外旅行越来越多的时候，我才把"学英语"正式列入梦想清单。结果发现进步的程度比想象中的大，因为重视学习英文这件事，无意中还吸引到了非常好的英文外教，这就是动力带来的推动。回想刚工作那几年也报了不少英语学习班，但是效果和现在比起来差距甚大，浪费的时间和金钱真是可惜。如果那时候把时间花在其他我更喜欢的事情上，我所获得的成长和学习结果是完全不一样的。同理，健身、学烘焙、学跳舞这几个选项也是大部分人喜欢填写的跟风项。

总之，写梦想清单一个很重要的步骤就是要问问自己，这个到底是不是你真的喜欢并真的想要去做的事情。

请认真严肃地对待这个环节，就像对待你自己一样。

到这个步骤，梦想清单就已经写完了。此刻很多人都会问，这样就好啦，这样就会实现吗，这样写一写的经历我好像以前也有过，可是怎么都没实现呢？……这是因为梦想清单最重要的步骤是步骤四。

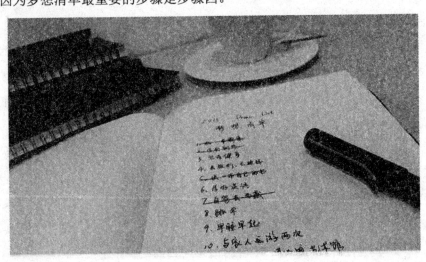

步骤四：分解你的实现逻辑

为什么我建议大家拿一本专门的笔记本，而且还最好是白纸的本子呢？因为这样你就可以在稿子上书写你的实现步骤了。比如下图的两个举例：

唯爱不爱 医药人的梦想接力（1988—2018）

我们每个人都有很多的梦想清单，但最重要的是很多人在列下梦想清单后并没有去想实现的步骤。所以，我建议大家把重要的梦想用上图的这种方式分解一下，你会发现原本你觉得遥不可及的梦想其实实现起来是完全有可能的，甚至在分解之后你可能还会发现，实现梦想的第一步也许不过就是一件很小很小的事情，有时候甚至是从发一条微博或加一个关注开始的。

这就是很多人梦想清单能实现最重要原因！当然，并不是说你每个梦想清单都要这样拆解，你可以不写下来，但你心里一定要知道实现的步骤。只有你心里清楚了，这个梦想清单才有实现的可能。当然，宇宙往往会以你想不到的、但也许更快的方式给你的行动一些回报，不过你总得先知道自己该为梦想做点什么。

当你看着你的梦想被拆解成一件件小事，行动会慢慢化解你的迷茫与不安。是的，真正阻挡你实现梦想清单的并不是遥不可及的愿望，而是你从来没有去想过如何实现它，只是陷在自己设置的"我认为很难"的意识里。实际上，"条条大路通罗马"这句话一点也没错，总有一条小路可以让你离梦想很近。

当你把实现的步骤跃然纸上时，就如同你先俯瞰迷宫再去行走会比你身处迷宫之内更容易找到出路，这种感觉就像是站在梦想之上俯瞰梦想，高度高了，自然对下一步要做的事情、要走的路清晰无比，梦想的实现速度开始以光速缩短，一切皆有可能的模式正式开启。

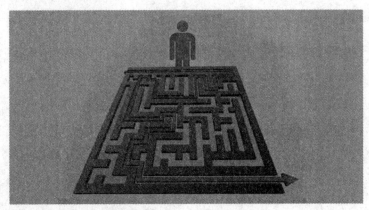

步骤五：观想你为梦想而做的努力以及成功的画面

美国 Prime Time 公司曾推出过纪录片《秘密》，面世之后便风靡整个科技导向的西方国家，是一部经典之作。这部纪录片里专门提到了观想对于实现目标的推动力，通俗理解也就是我们常说的自我暗示。心理学家普拉诺夫认为自我暗示是影响潜意识的一种最有效的方式，而很多科学家也发现：当人们身临其境地想象在做某件事情时，由于你所产生的各种感觉，大脑的活动会与你真正做那件事时非常相似。这样的实验在很多体育项目里更为常见，俗称想象运动。

在进行想象运动时，虽然肢体没有活动，但大脑的相应运动皮层区仍然会保持活跃状态，使神经与肌肉组织的联系得到加强，大脑中发出的脑电波信号也会影响到想象运动中的肌肉组织。而且来自大脑的刺激脉冲越多，则肌肉的收缩就越频繁。增加来自大脑脉冲流的数量，可以使肌肉力量增强。因此，很多运动员会在休息的时候想象着自己在做运动，就可能达到想象训练的目的，而结果证明这样的练习对于比赛是有正面推动的。

我们进行梦想清单的观想也是一样，你想旅行就可以观想旅行的画面；你想获奖就要观想你努力并最终领奖的画面……这些画面想象起来越清晰越好，最好让自己能够感觉就像置身于这个现场一般。当然，想象运动的前提是，要熟悉所想象的动作，以及曾经有过的体验。以想要康复的人举例，病人如对所要想象的动作一无所知，从来没做过，那么这样的想象是没有用的。通常情况下，医生都会有指导语，让病人想象自己的四肢在做什么动作，先做什么，后做什么，做到什么程度。病人对所想象的动作有了认识，再加上平时的体验，肢体的神经、肌肉才能在这样的想象运动中发生有益的变化。

所以我们应尽可能地想象我们非常熟悉的梦想清单，比如我在做大型论坛的时候，往往就会去想象我邀请嘉宾的场景、想象论坛现场圆满的画面，这个过程会让我做好面对一切问题的心理预备；在做蹦极计划的时候，我就无数次观想自己登上高塔并纵身一跃的过程，以此来克服恐高的恐惧，后来漂亮地完成了全球第三大高塔的蹦极；我最近在做新西兰旅游和高空跳伞的观想，嘻嘻，希望今年能完成这个梦想清单。

刚好我最近在看 Twitter 创始人 Biz Stone 的自传，他在第一章里提到自己以完全不理想的履历去面试谷歌前，就用了观想的方法，召唤出内在的"天才 BIZ"，假想自己在谷歌和团队们一起工作时的状态，并一直让这个状态盘旋在他的脑海之中。甚至在他长跑的时候，还一边跑一边勾画自己在谷歌工作的情形：在旧金山外陌生的办公室里和一群素未谋面的人做着我们喜欢做的事情。

后来的事情全球的人都看到了，他进了谷歌并成为优秀的产品经理，之后创立了社交平台 Twitter。观想成功一直是 BIZ 在事业和生活上很重要的练习，也让他取得了很大的成功。

我现在经常利用一些零碎的时间做"发呆""零极限""观想清单实现"的练习，这些看似"无用"的事情背后其实有很大的价值和能量。

步骤六：行动！Just Do It！

这是最后一步，也是最难的一步。都说"想"和"做"是这世界上最遥远的距离，此刻你面对的就是这个挑战了，而梦想清单最重要的意义也在于此。

其实，"行动"这个词在你开始为自己的梦想清单分解实现步骤的时候就已经开始了。这是很好的第一步。后面要做的就是把你想的或写的步骤一个个去完成。然后你会惊讶地发现，原来实现梦想清单的方法，不过就是把一件件小事做完。是的，所有实现的机会都在身边，那分解之后一件件并不起眼的小事里蕴藏着让你人生飞跃的可能性。

武侠小说里常常会写一些武功高强剑法一流的人，并不只是会招式的人，而是能够身心合一或人剑合一的人，这样的人哪怕天资愚钝都会有很强的爆发力。梦想清单也是一样的，当你的清单都是你心里真正想要的，而你又身体力行地去行动了，能量自然会不一样。上天总是特别优待为自己喜欢的事情而努力的人，要当你真的开始为梦想清单而行动时，往往会发现很多清单实现的速度比想象中要快。这就是潜意识与身体同向并行的力量。

说明：

最后，我在这里要特别说明一下，人念力的影响是很大的，如果你一直想要实现某件事情，但只是一味想得到而不去想怎么实现的话，也许还是会实现，但就不知道是以什么样的形式让你得到了。比如我以前听过一个故事，是有人想要 10 万美金，很执着地想要得到这笔钱，却没有去思考如何通过合理的方式去努力，直到有一天家人生病了，在跟保险公司谈补偿资助的时候，发现家人保单上的保险金正是 10 万美元，没想到自己想要的钱竟然以这样的方式相遇，顿时后悔不已。

我们很多人都忽略了自己念头的力量，佛家也常说觉察我们的起心动念很重要，欲望清单和梦想清单始终不一样的，虽然都有实现的可能，但前者也许会让你走入更多的欲望和比较中，要适当控制；而梦想清单则是正面的积极的，与你内心真正的需求一致的，会让你更有方向感、更优秀。

当然，无论是哪种清单，我都希望你能够在有了目标的念头以后，把实现的步骤想一想，一定要以正面、正当的方式去思考，这个过程就像是给愿望定了很好的方向，以避免结果像上面举例的那样令人惋惜，争取让我们的愿望以美好的方式来到我们的身边。潜意识大师摩菲博士说过："我们要不断地用充满希望与期待的话来与潜意识交谈，于是潜意识就会让你的生活状况变得更明朗，让你的希望和期待实现"。

关于如何区分哪些是梦想哪些是你个人的欲望，我们通常说欲望都是脑子想要的，想要用来彰显自己或跟别人比较的，而梦想则完全是自己内心真正想要的，

唯爱不变 医药人的梦想接力（1988-2018）

无关乎他人的评判与眼光。这个部分的修炼说来话长，下次再单独开篇。这里建议大家平时可以多做冥想、独处、阅读等与自己相处的事，可以让我们与自己的内心走得更近，更了解自己。

以上就是我制定梦想清单的全部内容，到现在为止已三年多了，我就是这么实践的。我的每一年都非常充实，我也非常满足地活在我的梦想清单里，这段时间收获很多，成长也很多。对于列梦想清单，我已经驾轻就熟，所以大部分时间我会直接把梦想清单放到脑子里，快速过滤后快速运转脑袋去思考实现的步骤，然后就马上开始行动。不过有空的时候我还是会用笔写一写，把实现梦想的步骤写出来会让自己的思维更清晰，行动起来更自信。

当然，梦想清单并不是一次性写完的，而是一个持续补充的过程。在之后的生活和工作里，有什么特别想做的，也可以往里面加。梦想清单是一个"发现自我"和"积极行动"的旅程，伴随着你对梦想的热情和对自己负责的态度。

关于我第一次实现梦想清单的故事可以通过微博或微信查询我的文章《有梦想清单的人生》，或者上微博搜索话题"梦想清单"，你会看到很多行动派实现梦想清单的故事，大部分人都在写下梦想清单后不久就惊讶地发现清单开始实现了！是的，你其实远比你想象的更有力量，而宇宙也远比你想象的更爱你。

你无法改变过去，但你可以由现在起，通过梦想清单，带给自己一个全新的人生。

人生为一件大事而来，加油，行动派！

祝福你！

欢迎参与梦想接力 2018

有梦想就大声说出来，我们将为您的梦想助力！

梦想篇

光荣的梦想参与者（代后记）

余江舟

《唯变不变》讲的是变化，怎么也得有点创新吧？最主要的是"把每一个参与众筹的人的大名写进书里"的创意！因为你众筹的不是一本书，而是一生的梦想，与每一位作者的缘分。这是对所有作者的最大鼓舞。

人生一世，草木一秋。我们生活在这个纷繁复杂的世界里，每天都经受着日新月异的变化。但很多内心本真的东西还是会沉淀下来，并在你的一言一行、一举一动当中流露出来。

记得松下曾经说过一句话：当一个人对于他的志向铁了心，有了爱，有了素直，有了敬畏，有了谦卑，有了毅勇，些许怠惰都没有生存空间。在时空交汇的当下凝神定志而制心一处，就是一个当下地头的能量场。一个不在当下地头发力的人当不了领袖，一如一个不会冲锋陷阵的人当不了将军。

众筹是新鲜的事物，也是第一次尝试，从 2018 年 1 月 1 日到 3 月 8 日这 58 天的时间里，得到了如下众位（署名者）和 26 位不留姓名而只有 ID 的无私奉献者共计 216 人的梦想接力者和 48 位梦想传递者的大力支持，众筹总额达 70107 元。感谢您为梦想点亮开关！

他们是（按姓氏字母为序）：

白建国 白长江 柏发 包玉锋 蔡芬 曹昌顺 曹荷花 陈佳馥 陈利军 陈瑞军 陈莎莎 陈世博 陈现坡 陈学军 陈泽森 陈侦 程超群 邓光荣 邓林华 杜琳 段选民 樊彦兵 方东 方磊 冯恩泉 甘子康 高彬 高豪杰 耿猛 苟明素 郭恒坤 郭宏宇 郭彦如 海宇 和光学 胡蛟龙 胡劲松 胡强 黄诚 金涛 柯年杰 柯志武 赖芳林 李大桂 李海州 李建忠 李锦全 李磊 李流水 李全 李想 李雪宜 李彦 李元李志刚 廉源明 梁盛林 廖木春 林立 刘宝红 刘红波 刘慎军 刘晓东 刘智 刘美华 柳星 卢志华 鲁爽 陆明 罗斌 罗丽 吕进 马健 马力 麦田 孟媛 倪超全 倪

青 彭达 秦铭阳 邱相春 饶生贵 商超兵 上官华明 尚立邦 邵飞红 沈克波 史国志 孙大正 孙德杰 孙万超 谌习 田军华 田路良 童志军 万锋涛 万红兵 万红梅 万洪波 万杰 万金梅 万金涛 万静霞 万旭涛 万映霞 汪体兰 王柏发 王高俊 王海 王海伟 王宽 王士恩 王文 王彦华 王艳慧 王云 王云山 王兆靖 韦梦星 韦绍锋 魏家松 魏寿雄 温受益 文富胜 吴凯林 吴再红 夏红威 谢丹 谢东华 谢龙 谢士杰 谢渊 辛锐 徐礼友 徐林 徐清发 徐伟 徐中林 薛峰 严柏华 严国栋 颜子林 杨辉 杨静 杨晓林 杨星乾 姚明 殷灿闽 余海霞 余仕红 余运涛 余则成 袁子美 袁紫燕 翟柳林 张波 张春红 张春秋 张德玉 张国山 张国祥 张磊 张胜福 张守涛 张弢 张涛 张晓龙 张新婷 张正 章新贵 赵鹤翔 赵继增 赵亮 赵小洋 仲殿冬 周卓峰 邹丹 曾晨 曾艺暄 曾兆辉等。

　　诚然，由于最初的书稿定位模糊，立意过于复杂，向目标作者的解释很是费口舌，所幸，大家的理解能力都很强，如期完成的稿件质量也相当高。初始的设想是，集合108篇稿件、总字数控制在25万字以内（篇均3000字以内），不曾想，很多人一旦开写便一发而不可收，字数超过3000、5000、8000甚至过万。后期的审稿过程，也是极其痛苦的，很多优美的文字段落不忍割舍，但又无可奈何，最终还是大多数都予以了保留。这次不能发表的一些稿件，我们将在后期继续组织海川会系列书籍第二辑、第三辑时予以发表。对这些作者，我们真诚地说一声：抱歉了，希望能够得到您的理解！

　　审稿过程是艰辛的，也是幸福的，还不时会有惊喜：从作者们的一篇篇稿件中，对认识已久的、看到了不曾了解的另一面；对不曾相识的，仿佛一下子就结交了一个真实友爱的朋友。可以说，从文稿里，真的可以看到一个活生生的你、我、他……，甚至可以从每个人的经历中发现：你中有我，我中有你，似曾相识，又各有千秋……

　　本书能够得以出版，我要特别感谢海川会王海会长为本书作序推荐，并寄语"并肩战斗，将公益进行到底"。思享广告李卫民总经理为本书作序推荐，并寄语"如果你是烛光之火，给你一阵风，可以将你吹灭；如果你是干柴烈火，我再来一阵风，可以把你吹得更旺，尽情燃烧吧，2018。"行者商学会哥为本书大咖提供直播分享平台，并寄语"知行合一，内圣外王，我们在路上"。衷心感谢四美未来星校长张新婷总经理（寄语：精锐尽出，精准施策，共创未来）和振东制药张国山总经理（寄语：把每一件简单的事做好，做到位，就不简单）针对这本

唯爱不变
医药人的梦想接力（1988—2018）

书顺利出版所做的努力与精心指导。

　　还有一件有意思的事，配合这本书我们做了一款微信服务小程序。对比书中先驱者 30 年的人生经历和创业历程，奋斗者 20 多年的职业历练，结合你的自身近况，做一定的回顾与深思，画出自己的梦想画布，参与我们的梦想接力，将你的近期目标、中期目标、人生目标做一次系统的思考和梳理，并将他提交到微信服务号——梦想接力 2018，让其溶入你的生活，并将这本书连同你的梦想一起送给你身边最信任的人，让他来帮助你、提醒你、监督你、鞭策你实现目标，用行动捍卫梦想，超越梦想。

　　海川会系列图书第一辑《唯变不变》顺利出版了，感谢各方的大力支持！

　　让我们在第二辑中再见！

代后记